歯科技工士のための
実践 矯正装置製作法

尾﨑 順男／宇都宮 宏充／茂原 宏美／後藤 尚昭　著

クインテッセンス出版株式会社　2007

Tokyo, Berlin, Chicago, London, Paris, Barcelona, Istanbul, Milano, São Paulo, Moscow, Prague, Warsaw, New Delhi, Beijing, and Bukarest

序

　現代の矯正歯科治療において、歯科技工は重要な要素である。

　1900年代まで矯正専門歯科医師や小児専門歯科医師は、補綴や保存の歯科医師とは異なり、矯正装置の製作を歯科技工士に依頼することなく歯科医師自身で行なっていた。しかし2000年代に入ると、矯正歯科医師は急速に歯科技工士を院内に配置したり、矯正装置や矯正用模型の製作を歯科技工所に依頼したりするようになった。このため、矯正専門の歯科技工所が多く開業され、また、これまで矯正装置をほとんど製作していなかった歯科技工所も、矯正装置の製作を手がけるようになっていった。さらに、矯正専門歯科医師のみならず、多くの歯科医師がMTMをはじめとする矯正歯科を手がけ始め、矯正装置の製作が歯科技工所に依頼されている現状がある。

　このように、矯正歯科治療において、歯科技工士や歯科技工所に対するニーズは増加している。しかし、歯科技工士学校養成所で行なわれる矯正歯科技工学や小児歯科技工学は、歯科大学で行なわれている教育の縮小版的な様相が多かった。矯正歯科医院に勤務した歯科技工士は、矯正装置や矯正模型の製作方法の指導を歯科医師から受けている。また矯正専門歯科技工所以外の歯科技工所では、歯科技工士学校養成所卒業後、初めて矯正装置を製作する歯科技工士が多いという現状がある。

　本書はこれらの歯科技工士の方々の「臨床に対応した矯正歯科技工を知りたい」という要望に応えて記述した。

　第一章は矯正歯科についての基礎知識を確認するため、できるだけ平易に記述した。第二章は矯正歯科技工に用いられる器械・器具と材料について紹介した。第三章はそれぞれの装置の構成や製作方法を記述した。矯正装置の種類は多く、各装置の改良型や新しい装置なども多くあり、そのすべてを記載することはできなかったが、使用頻度の高い装置については製作時のポイントを写真や図で解説した。矯正歯科技工や小児歯科技工を行なう歯科技工士の方々の参考になれば幸甚である。

　なお、本書は「QDT」誌に2002年7月～2003年8月の14ヵ月にわたって連載したものを改編した。

　発刊にあたり、連載時に指導的立場で共同執筆者のお一人として終始ていねいにご助言いただいた故・増田 豊先生に心より感謝申し上げるとともに、ご冥福をお祈りいたします。また、連載時に共同執筆者としてつねに献身的に努力していただいた原 廣子(旧姓：山崎)様に感謝申し上げます。

目 次

第一章　矯正装置の製作にかかわる矯正歯科の基礎

I. 矯正治療の目的
1. 矯正治療の目標　2
2. 不正咬合による障害　2

II. 正常咬合
1. 分類　3

III. 不正咬合
1. 個々の歯の、または数歯にわたる位置の異常　3
2. 歯列弓の形態の異常　4
3. 上下歯列弓の位置関係の異常　5
4. 不正咬合の分類　6

IV. 矯正力と歯・顎骨の移動
1. 矯正力の種類　7
2. 矯正力の作用様式　7
3. 歯の移動様式　7
4. 矯正力による歯・歯周組織の変化　8
5. 顎骨の移動　9

V. 固定
1. 種類　9

VI. 矯正歯科治療と歯科技工
1. 診査・検査　10
2. 矯正診断　18
3. 矯正治療　18
4. 矯正用模型　19
5. セットアップモデル　26

第二章　矯正歯科の技工に用いる器械・器具

I．プライヤー類　32
II．エクスパンションスクリュー（Expansion screw、拡大ネジ）　33
III．矯正用線　33
IV．矯正用レジン　34
V．その他の器械・器具　35

第三章　矯正装置の製作法

I．矯正装置の条件と分類
　1．矯正装置の条件　40
　2．矯正装置の分類　40

II．各種動的矯正装置の特徴と製作法
　1．舌側弧線装置（Lingual arch appliance）　41
　2．床型可撤式矯正装置　58
　3．アクチバトール（Aktivator）　87
　4．バイオネーター（Bionator）　91
　5．エラスティッシェ オフェネ アクチバトール
　　　（Elastische Offene Aktivator）　93
　6．固定式拡大装置　98
　7．インダイレクトボンディングシステム　106

III．保定装置の特徴と製作法
　1．ホーレーの保定装置（Hawley's type Retainer）　116
　2．ラップ アラウンド リテーナー（Wrap around Retainer）　119
　3．スプリングリテーナー（Spring Retainer）　123
　4．インビジブルリテーナー（Invisible Retainer）　130

第一章

矯正装置の製作にかかわる矯正歯科の基礎

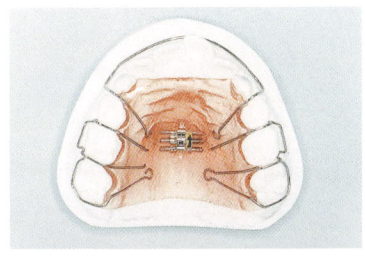
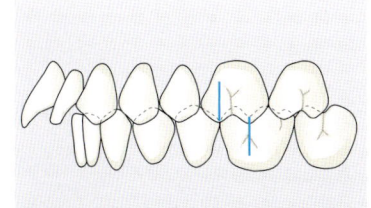
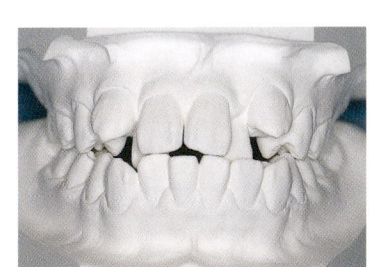
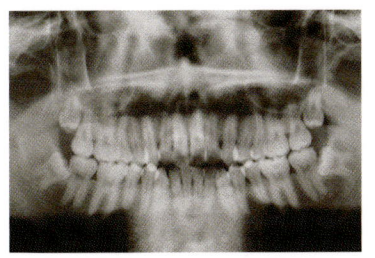
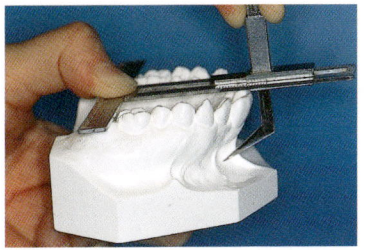
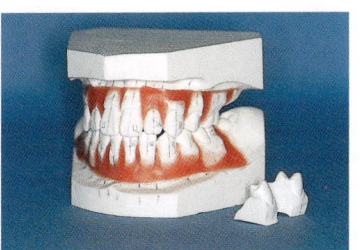

さまざまな矯正装置

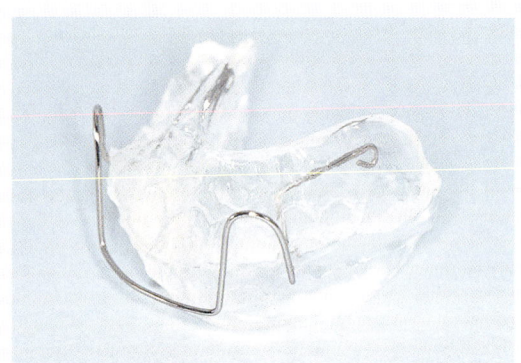

図1-1 アクチバトール（F.K.O）。

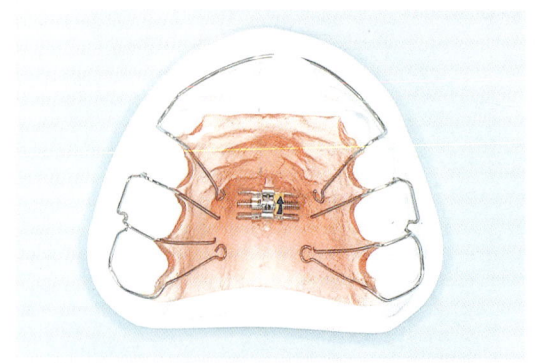

図1-2 床型可撤式矯正装置。

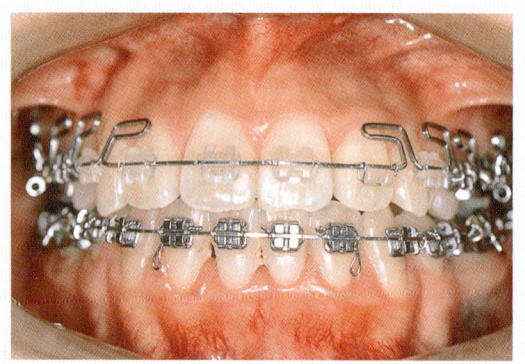

図1-3 マルチブラケット装置（上顎前歯部：セラミックブラケット、他部：メタルブラケット）。

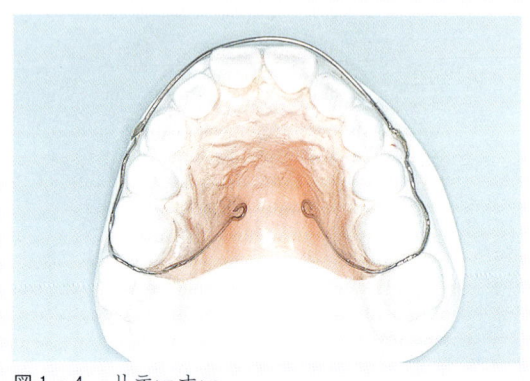

図1-4 リテーナー。

I. 矯正治療の目的

矯正歯科学の定義は種々あるが、「不正咬合を改善し、咬合を正常にすることである」と考えてよい。

1. 矯正治療の目標

矯正治療の目標は以下の4項目が挙げられる。

1）機能の改善

咀嚼・嚥下・発音などの機能が十分に行なえる状態にする。

2）顔貌の改善と歯および上下歯列弓との調和

患者の審美的要求を満足させうる状態にする。

3）健康な口腔組織

主に歯周組織を健康な状態にする。

4）治療後の安定

移動した歯や顎骨が治療後に変化しない状態にする。

2. 不正咬合による障害

不正咬合による障害は、生理的障害・病理的障害・心理的障害に大別できる。

1）生理的障害

①咀嚼機能の障害

②発音障害

③顎骨の発育に及ぼす影響

第一章　矯正装置の製作にかかわる矯正歯科の基礎

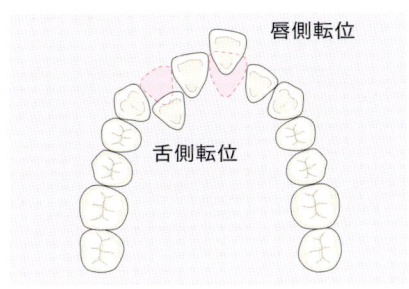
図1-5　転位歯。

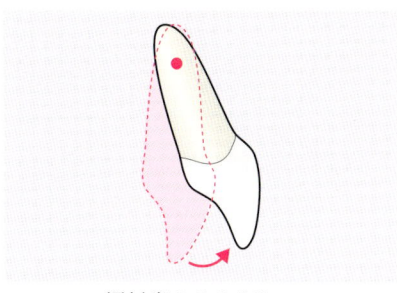
図1-6　傾斜歯（唇側傾斜）。

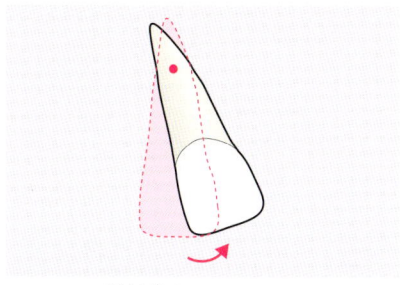
図1-7　傾斜歯（近心傾斜）。

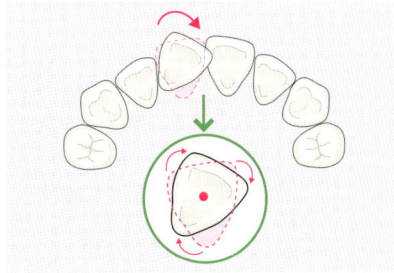
図1-8　捻転歯。

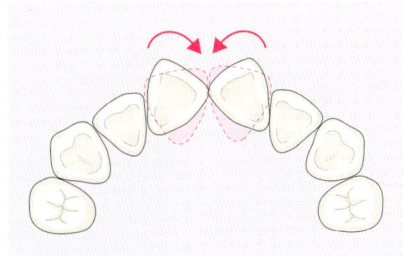
図1-9 a、b　翼状捻転。

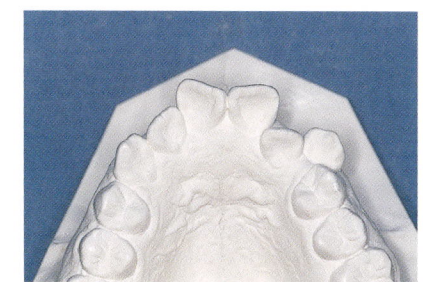
a｜b

2）病理的障害
①う蝕発生の原因
②歯周疾患の原因
③外傷受傷の原因
④顎関節障害
⑤補綴修復の困難

3）心理的障害

Ⅱ．正常咬合

正常咬合とは、中心咬合位において解剖学的に正しい咬合状態で、かつ歯周組織・咀嚼筋・顎関節などの調和がとれ、正常な機能が十分に発揮されることを言う。

1．分類

この正常咬合は以下の5種類に分類される。
①仮想正常咬合
②典型正常咬合
③個性正常咬合
④機能正常咬合
⑤暦齢正常咬合

これらのうち矯正治療の目標は個性正常咬合の確立であり、これは各個人がもつ歯の大きさ、形態、植立状態、顎骨の大きさ、位置関係、形の差などを認めたうえで成り立つ最善の咬合状態である。

Ⅲ．不正咬合

不正咬合とは正常咬合としての条件を備えていない咬合状態である。

1．個々の歯の、または数歯にわたる位置の異常

1）転位

歯冠・歯根とも本来の萌出位置と異なる位置にあるものを言う（図1-5）。転位した場所によって唇側転位、舌側転位などと言う。

2）傾斜

歯の近遠心軸を中心に回転したものを唇（頬）側傾斜、舌側傾斜と言う（図1-6）。また、歯の唇（頬）舌軸を中心に回転したものを近心傾斜・遠心傾斜と言う（図1-7）。

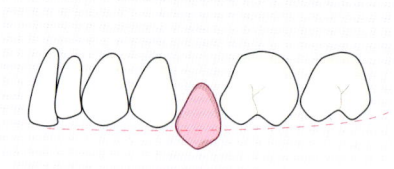
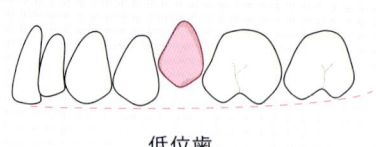
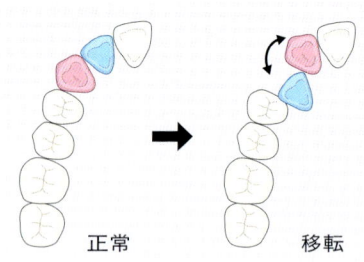

図1-10、11　高位歯と低位歯。

図1-12　移転（2、3の萌出位置が入れかわった状態）。

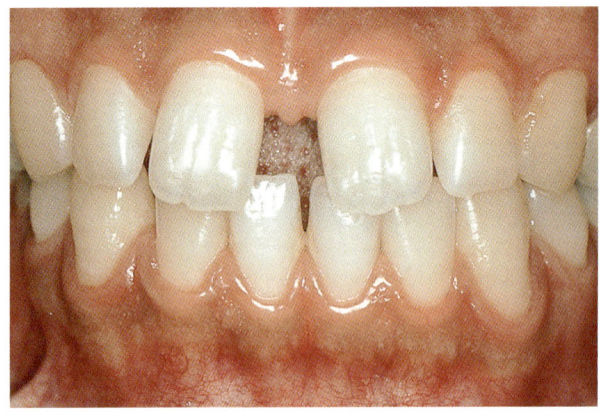

図1-13　正中離開。

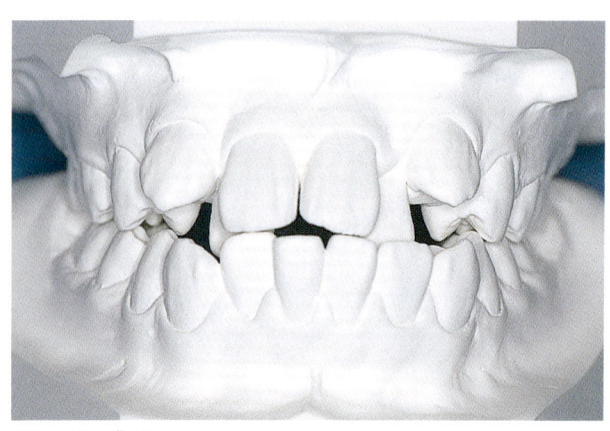

図1-14　叢生。

3）捻転
歯が長軸を中心に回転したものを言う（図1-8）。とくに、上顎中切歯が正中に対して対称的に捻転している場合を、対称捻転あるいは翼状捻転と呼んでいる（図1-9 a、b）。

4）高位
歯が咬合平面を越えて萌出したものを言う（図1-10）。

5）低位
歯が萌出を終えた状態で、咬合平面に達していないものを言う（図1-11）。

6）移転
歯の萌出位置が入れかわったものを言う。転位の著しいものと考えることもできる（図1-12）。

7）正中離開
左右の中切歯間（とくに上顎）に空隙のあるものを言う（図1-13）。

8）叢生（Crowding）
歯が数歯にわたり、転位や捻転し、重なり合った状態を言う（図1-14）。「クラウド」と略すことが多い。

2．歯列弓の形態の異常
1）狭窄歯列弓
小臼歯・大臼歯の舌側転位または傾斜によって歯列弓の幅が狭くなったもの（図1-15）。

2）V字型歯列弓
狭窄歯列弓で、前歯の唇側傾斜によって歯列弓がV字型を呈するもの（図1-16）。上顎に多く見られる。

3）鞍状歯列弓
小臼歯が舌側に転位し、歯列弓が鞍の断面状を呈するもの（図1-17）。下顎に多く見られる。

4）空隙歯列弓
歯と歯の間に空隙のある歯列弓（図1-18）。乳歯列期の発育空隙によるものは除く。

第一章 矯正装置の製作にかかわる矯正歯科の基礎

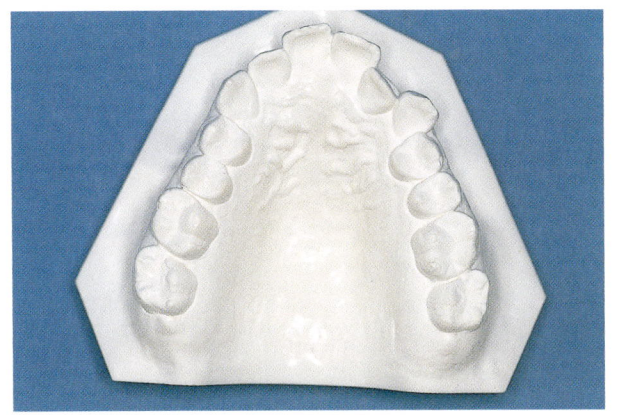
図1-15 狭窄歯列弓。

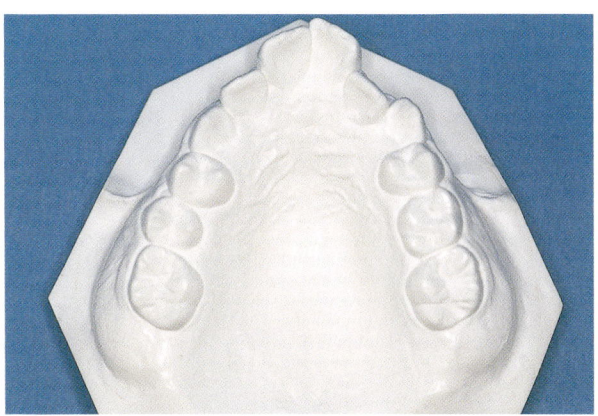
図1-16 V字型歯列弓。

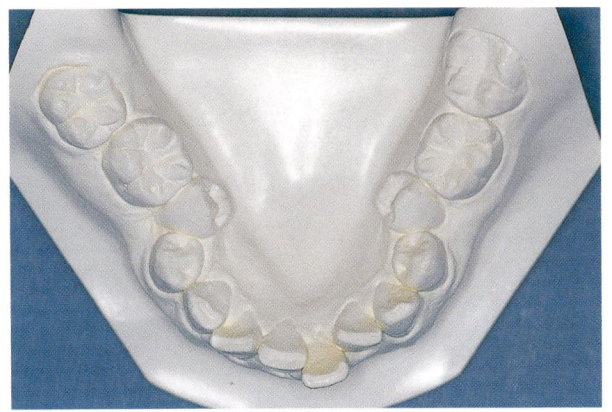
図1-17 鞍状歯列弓。

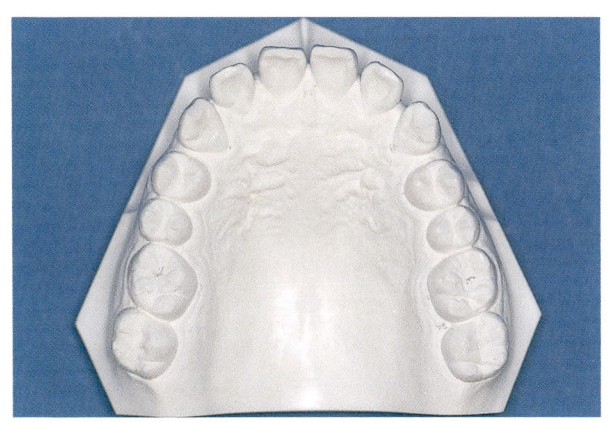
図1-18 空隙歯列弓。

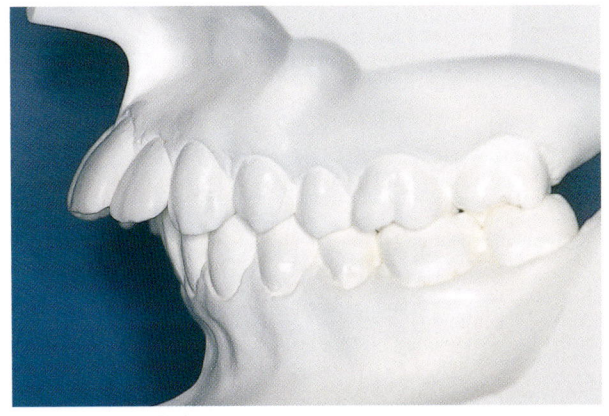
図1-19 上顎前突。

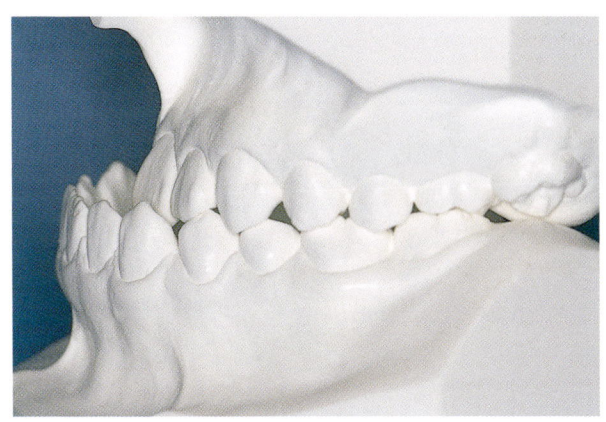
図1-20 下顎前突。

3．上下歯列弓の位置関係の異常
1）近遠心的（前後的）関係の異常

下顎近心咬合・下顎遠心咬合・上顎近心咬合・上顎遠心咬合・上顎遠心下顎近心咬合・上顎近心下顎遠心咬合・上下顎近心咬合があり、通常用いられる用語としては以下のa～dがある。

a．上顎前突

オーバージェットが7～8mm以上あるような不正咬合の総称で、骨格性・機能性・歯性がある（図1-19）。

b．下顎前突

下顎前歯が上顎前歯よりも前方に位置する不正咬合の総称で、オーバージェットはマイナスを示す。上顎前突と同様、骨格性・機能性・歯性がある（図1-20）。

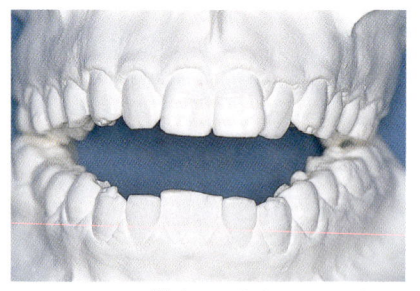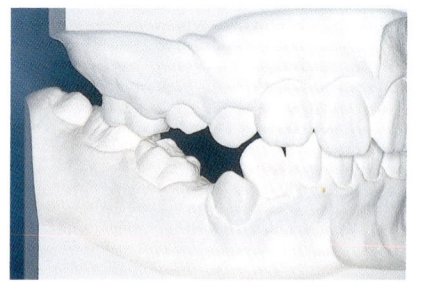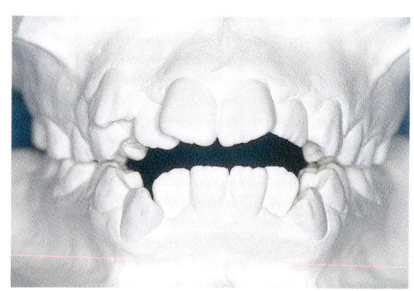

図1-21a〜c　開咬(a：前歯部から臼歯部にわたる開咬、b：臼歯部の開咬、c：前歯部の開咬)。

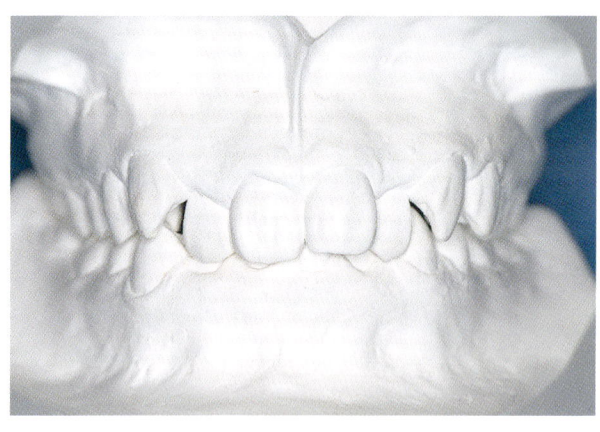

図1-22　過蓋咬合。

c．上下顎前突

　上下顎の前歯が本来の萌出位置よりも前方にあり、上下口唇の突出感のある不正咬合。

d．切端咬合(Edge to edge bite)

　中心咬合位でオーバーバイト・オーバージェットがともに0mmの状態の不正咬合。

2）垂直的関係の異常

a．開咬(Open bite)

　中心咬合位で、数歯が低位にあるなどの原因でオーバーバイトがマイナスの状態を示す不正咬合(図1-21a〜c)。

b．過蓋咬合(Deep overbite)

　上顎の前歯が高位歯となるなどの原因で、オーバーバイトが通常より大きくなった不正咬合(図1-22)。

3）水平的(左右)関係の異常

a．交叉咬合(Cross bite)

　中心咬合位において、下顎臼歯が上顎臼歯を被蓋する状態の不正咬合。片側性と両側性がある。

4．不正咬合の分類

　不正咬合の分類は種々あるが、1899年Angleによって発表された不正咬合の分類がもっとも多く用いられている。この他にも分類法は種々あるが、ここではアングルの不正咬合の分類法のみを示す。

1）特徴

①上顎歯列弓の位置、とくに上顎第一大臼歯の近遠心的位置はつねに不変であるとしている。
②上顎歯列弓に対する下顎歯列弓の近遠心関係のみで分類している。
③上下歯列弓の近遠心的位置関係は、上下第一大臼歯の咬合関係によって決定している。

2）分類

a．第Ⅰ級(Class Ⅰ)

　上下歯列弓の近遠心的位置関係は正常であるが、歯列弓のある部位に不正な状態がある(図1-23a)。

b．第Ⅱ級(Class Ⅱ)

　上顎歯列弓に対して下顎歯列弓が正常よりも遠心位で咬合している(下顎遠心咬合)。

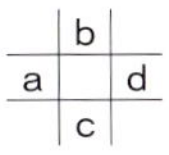

第一章　矯正装置の製作にかかわる矯正歯科の基礎

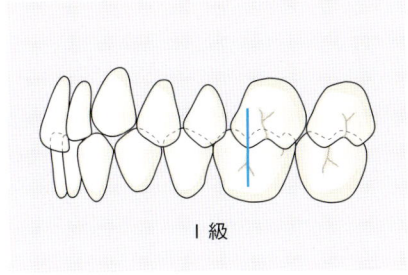
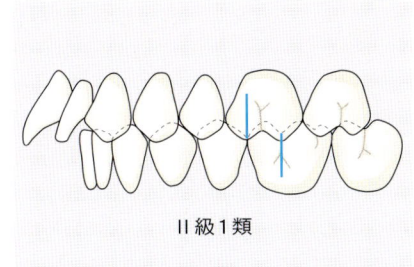
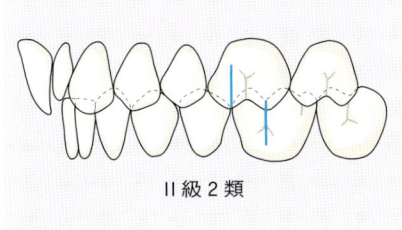
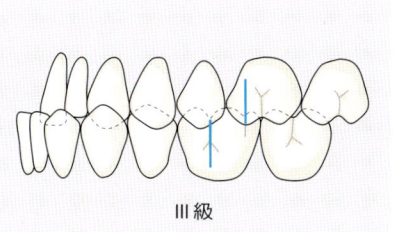

図1-23a～d　a：アングル第Ⅰ級、b：アングル第Ⅱ級1類、c：アングル第Ⅱ級2類、d：アングル第Ⅲ級。

・**第Ⅱ級1類（division 1）**
　下顎遠心咬合で、上顎前歯の前突を伴い、かつ口呼吸と関係している（図1-23b）。

・**第Ⅱ級2類（division 2）**
　下顎遠心咬合で、上顎前歯の後退を伴い、かつ正常な鼻呼吸をしている（図1-23c）。

c．**第Ⅲ級（Class Ⅲ）**
　上顎歯列弓に対して下顎歯列弓が正常よりも近心位で咬合している（下顎近心咬合、図1-23d）。

　Ⅱ級、Ⅲ級とも左右いずれか一側に現われた場合は、片側性（subdivision）と表記する。

Ⅳ. 矯正力と歯・顎骨の移動

　矯正治療により不正咬合を治療するとき、歯や顎骨に加える力を矯正力（Orthodontic force）と言う。歯の移動に必要な矯正力は、後記する移動様式や歯種によって違うが、20～150g／cm^{2}と言われている。小さすぎても大きすぎても歯は移動しない。

1．矯正力の種類

　矯正力は以下の2つに大別できる。

1）器械的矯正力
　矯正用線の弾性、ゴムリングの弾性、拡大ネジによる矯正力。

2）機能的矯正力
　咀嚼筋・口輪筋・口唇圧などを利用した矯正力。

2．矯正力の作用様式

　力の作用様式は3つに大別することができる。

1）持続的な力（Continuous force）
　つねに同じ大きさの力が持続されていることであるが、弾線やゴムリングなどのように、歯の移動に伴い緩やかに矯正力が減少するものを言う。

2）断続的な力（Interrupted force）
　矯正力が発生し、歯の移動に伴いすぐになくなる。拡大ネジのようなものを言う。

3）間歇的な力（Intermittent force）
　ある一定の時間だけ（たとえば咬合時）作用する矯正力を言う。

3．歯の移動様式

　矯正力の作用方向や方法によって歯の移動様式は異なる。

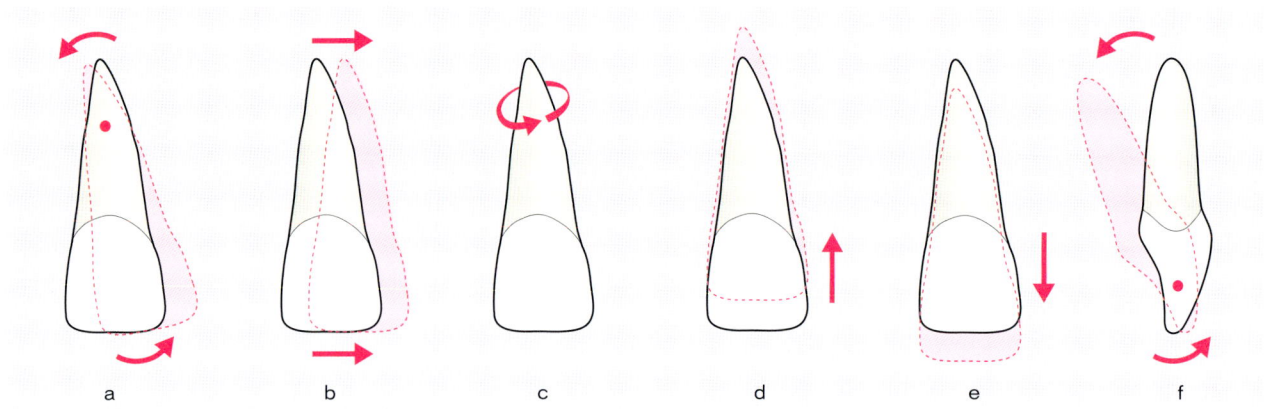

図1-24a~f 歯の移動様式(a：傾斜移動、b：歯体移動、c：回転、d：圧下、e：挺出、f：トルク)。

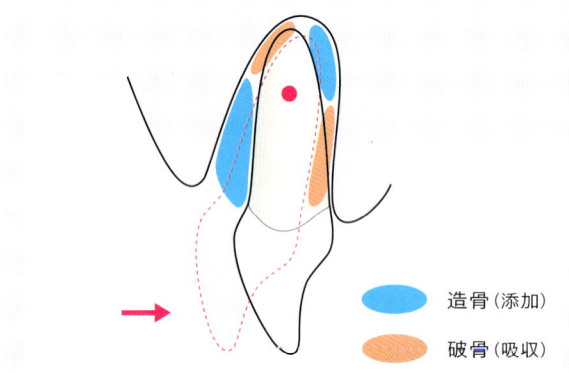

図1-25 歯の傾斜移動による歯周組織の変化。矯正力が加わることによって、同一側に造骨と破骨が生じる。

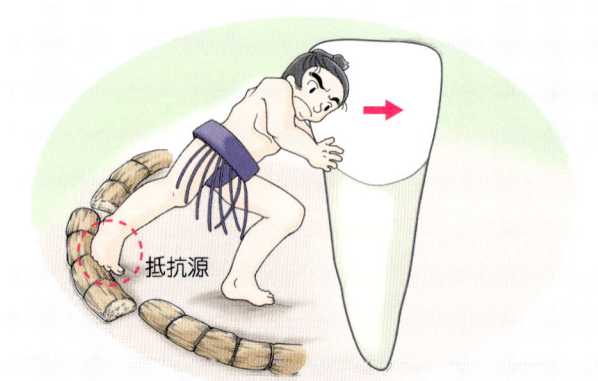

図1-26 歯や顎の移動には固定源(抵抗源)が必要となる。

1) 傾斜移動

歯冠の1点に矯正力を加えると、歯は一般的に歯根の根尖側1/3付近を支点として傾斜する(図1-24a)。このような方法で移動させることを言う。

2) 歯体移動

歯軸を傾斜させることなく移動させることを言う(図1-24b)。

3) 回転

歯の長軸を中心として移動させることを言う(図1-24c)。

4) 圧下

歯を歯根方向に移動させる。すなわち長軸方向に歯槽骨内に移動させることを言う(図1-24d)。

5) 挺出

歯を歯冠方向へ移動させる。すなわち長軸方向に歯槽骨から引っ張り出す移動を言う(図1-24e)。

6) トルク

歯冠を中心にして歯を唇(頰)舌側に傾斜移動させることを言う(図1-24f)。

4．矯正力による歯・歯周組織の変化

1) 歯に起こる変化

セメント質が吸収する現象が起こるなどの変化が生じる。

2) 歯周組織

歯の移動する側で圧迫が起こり、破骨細胞が生じ、歯槽骨が吸収する。逆に牽引側では、歯槽壁と歯根とを結合している主線維が引き伸ばされ、骨芽細胞(造骨細胞)が生じ、歯槽骨が添加する(図1-25)。

第一章　矯正装置の製作にかかわる矯正歯科の基礎

5．顎骨の移動

矯正治療は歯の移動のみならず、顎骨についても行なわれる。

1）上顎骨

上顎骨において狭窄歯列弓の場合、正中口蓋縫合を離開させることを行なう。このことを「上顎の拡大」と言う。また、上顎の劣成長が顕著な場合は前下方への牽引を行なう場合もある。

2）下顎骨

下顎骨の移動方法には、成長促進と成長抑制を行なう場合がある。下顎骨の成長抑制の場合においては、若干の後退が行なわれることがある。

V．固定

固定とは「歯あるいは顎の移動を行なう場合に、その抵抗源となるものを言う」と定義されている。固定は固定源、抵抗源、Anchorage（略してアンカー）と呼ばれている。歯や顎を移動させる場合、抵抗源は移動する歯・顎以外に求めることになる（図1-26）。矯正装置製作においては、この抵抗源が弱ければ作用―反作用の関係から、目的とする歯や顎の移動が行なわれない場合があることを十分に留意する必要がある。

1．種類

1）顎内固定

移動させる歯と抵抗源になる歯が同一顎内にある場合を言う。

2）顎間固定

移動させる歯や顎の抵抗源を対顎に求めた場合を言う。

3）顎外固定

移動させる歯や顎の抵抗源を口腔外（頭部・頚部など）に求めた場合を言う。

VI．矯正歯科治療と歯科技工

矯正歯科治療における歯科技工の役割は、年々増加している。矯正歯科技工は、義歯や修復物を製作

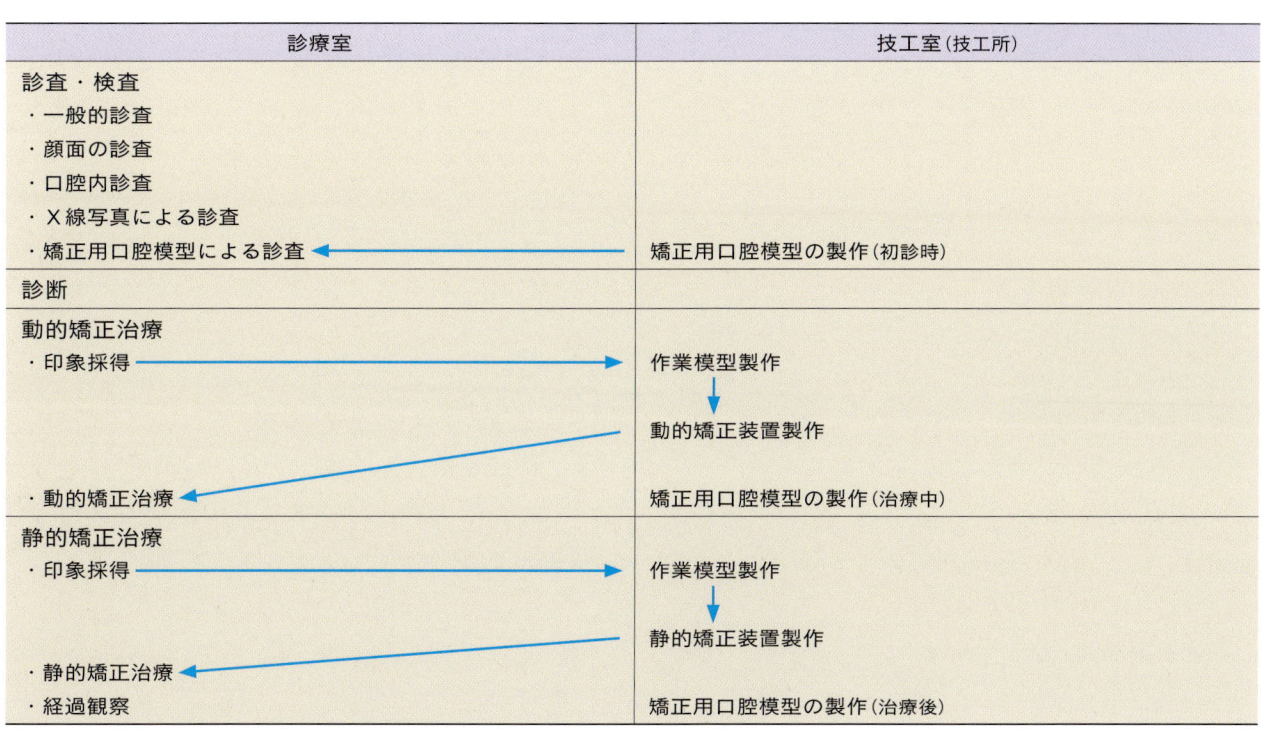

診療室	技工室（技工所）
診査・検査 ・一般的診査 ・顔面の診査 ・口腔内診査 ・X線写真による診査 ・矯正用口腔模型による診査　←	矯正用口腔模型の製作（初診時）
診断	
動的矯正治療 ・印象採得　→	作業模型製作
	動的矯正装置製作
・動的矯正治療　←	矯正用口腔模型の製作（治療中）
静的矯正治療 ・印象採得　→	作業模型製作
	静的矯正装置製作
・静的矯正治療　← ・経過観察	矯正用口腔模型の製作（治療後）

図1-27　矯正歯科治療の流れ。矯正歯科治療における診療室と技工室の関係。

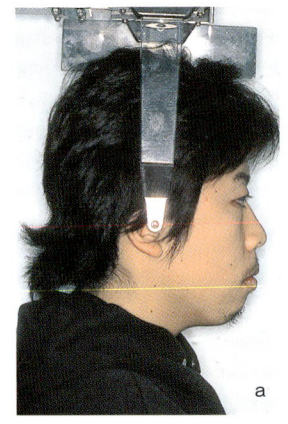
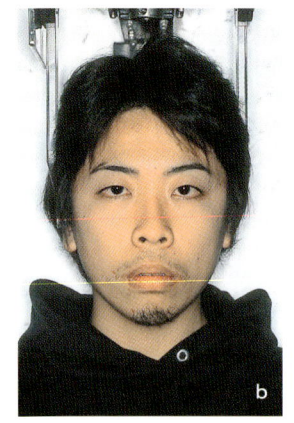
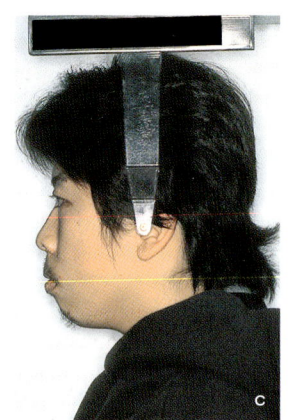
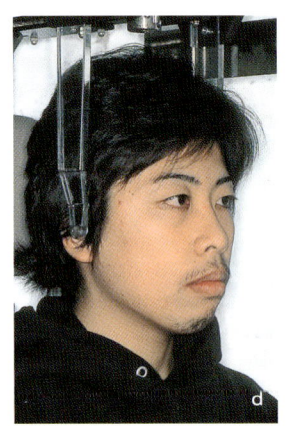
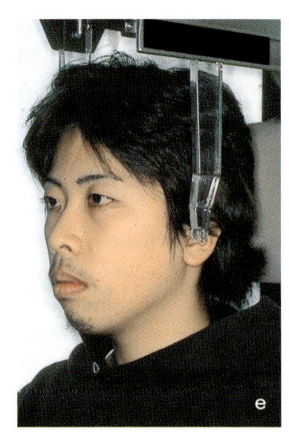

図1-28a〜e　顔面規格写真。
a：右側面観。
b：正面観。
c：左側面観。
d：右斜位観。
e：左斜位観。

する補綴技工と同様に、一般的な治療の進め方についてよく理解したうえで行なう必要がある。矯正治療は患者来院後、図1-27に示した工程で行なわれる。

1. 診査・検査

診査・検査は矯正診断を行なうにあたって、個々の症例を総合的に分析・検討するために必要なことであり、方法は多岐にわたる。

1）一般的診査

一般的診査は主訴・現症・既往歴・家族歴の他、成長発育状態などについて、問診あるいは問診表を用いて行なわれる。

2）顔面の診査

患者に自然な体位をとらせ観察する「視診」と顔面規格写真により行なわれる。

顔面規格写真は図1-28a〜eに示すように、患者をつねに一定の距離と方向（正面観、左右側面観、左右45°の斜位）から撮影する。顔面診査においては、顎骨の形態異常が外貌に及ぼす影響、左右の対称性、軟組織の緊張・弛緩状態、口唇の突出状態、オトガイの位置などを観察する。

3）口腔内診査

口腔内の診査は歯科医師による視診と、図1-29a〜eに示すような口腔内写真（カラー）により行なわれる。口腔内診査においては、後述する矯正用模型と合わせて歯の形態、歯の疾患、咬合位、軟組織（歯間粘膜、各小帯など）の状態、歯の汚れなどの観察を行なう。

4）X線写真による診査

a．デンタルX線写真

歯数異常、歯根の形成度あるいは湾曲の状態、歯槽骨吸収像などについての検査に利用される。

b．オクルーザルX線写真

歯列弓全体を投影したX線写真で、デンタルX線写真と併用する。

第一章　矯正装置の製作にかかわる矯正歯科の基礎

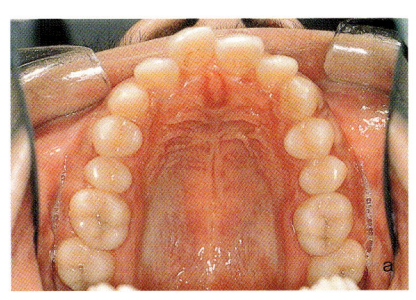
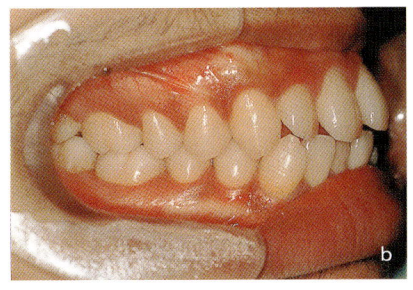
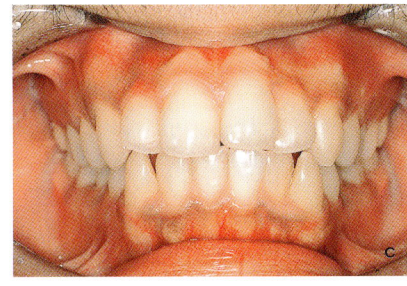
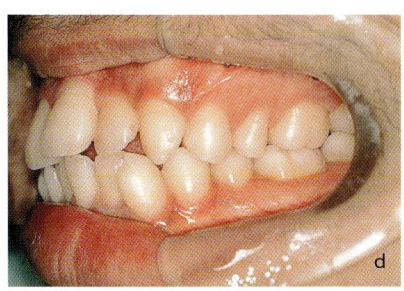
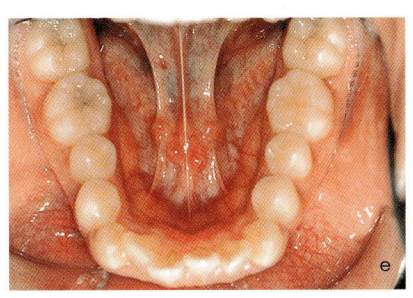

図1-29a〜e　口腔内写真。
a：上顎咬合面観。
b：右側面観。
c：正面観。
d：左側面観。
e：下顎咬合面観。

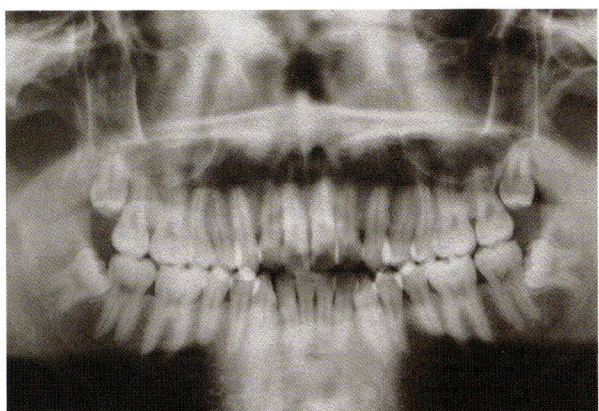

図1-30　パノラマX線写真（オルソパントモグラフ）。

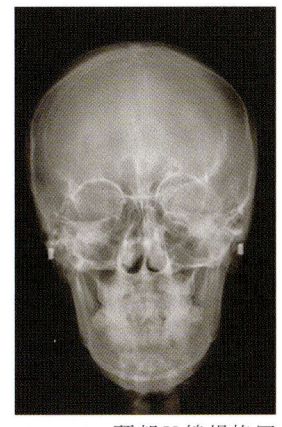

図1-31　頭部X線規格写真（X線セファログラム、側面）。

図1-32　頭部X線規格写真（正面）。

c．パノラマX線写真（オルソパントモグラフ）

歯・顎骨・顎関節が1枚のX線写真により観察できる（図1-30）。このため未萌出歯の歯胚の確認、歯数異常、萌出方向の診査、う蝕や歯周組織の状態の確認などに利用される。

d．頭部X線規格写真（セファログラム）

顎顔面頭蓋の形状・大きさ・位置などを観察し測定する方法として、頭部を一定の条件下で位置づけし撮影を行なう。通常は図1-31に示すような側面の写真を撮影するが、症例によっては図1-32に示すような正面の撮影を行なう。不正咬合の診断を行なううえでは欠かせないもので、「セファログラムの分析」と言われている。

側面頭部X線写真を用いて症例の分析を行なう方法は、初めにトレーシングフィルム上に、頭部の外

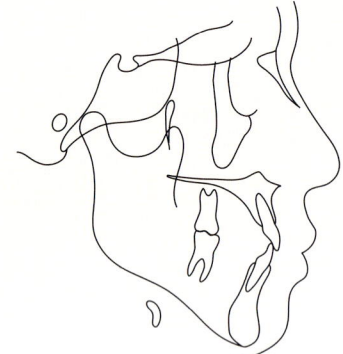

図1-33 頭部X線規格写真の透写図。

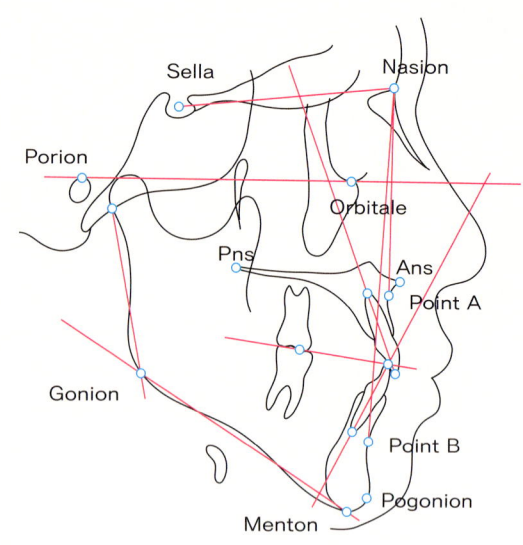

a
b

1. Sella	(S)	セラ	蝶形骨トルコ鞍の壺状形陰影像の中心点
2. Nasion	(N)	ナジオン	鼻骨前頭縫合の最前点
3. Porion	(Po)	ポリオン	外耳道の陰影の最上縁点
4. Orbitale	(Or)	オルビターレ	眼窩骨縁最下点
5. Anterior Nasal Spine	(Ans)	前鼻棘	前鼻棘の最先端点
6. Point A	(A)	A点	ANSとProsthion（上顎中切歯間歯槽突起最前点）との間の正中矢状断面上の最深点
7. Point B	(B)	B点	Infradentale（下顎中切歯間歯槽突起最前点）とPogonionとの間の最深点
8. Pogonion	(Pog)	ポゴニオン	オトガイ隆起の最突出点
9. Menton	(Me)	メントン	オトガイの正中断面像の最下点
10. Gonion	(Go)	ゴニオン	顎角部

図1-34a、b 頭部X線規格写真の計測点と基準平面。

	Mean	S.D.	Patient
Facial Angle	87.0	2.66	83.0
Angle of Convexity	4.8	5.22	13.5
A-B Plane	−3.9	2.88	−6.26
FM Angle	27.8	4.32	33.8
Y Axis	62.9	2.66	72.6
Occlusal Plane	9.5	3.17	11.7
Interincisal	127.8	8.30	110.9
LI to Mand. Plane	92.1	5.55	100.0
LI to Occ. Plane	24.4	5.02	33.8
Distance UI to A-P	4.6	2.01	16.1
SNA	81.5	3.27	89.3
SNB	79.1	3.57	83.4
A.B.Diff	2.5	2.09	5.9
UI to SN	104.6	7.06	114.6
Gonial Angle	125.7	5.22	123.7
FH to SN	7.8	2.89	0.7

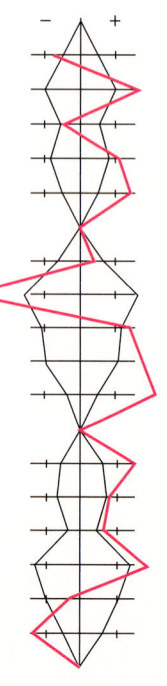

図1-35 標準偏差図表（ポリゴン表）。（日本歯科大学矯正学教室）

第一章　矯正装置の製作にかかわる矯正歯科の基礎

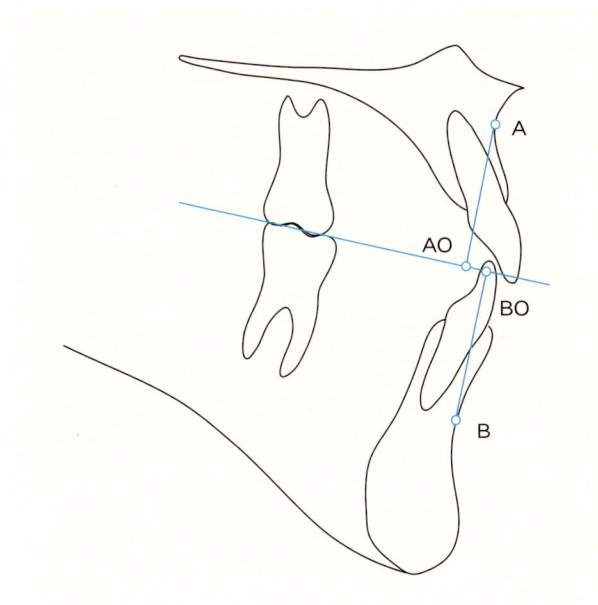

図 1 - 36　Wit 法。
図 1 - 37　骨格性の上顎前突。
図 1 - 38　歯槽性の上顎前突。

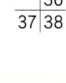

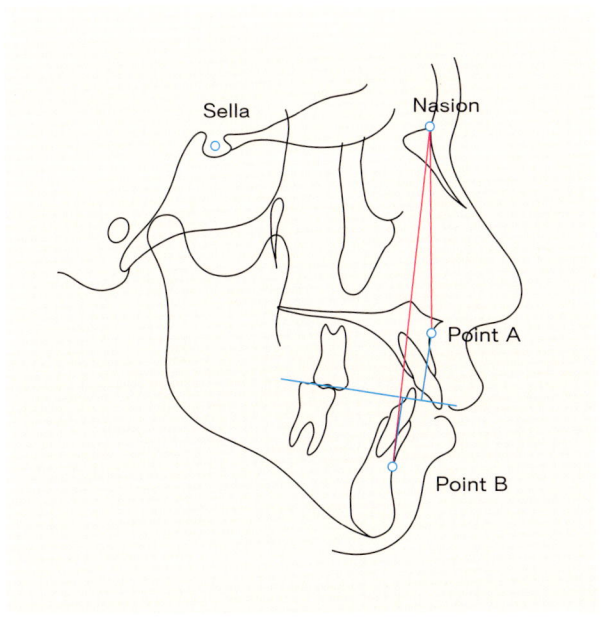

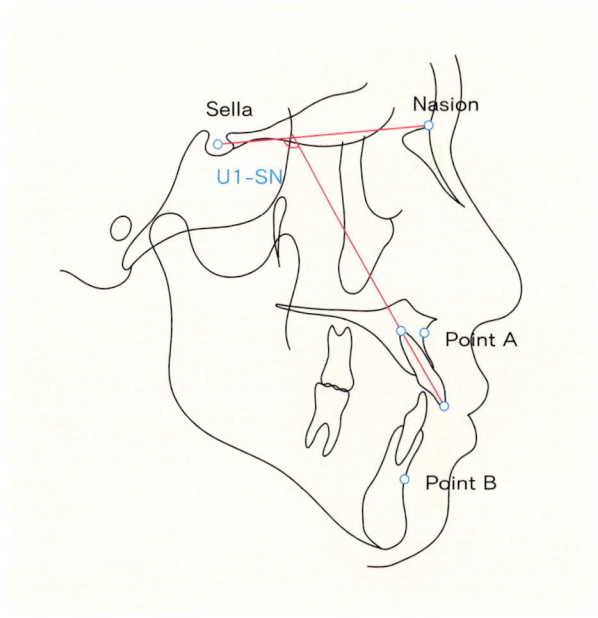

形や必要な計測点を印記した透写図（図 1 - 33）を作成する。次に図 1 - 34a、b に示すように、各計測点の 2 点を結んだ基準平面および計測平面を記入する。この図から 2 点間の距離や各平面間の角度を計測し、図 1 - 35 に示すような年齢に応じた標準偏差図表（ポリゴン表）に記入する。

　セファロ分析は骨格系・歯牙系および軟組織の分析が可能であるが、ここで不正咬合の特徴を骨格系および歯牙系分析を用い簡略に説明する。

　骨格系の分析には、Point A‑Nasion‑Point B の 3 点を結んだ ANB 角がよく用いられる。ANB 角の大小により骨格系は 3 タイプに分類され、0〜4°は骨格性 I 級、0°以下は骨格性 III 級、4°以上は骨格性 II 級となる。しかし ANB 角は Nasion の偏位の影響を受けやすいため、Jacobson の Wit 法の併用が便利である。

　Wit 法は、図 1 - 36 のように Point A、Point B それぞれから咬合平面に垂線を下ろし、その交点である AO、BO 間の距離を計測する。正常値は − 1 mm（AO が BO の 1 mm 後方）± 3 mm で、大きな値は骨格性 II 級、小さな値は骨格性 III 級を示唆する。歯牙系の分析は上下顎前歯傾斜角の計測を行ない、

13

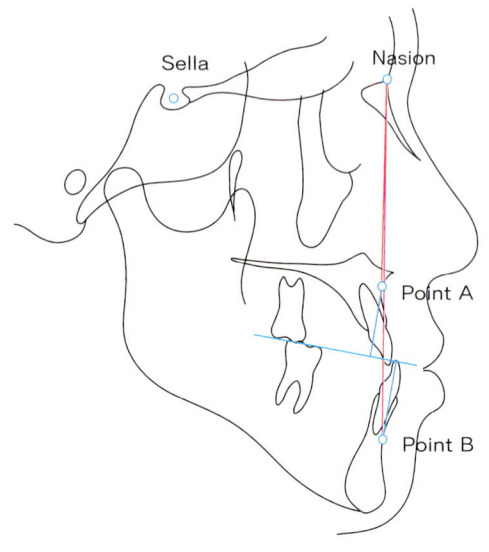
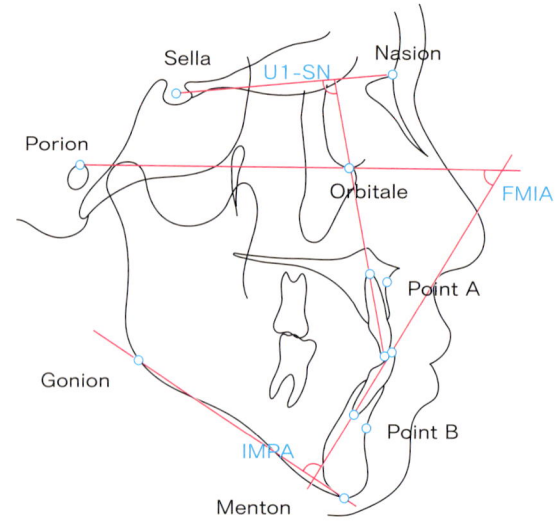

図1-39　骨格性の下顎前突。　　　　　図1-40　歯槽性の下顎前突。

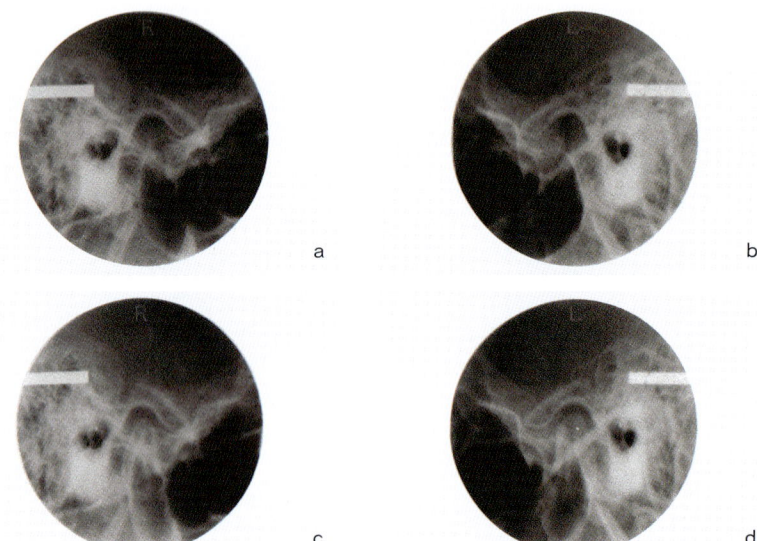

図1-41a〜d　顎関節のX線写真。

上顎前歯はSella-Nasion平面に対する上顎前歯の歯軸傾斜角（U1-SN）、下顎前歯はMenton-Gonion平面（犬歯下縁平面）に対する下顎前歯の歯軸傾斜角（IMPA）およびPorion-Orbitale平面（フランクフルト平面）に対する歯軸傾斜角（FMIA）の計測を行なう。

図1-37は骨格性の上顎前突を示し、大きなANB角およびWitの値をその特徴とする。図1-38は歯槽性の上顎前突を示し、ANB角およびWitの値に異常はなく、Sella-Nasion平面に対する上顎前歯の傾斜角（U1-SN）の増大をその特徴とする。図1-39は骨格性の下顎前突を示し、マイナス傾向のANB角およびWitの値をその特徴とする。図1-40は歯

槽性の下顎前突を示し、ANB角およびWitの値に異常はなく、U1-SNやFMIAの減少とIMPAの増大が特徴となる。

またX線写真は治療前だけではなく、治療中や治療後にも撮影し、その透写図を重ね合わせることによって矯正治療による変化を観察する。

e．その他のX線写真

症例によっては、図1-41a〜dに示すような顎関節のX線写真や手根骨などのX線写真を撮影し、診査・検査する。

第一章　矯正装置の製作にかかわる矯正歯科の基礎

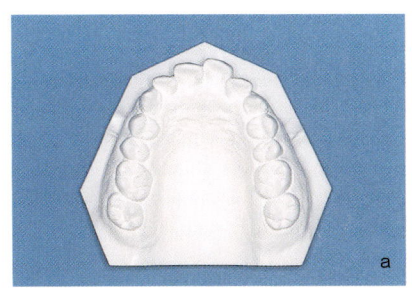
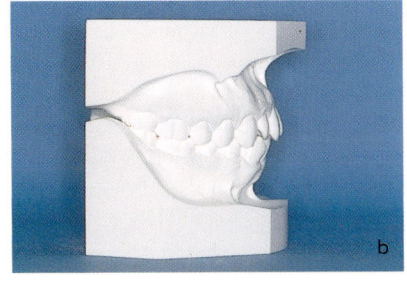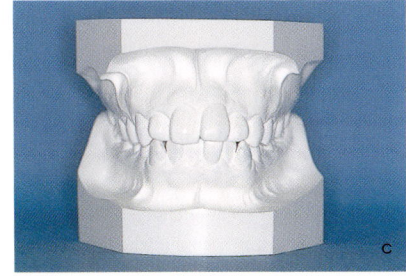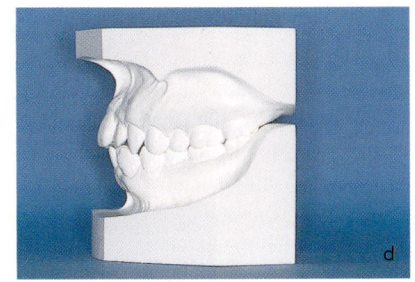
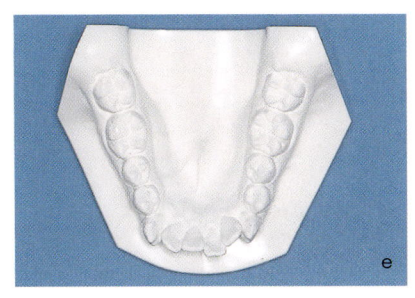

図1-42a～e　平行模型。
a：上顎咬合面観。
b：右側面観。
c：正面観。
d：左側面観。
e：下顎咬合面観。

5）矯正用口腔模型による診査

　口腔内の観察を除いては、上記した診査方法はすべて平面(二次元)的なものである。そこで、矯正用口腔模型によって他の診査法では行ないにくい診査が行なわれる。矯正用口腔模型には顎態模型と平行模型がある。

a．顎態模型

　Simonによって考案された模型で、顔面頭蓋と上下歯列の位置関係が判断できる。すなわち模型上から眼耳平面・眼窩平面・正中矢状平面が読み取れる模型である。しかし、製作過程が複雑であること、顔面頭蓋と歯列との位置関係はセファログラムによって判断できることなどの理由によって、近年では次に述べる平行模型の使用頻度が高い。

b．平行模型

　平行模型は上下顎の基底面と咬合平面がそれぞれ平行である模型であり、不正咬合の分類をするうえできわめて有効である。顎態模型とは異なり、顔面頭蓋と上下歯列の位置関係は再現されていない(図1-42a～e)。

　模型上では、さまざまな視点から咬合状態などの観察が行なわれる(平行模型の製作法は19～25ページに示す)。また、模型上で各種計測を行ない分析する(模型診断)。計測箇所および方法は以下の通りである(計測部位は種々あるが一例を示す)。

・歯冠近遠心幅径

　歯冠近遠心幅径の計測は、図1-43に示すようにノギスで行なう。計測した値は、図1-44に示す標準偏差図表に記入する。

・歯列弓幅径

　歯列弓幅径の計測は、図1-45aの計測部位(左右犬歯歯頸部間 I.C.L.・左右第一小臼歯歯頸部間 I.P.L.・左右第一大臼歯歯頸部間 I.M.L.・左右第一大臼歯中心窩間 I.M.C.)を図1-45bに示すようにノギスを用いて行なう。

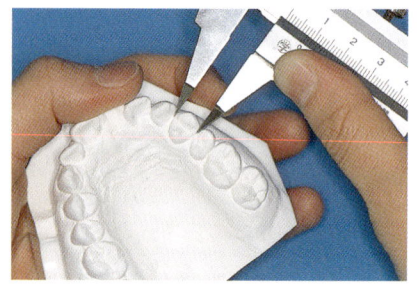

図 1 - 43　ノギスを用いて各歯の近遠心幅径の測定を行なう。

		Mean	S.D.	Patient 左（赤）	Patient 右（青）
上顎	中切歯	8.74	0.47	9.90	10.10
	側切歯	7.26	0.48	9.05	8.40
	犬　歯	7.91	0.47	8.45	8.75
	第一小臼歯	7.30	0.44	8.20	8.15
	第二小臼歯	6.71	0.42	6.80	7.85
	第一大臼歯	10.41	0.51	11.45	12.50
	第二大臼歯	9.83	0.61	10.50	10.10
下顎	中切歯	5.37	0.36	6.30	6.50
	側切歯	5.96	0.37	6.95	7.05
	犬　歯	6.97	0.42	7.80	7.95
	第一小臼歯	7.11	0.39	8.30	8.55
	第二小臼歯	7.07	0.47	8.45	8.30
	第一大臼歯	11.36	0.52	12.20	12.15
	第二大臼歯	10.52	0.55	11.50	11.80

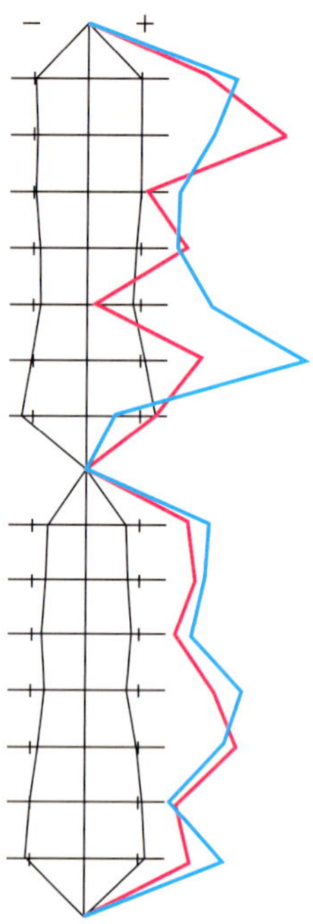

図 1 - 44　標準偏差図表。

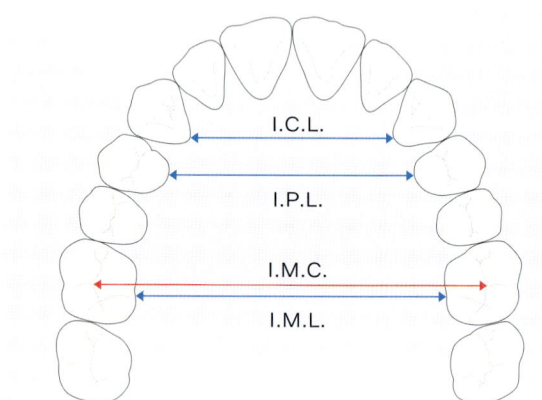

図 1 - 45a　歯列弓幅径の計測部位。

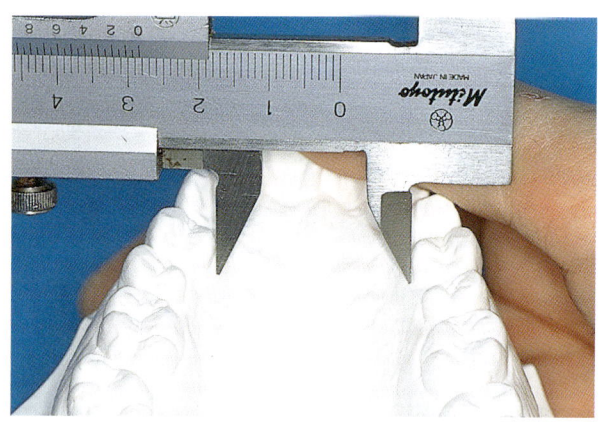

図 1 - 45b　ノギスを用いて歯列弓幅径の計測を行なう。

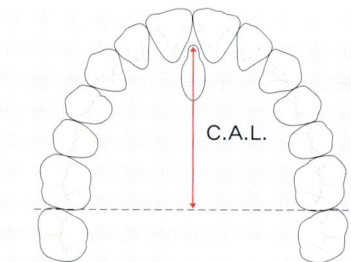

図 1 - 46　歯列弓長径の計測部位。

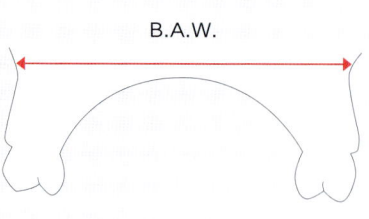

図 1 - 47a　歯槽基底弓幅径の計測部位。

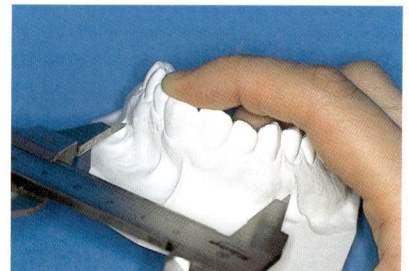

図 1 - 47b　ノギスを用いて歯槽基底弓幅径の計測を行なう。

・歯列弓長径(C.A.L)

歯列弓長径は図 1 - 46の部位、すなわち切歯乳頭最前部と左右第一大臼歯の遠心面を結ぶ仮想線との直交距離を計測する。

・歯槽基底弓幅径(B.A.W.)

歯槽基底弓幅径は、頬側歯肉上で両側第一小臼歯歯根尖相当部(図 1 - 47a)を図 1 - 47b に示すようにノギスで計測する。

第一章　矯正装置の製作にかかわる矯正歯科の基礎

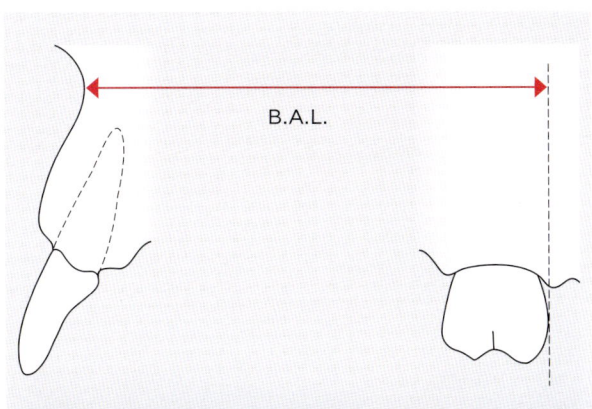

図1-48a　歯槽基底弓長径の計測部位。
図1-48b、c　大坪式模型計測器を用いて歯槽基底弓長径の計測を行なう。

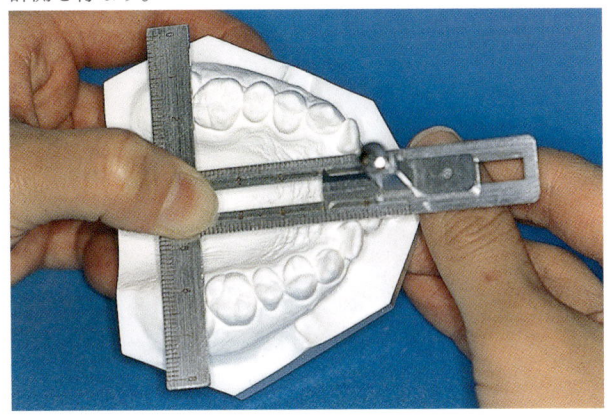
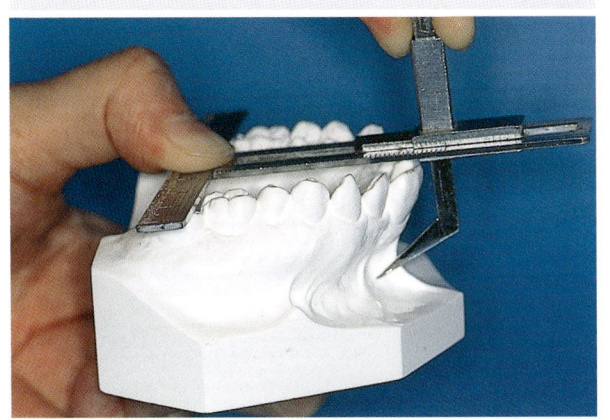

		Mean	S.D.	Patient
上顎	I.C.L.	26.32	2.02	29.50
	I.P.L.	30.34	2.09	29.00
	I.M.L.	37.66	1.95	34.35
	I.M.C.	49.61	2.40	45.70
	B.A.W.	49.36	3.12	50.85
	B.A.L.	32.70	1.91	35.35
	C.A.L.	34.27	2.83	33.00
下顎	I.C.L.	19.67	1.21	19.95
	I.P.L.	27.33	1.31	23.90
	I.M.L.	35.95	2.04	29.30
	I.M.C.	42.54	2.02	38.60
	B.A.W.	41.91	2.15	39.30
	B.A.L.	31.48	1.83	33.85
	C.A.L.	30.41	3.82	31.50

図1-49　標準偏差図表。

・**歯槽基底弓長径（B.A.L.）**

　歯槽基底弓長径は、左側中切歯部の唇側歯肉最深部から第一大臼歯遠心面までの距離（図1-48a）を図1-48b、cに示すように大坪式模型計測器を用いて計測する。各計測点は、図1-49に示す標準偏差図表に記入する。

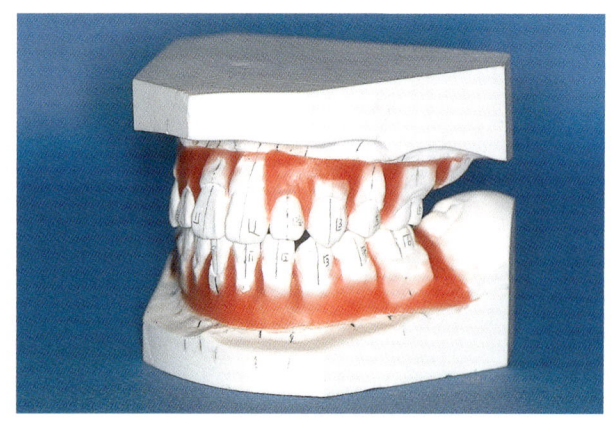

図 1 - 50　予測模型(セットアップモデル)。

c．その他の矯正用模型

　矯正用口腔模型には上記した顎態模型と平行模型があるが、これ以外に予測模型が製作され、診査の資料として用いられる場合が多い。予測模型とは、初診時の口腔模型の歯の部分を分割切断し、治療後の状態を模型上で予測する模型であり、矯正治療を進めていくうえで抜歯か非抜歯かの判定などに用いる(図 1 - 50)。これはセットアップモデルと呼ばれ、トゥースポジショナーなどの矯正装置を製作するときに用いる作業用模型の原型となることもある(セットアップモデルの製作法は26～29ページに示す)。

2．矯正診断

　診査・検査の資料に基づいて症例の分析を行ない、その結果から得られた情報を整理し、問題点の抽出を行なう。この後、治療目標(各種問題点に対する解決目標)を確立させる。次に治療目標に基づいて、いつ、どのような矯正装置ならびに方法を用いて改善するかというような治療計画が設定される。また治療終了時の状態、さらに治療終了後の予後について推測検討する。

3．矯正治療

　矯正治療は基本的に、動的矯正治療と静的矯正治療に分類することができる。

1）動的矯正治療

　矯正治療においては、不正咬合を改善するために歯や顎骨を移動することが必要となる。その移動は多くの場合、動的矯正装置を用いて行なうこととなる。矯正装置には固定式と可撤式があり、歯や顎骨の移動方法・移動方向、症例などによって選択される。また症例によっては、治療段階に合わせ、装置を数種類変更することもある。

2）静的矯正治療

　歯や顎骨に見られる不正咬合を、動的矯正治療によって目標とした位置に移動した後、静的矯正治療を行なう。一般的には「保定処置」と言われるものである。

　歯や顎骨は、矯正装置によって移動されると元の位置に戻ろうとする。この現象を「後戻り」と呼んでいる。この後戻りを防止するため、移動した歯や顎骨を目的の位置にとどめ、かつ周囲組織との均衡が保たれるように行なうことが必要であり、動的矯正治療後には必ず伴う処置である。

　保定には、装置を用いない「自然保定」と、保定装置を用いて行なう「器械保定」がある。器械保定に用いる装置については116～131ページに詳述する。

第一章 矯正装置の製作にかかわる矯正歯科の基礎

4．矯正用模型
1）平行模型

平行模型の製作はさまざまな方法で行なわれている。今回は「ツィードカット」と呼ばれている方法を紹介する。

a．印象採得から台付けまで

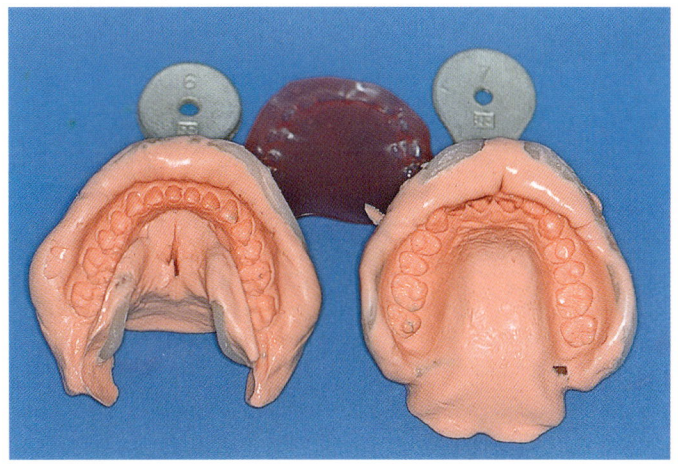

図1-51　歯科医師によりアルジネート印象材などを用いて、歯・口腔粘膜は印象採得される。とくに歯肉頬移行部、各小帯が正確に印象採得される必要がある。また、バイト用ワックスやパラフィンワックスなどで咬合採得（中心咬合位）が行なわれる。

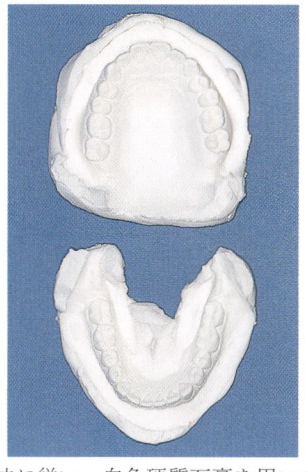

図1-52　通法に従い、白色硬質石膏を用いて上下石膏模型を製作する。石膏注入時には歯肉頬移行部・小帯などを石膏で完全に覆うようにする。

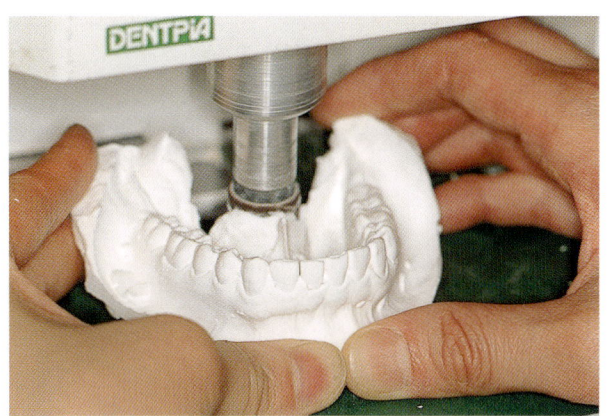

図1-53　下顎模型の舌側は舌小帯を残し、センタートリマーで削除する。

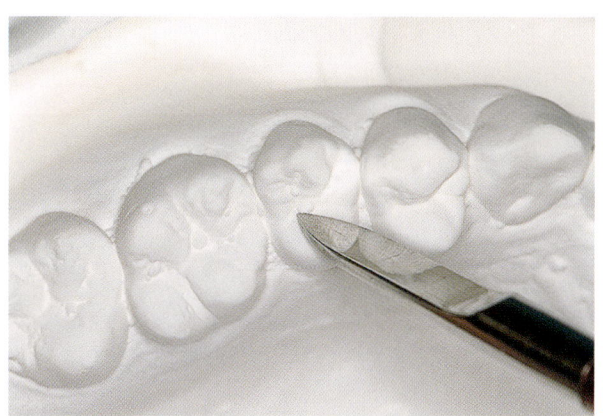

図1-54　石膏表面にある突起（印象時の気泡）を彫刻刀などで除去する。

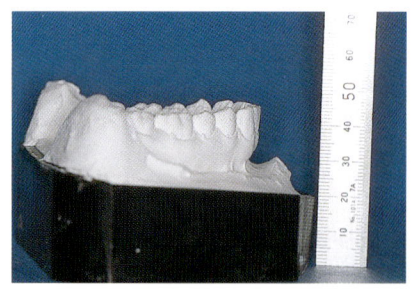
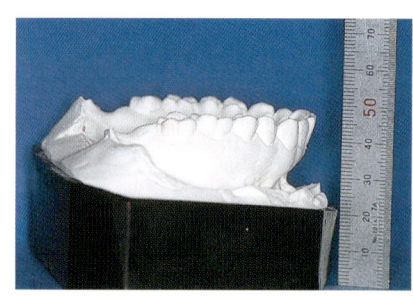
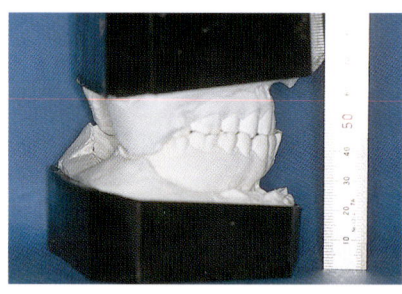
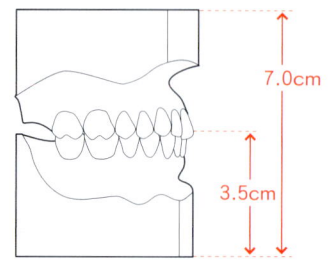

図1-55　下顎模型を模型の大きさに適したゴム枠内にて台付けをする。このとき、ゴム枠には硬質石膏(硬質石膏と普通石膏を混ぜて行なう方法もある)を注入する。咬合平面とゴム枠の底面が平行になるように台付けする。このとき、ゴム枠の厚さを除いて高さが3.5cm以上であることを確認する(台付けは、印象内に石膏を注入するときに同時に行なうこともできる)。

図1-56　上顎模型の台付けは、下顎模型と同様の方法で行なう。　　55|56

図1-57　上顎模型の台付け時に下顎模型を軽く乗せ、上下顎模型の基底面と咬合平面とが平行になるようにする。この場合、下顎模型の石膏が十分に硬化している必要がある。

図1-58　模型は上下顎を咬合させた状態で、高さ約7cm(2 3/4 inch)、下顎基底面から咬合平面までの高さが約3.5cm(1 3/8 inch)となるようにする。　57|58

b．上顎模型の基底面から見た最終形態　　　　c．下顎模型の基底面から見た最終形態

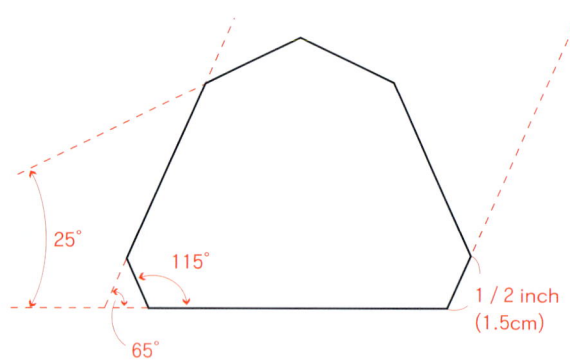
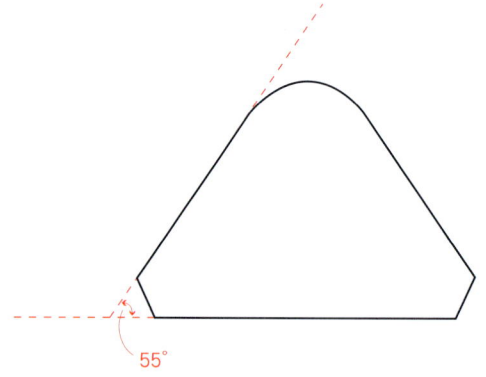

図1-59　上顎模型は7角形となり、各カット面と模型後縁との角度を図のように規定する。

図1-60　下顎模型の前方部犬歯～犬歯間をアーチ型にカットする。また、側方部のカット角は上顎とは異なる。

d．カットの手順

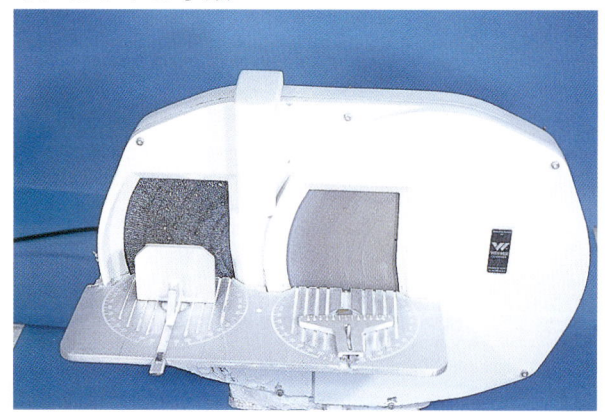
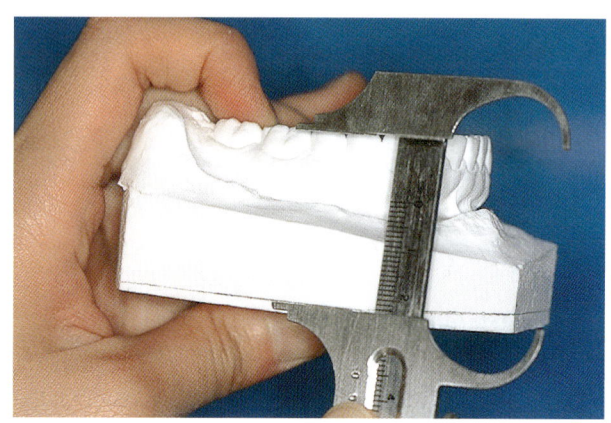

図1-61　平行模型製作に用いる2連トリマー。作業台とディスクは直角に設定され、ディスクは粗目と仕上げ用の細目が装着されている。作業台は角度目盛りが印記されており、それに合わせてカットができる送り台と平行板がセットできる。

図1-62　咬合平面から下顎模型基底面までの高さが約3.5cmとなるようにノギスで測定し、模型側面に記入する(上顎から行なう方法もある)。

第一章　矯正装置の製作にかかわる矯正歯科の基礎

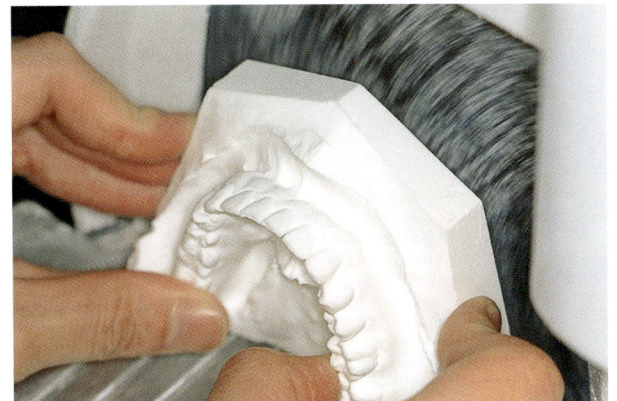

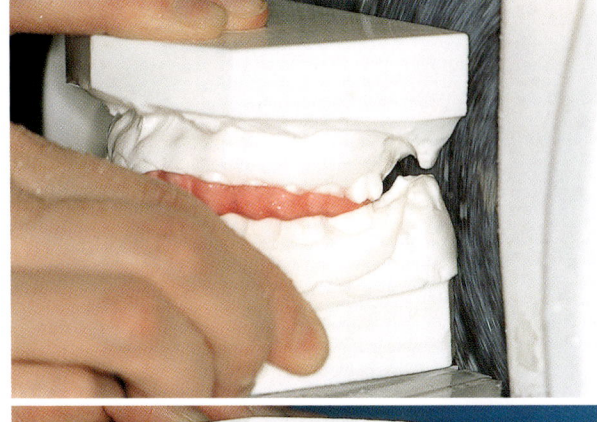

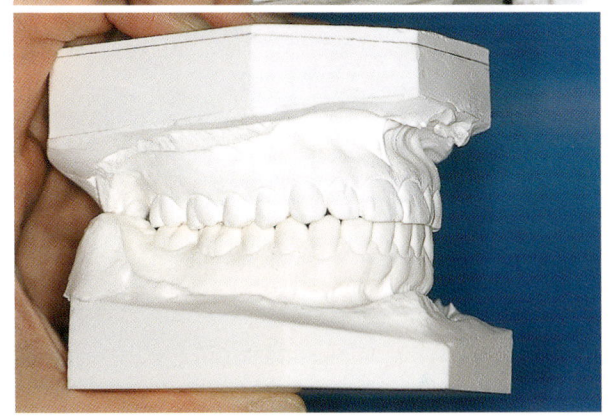

図1-63　トリマーを用いて下顎模型基底面をカットする。この作業をBase cutと呼ぶ。

図1-64　上下顎模型にバイトワックスを咬ませた状態で咬合させ、上下の模型後縁が一致するまでカットする。この操作は、今後の作業を行ないやすくするためのものである。後に（図1-67、68）正確なカットを行なうので、削りすぎないように注意する。

図1-65　上下顎模型を咬合させ、下顎基底面からの距離が約7cmとなるような線を上顎模型側面に記入する。

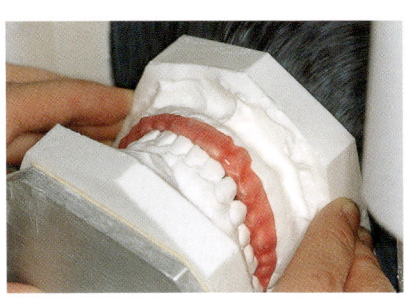

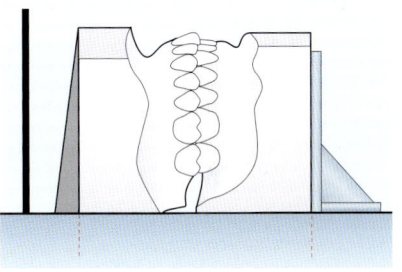

図1-66a、b　上顎模型基底面を、平行板を使用してカットする。この作業によって上顎模型基底面と咬合平面、下顎模型基底面と咬合平面が平行となる。

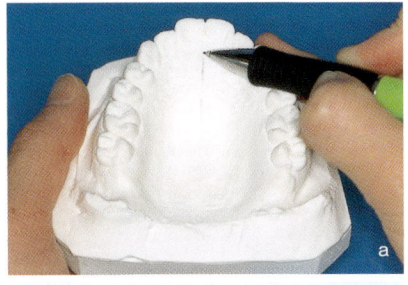

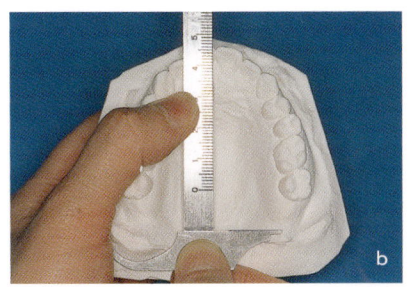

図1-67a～e　上顎模型後縁（Heal面）は、正中口蓋縫線に対し直角となるようにカットする。Heal cutは上顎結節から2～3mm遠心までとする。

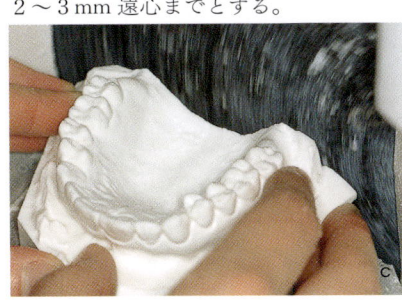

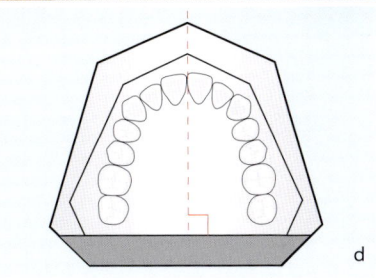

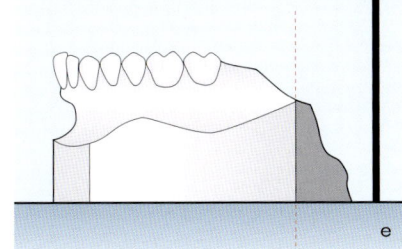

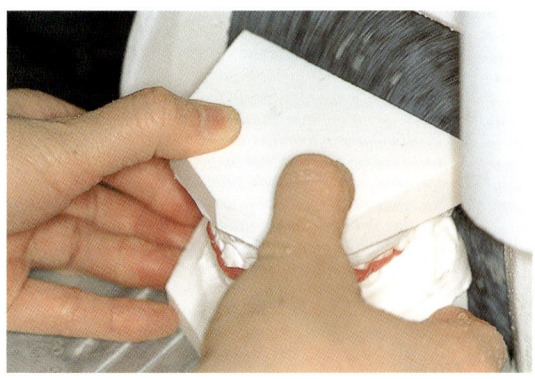 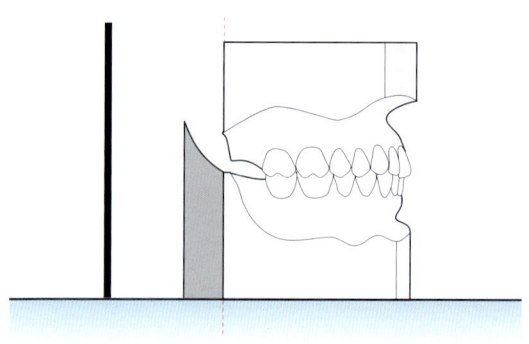

図1-68a、b　下顎模型の Heal cut は、バイトワックスを咬ませた上下顎模型の上顎後縁にあわせて行なう。バイトワックスを咬ませて行なう作業では、模型の破損に十分注意する。　　　　　　　　　　　　　　　　　　　a｜b

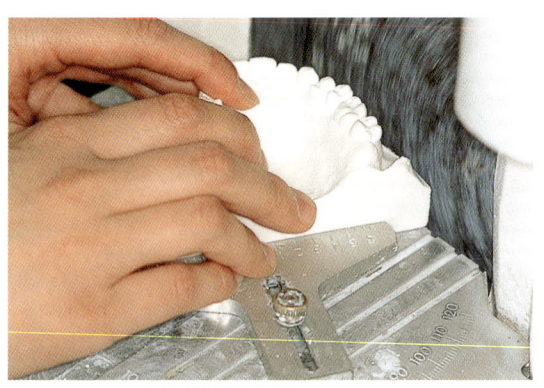 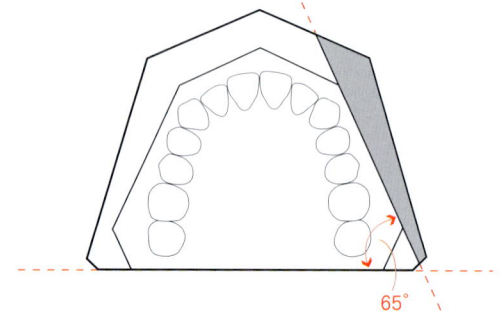

図1-69a、b　上顎模型側方部のカット（Side cut）を行なう。Heal 面と Side 面のなす角度が65°となるようにする。このとき、歯肉頬移行部最深部から1～2mm 頬側の位置までとする。　　　　　　　　　　　　　　　　　　　　a｜b

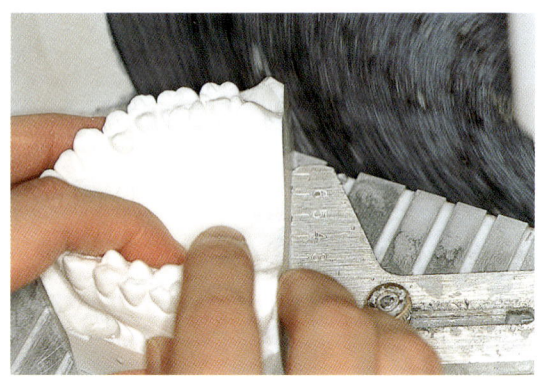 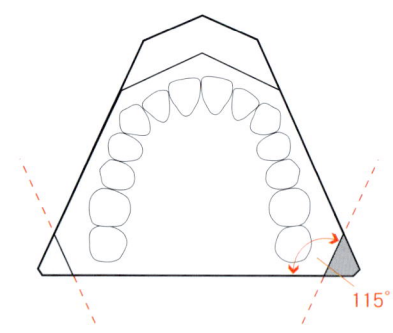

図1-70a、b　上顎模型後縁隅角部のカット（Corner cut）。Heal 面と Corner 面のなす角度が115°となるように、また Corner 面の長さが約1.5cm（1/2 inch）となるようにする。　　　　　　　　　　　　　　　　　　　　　　　　a｜b

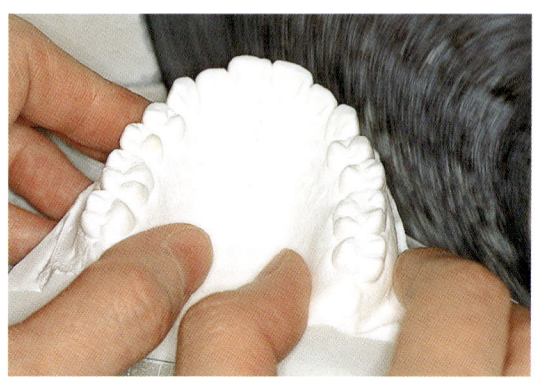 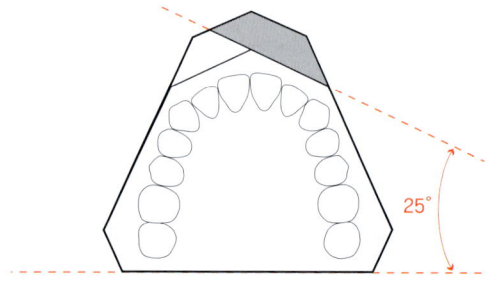

図1-71a、b　上顎模型前方部のカット（Front cut）。Heal 面と Front 面のなす角度が25°となるようにする。　　a｜b

22

第一章　矯正装置の製作にかかわる矯正歯科の基礎

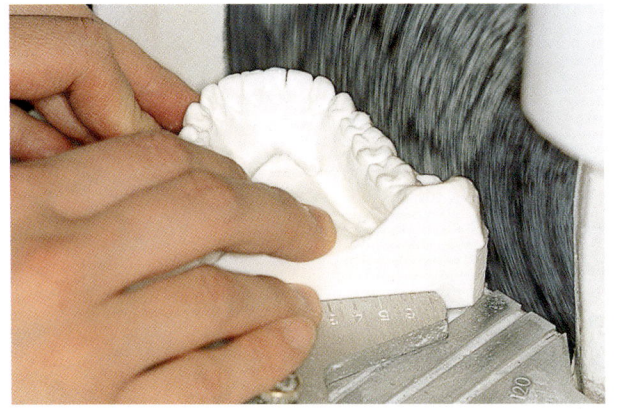
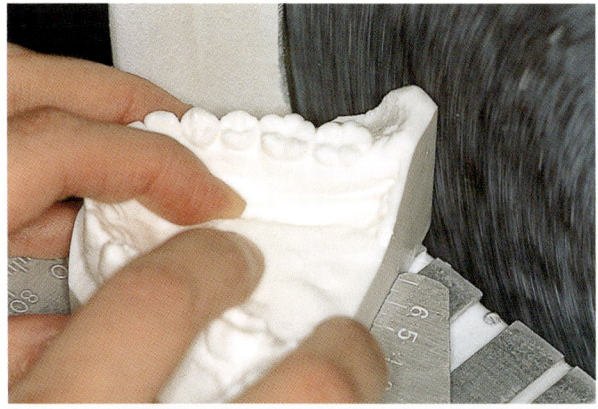
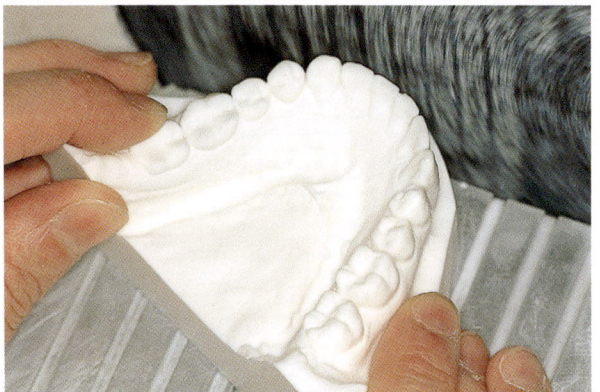

図1-72　下顎模型のSide cut。下顎模型のHeal面とSide面のなす角度が55°となるようにカットする。
図1-73　下顎模型のCorner cut。Heal面とCorner面のなす角度が115°となるようにカットする。
図1-74　下顎模型のFront cut。犬歯部間を歯列に沿わせてアーチ状になるようにカットする。

e．調整

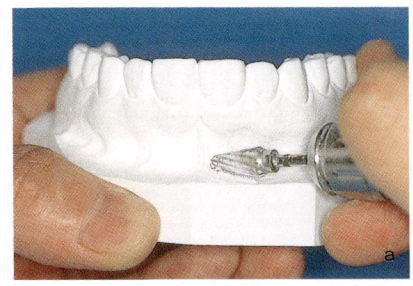
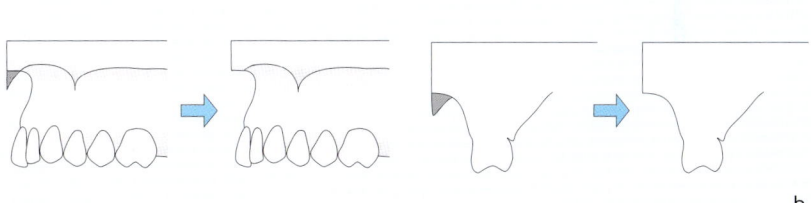

図1-75a、b　上下顎模型とも、歯肉頬移行部最深部が直視できるように、余剰な石膏部分をカーバイドバーなどを用いて削除する。このとき、各小帯は傷つけないように注意する。

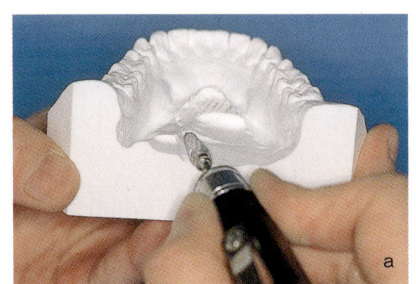
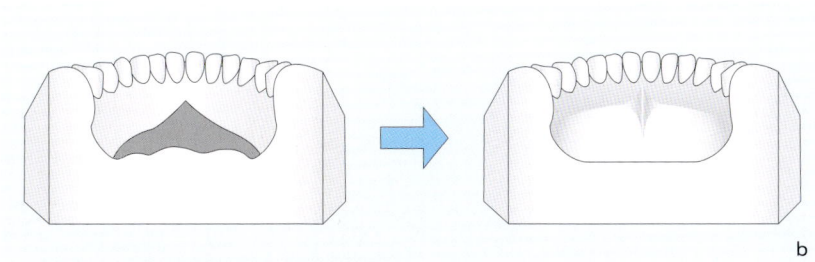

図1-76a、b　下顎模型舌側部は舌小帯を残し、最深部と同一平面となるように削除する。

23

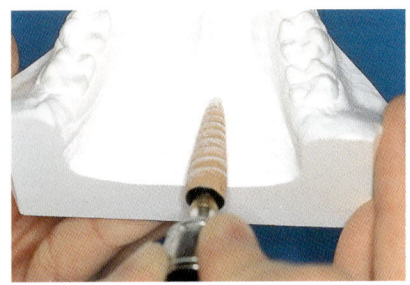

図1-77 カーバイドバーで削除した部分は、ペーパーコーンで調整する。

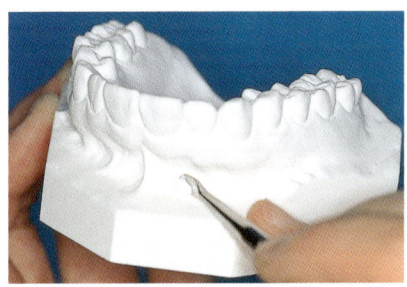

図1-78 印象面や台付け面に気泡がある場合は、同一石膏泥で埋める。

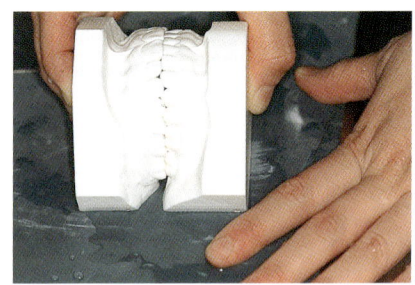

図1-79 耐水ペーパーを用いて各部の仕上げ調整を行なう。このとき、角が丸まらないように注意する。

f．ソーピング

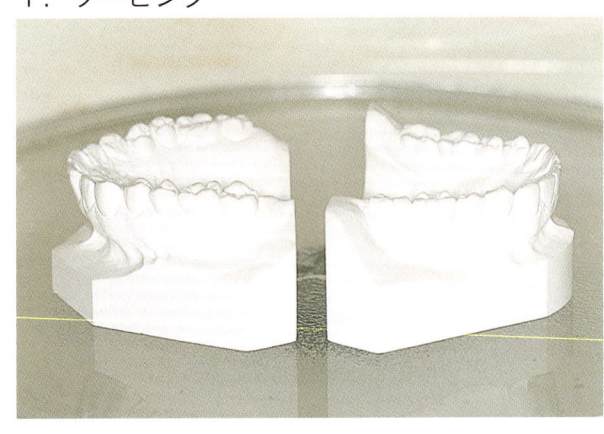

図1-80 模型を十分乾燥させる。電子レンジ(出力・時間に注意する)、乾燥機、シリカゲル入りデシケータなどを用いるとよい。

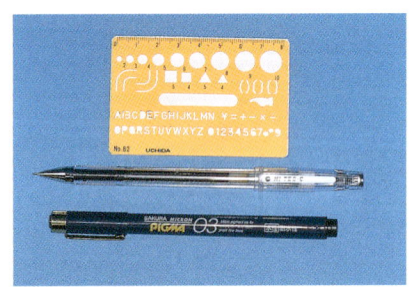

図1-81 患者氏名・年月日などのデータ記入に用いるテンプレートとペン。テンプレートは任意のサイズを選択する。にじみにくいインクのペンを選択する。

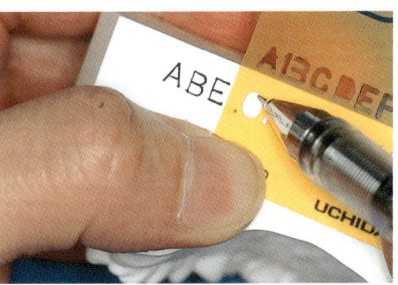

図1-82 テンプレートとペンを用いてデータの記入を行なう。

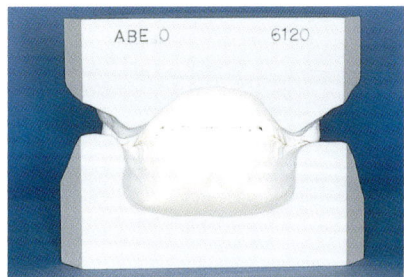

図1-83 データの記入例。

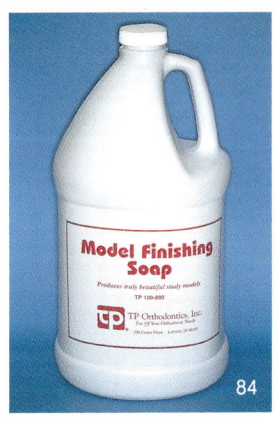

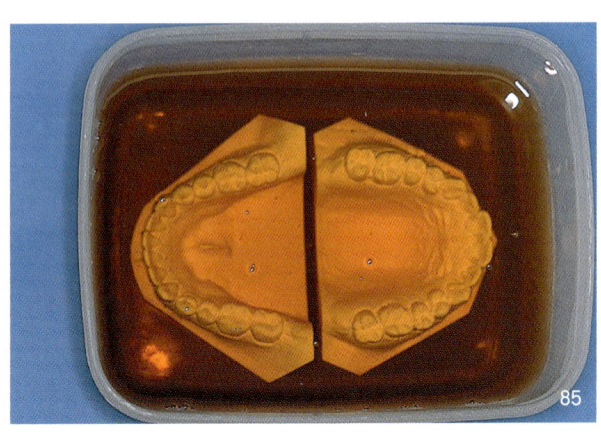

図1-84 市販ソーピング液。
図1-85 ソーピング液を2倍に希釈し、乾燥した模型を5〜10分間浸漬する。

第一章　矯正装置の製作にかかわる矯正歯科の基礎

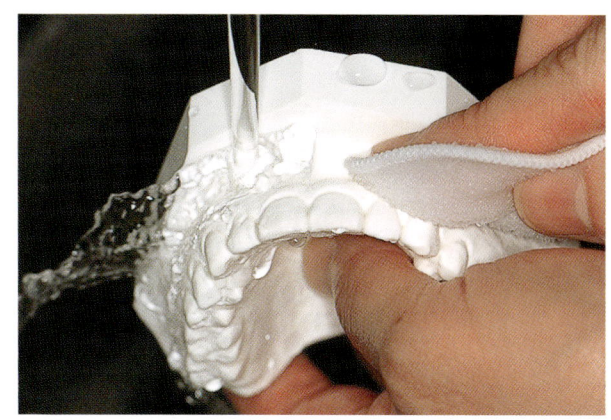

図1-86　柔らかい布類を用いて流温水下で磨く。このとき、ソーピング液が歯頸部や咬合面に残らないように注意する。

g．完成

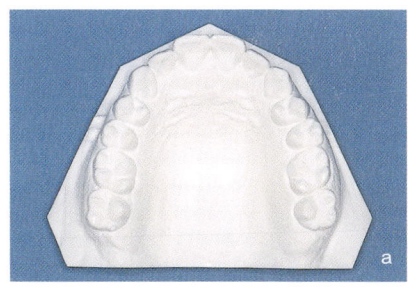

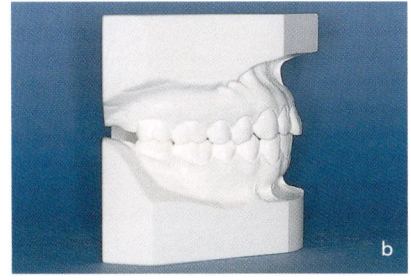 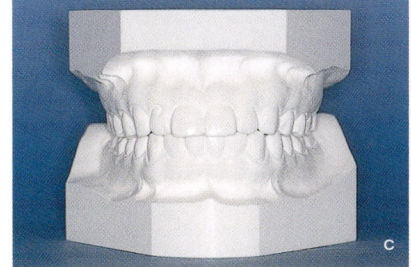 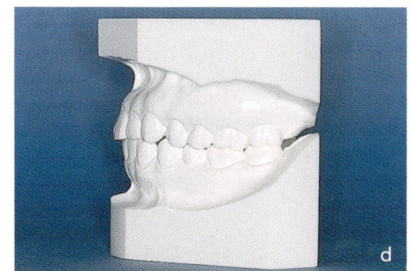

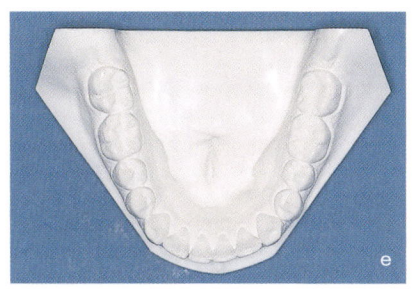

図1-87a〜e　完成した平行模型。
a：上顎咬合面観。
b：右側面観。
c：正面観。
d：左側面観。
e：下顎咬合面観。

25

5．セットアップモデル

セットアップモデルの製作は、さまざまな方法で行なわれている。ここでは、歯科医師から直接口腔内の印象を渡されない場合、すなわち、歯科技工所などの場合を想定した「複印象を採得して行なう方法」と「歯冠・歯根部と台部を模型上で直接分割する方法」について紹介する。

1）複印象を採得して行なう方法

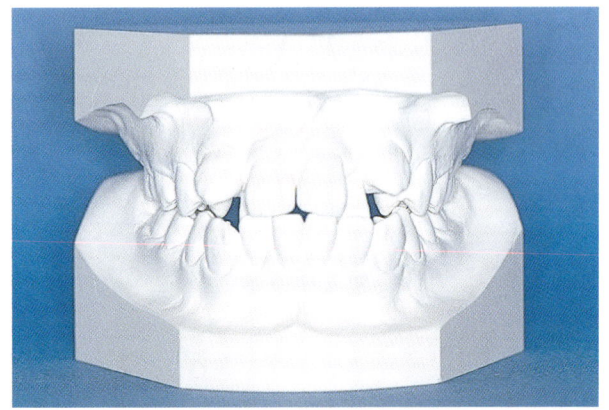

図1-88　原型（母模型）となる平行模型。

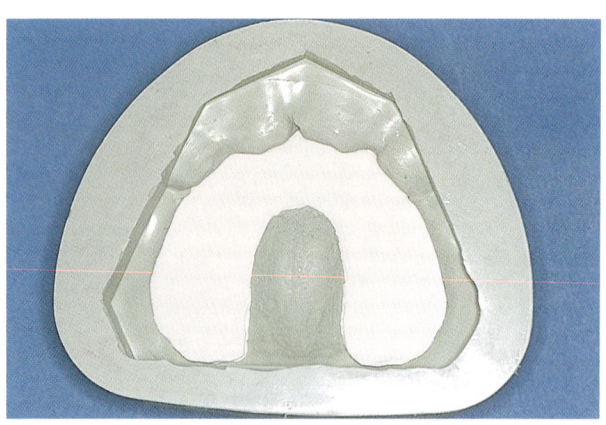

図1-89　複印象を採得し、各歯の根尖相当部まで白色硬質石膏を一次石膏として注入する。複印象はアルジネート印象材・シリコーンラバー印象材を用いる方法がある。

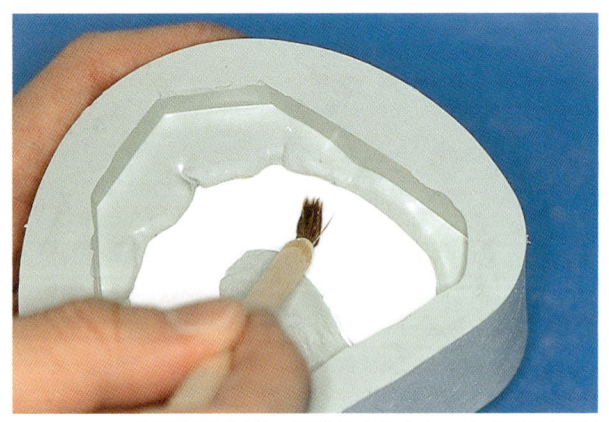

図1-90　一次石膏硬化後、分離剤を塗布し、白色硬質石膏を二次石膏として注入する。硬化後、咬合器に装着する方法（29ページに示す）が行なわれることもある。

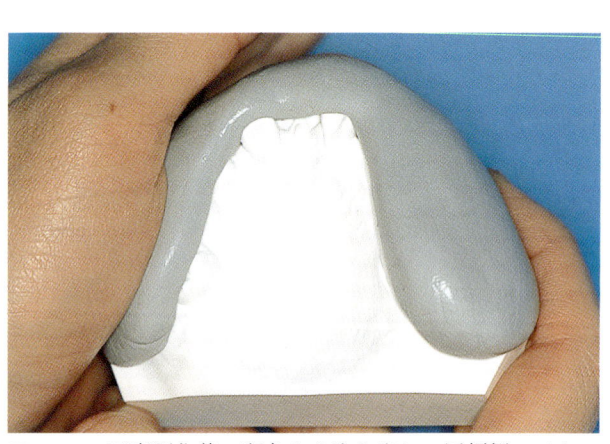

図1-91　石膏硬化後、印象より取り出し、唇頬側コアをシリコーンラバー印象材を用いて製作する。

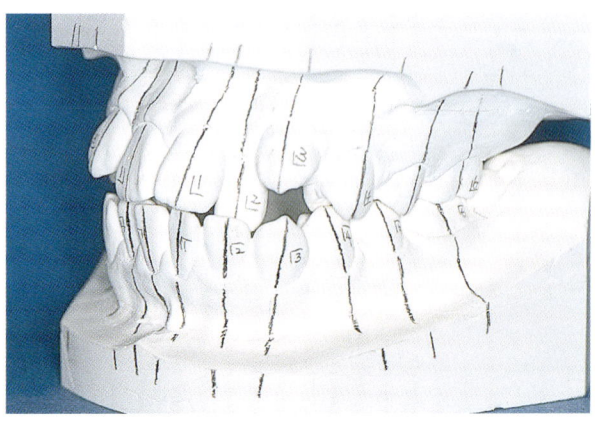

図1-92　各歯の長軸方向を、一次・二次石膏に記入する。

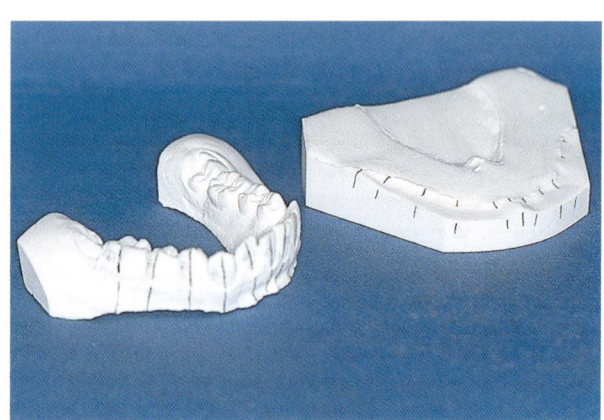

図1-93　模型は歯列部（一次石膏）と二次石膏に分離できる。

第一章　矯正装置の製作にかかわる矯正歯科の基礎

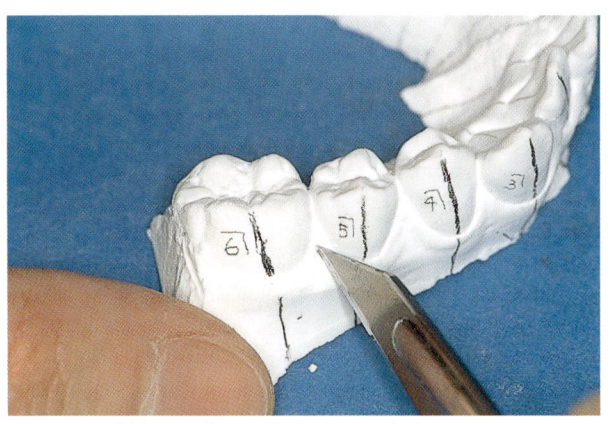

図1-94　隣接する歯の歯間乳頭部にデザインナイフなどで切り込みを入れる。

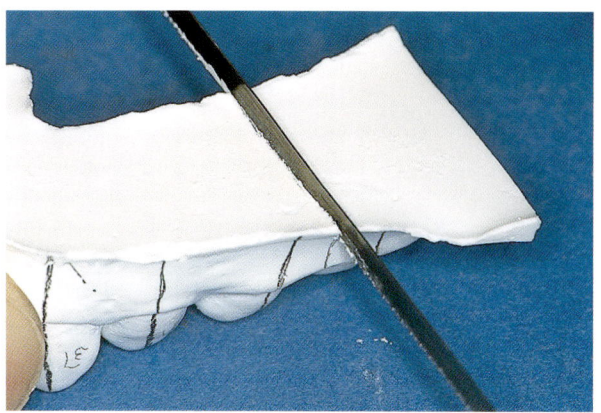

図1-95　基底面方向から歯冠側に向けて、糸鋸を用いて切り込む。

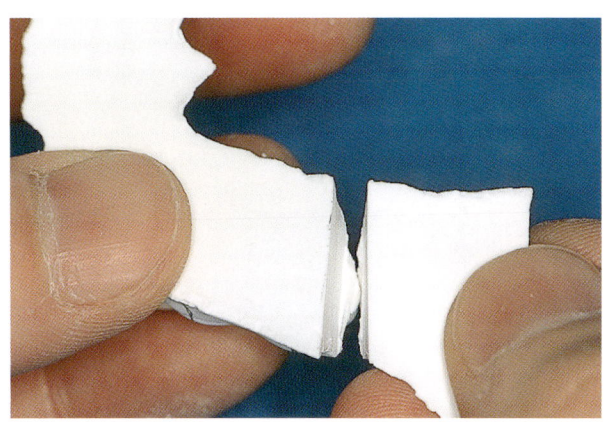

図1-96　糸鋸による切り込みは、デザインナイフの切り込みの手前まで行ない、その後手指によって分割する。

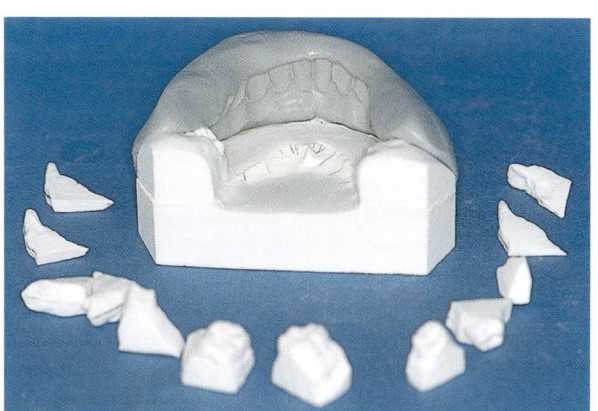

図1-97　すべての歯の分割を終える。

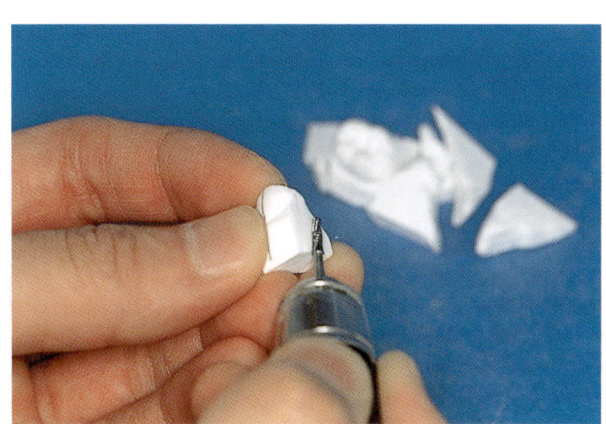

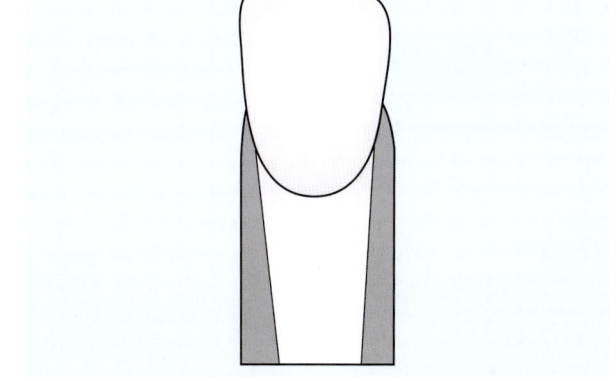

図1-98a、b　フィッシャーバー・デザインナイフなどを用いて、歯根相当部を根尖方向に向けて細くなるように削除する。

a｜b

27

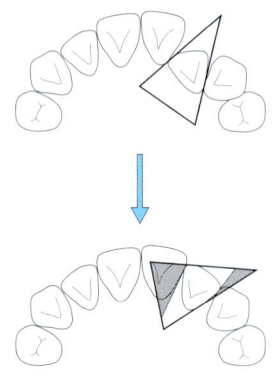

図1-99 捻転・転位している場合、再排列が行なえるよう図中の黒色部を削除しておく。

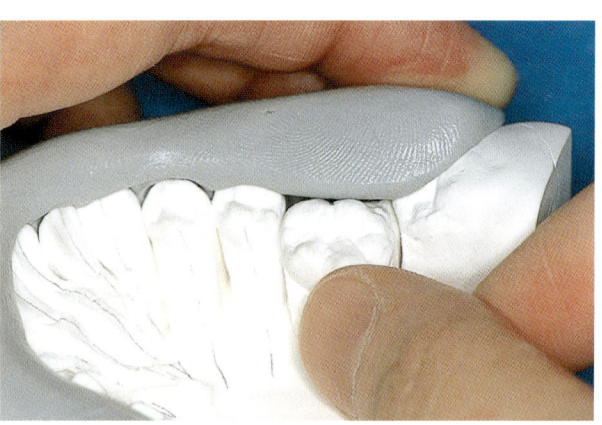

図1-100 唇頬側コアを模型に適合させ、分割した歯を分割前の状態に戻す。

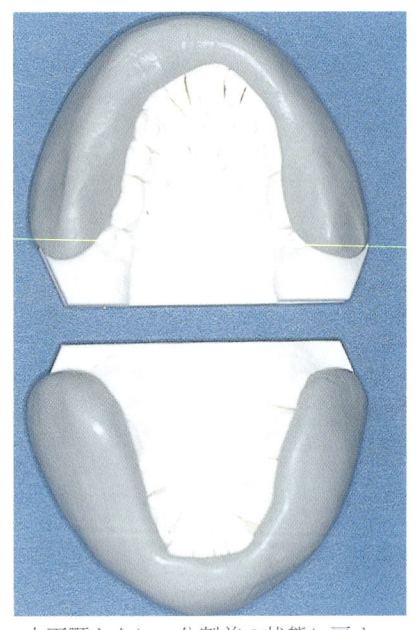

図1-101 上下顎ともに、分割前の状態に戻す。

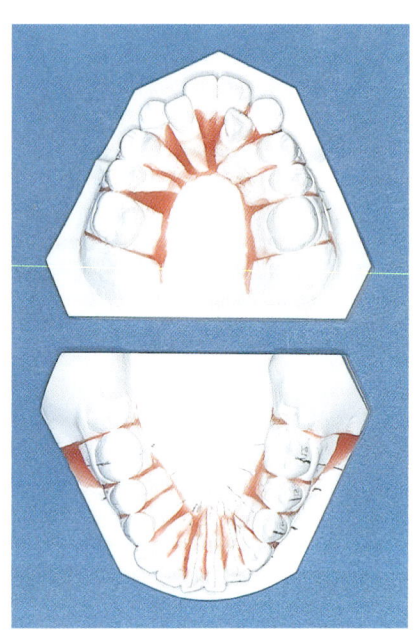

図1-102 歯根部の空隙にパラフィンワックスを流し込み固定をし、分割前の状態を再現する。

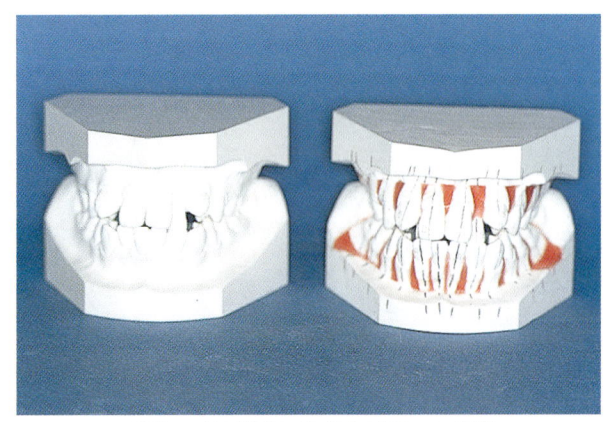

図1-103 原型の平行模型と分割後再現した模型。

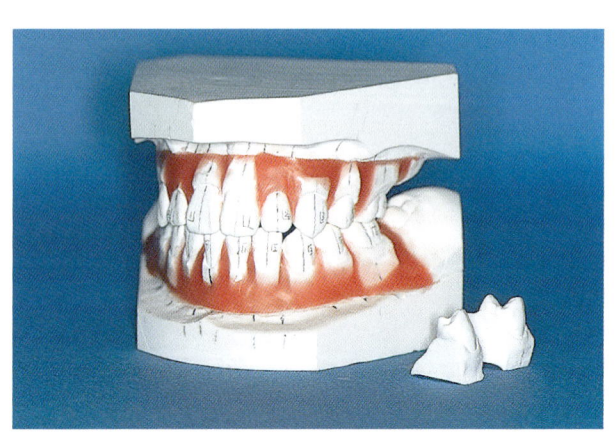

図1-104 歯科医師によって、動的治療後の予測がなされたセットアップモデル。

第一章　矯正装置の製作にかかわる矯正歯科の基礎

2）歯冠・歯根部と台部を模型上で直接分割する方法

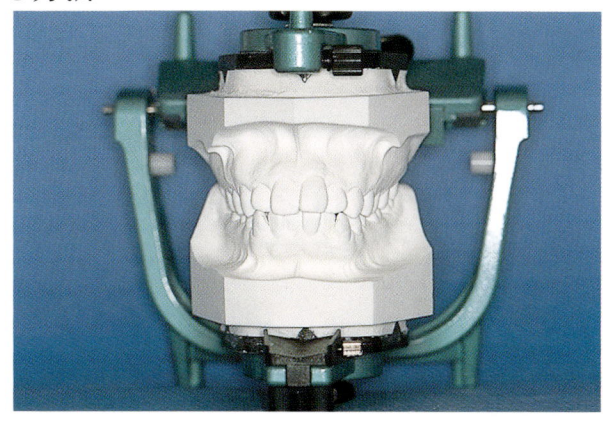

図1-105　咬合器に、中心咬合位で上下顎模型を装着する。

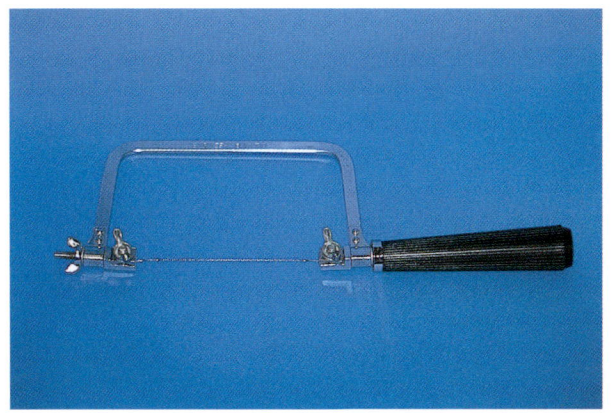

図1-106a　分割に用いる自在刃（スパイラル）付き糸鋸。

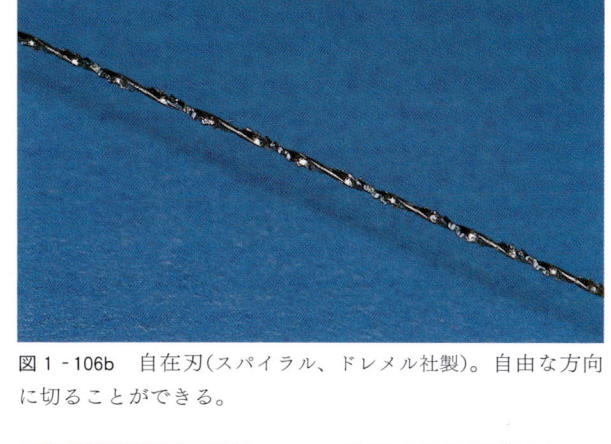

図1-106b　自在刃（スパイラル、ドレメル社製）。自由な方向に切ることができる。

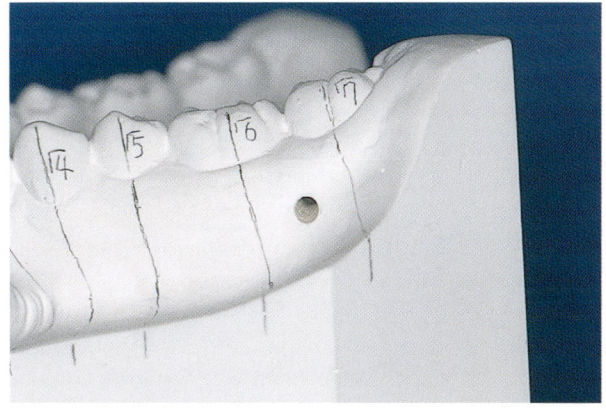

図1-107　第一大臼歯遠心根尖相当部に、ラウンドバーなどを用いて糸鋸の入る穴をあける。

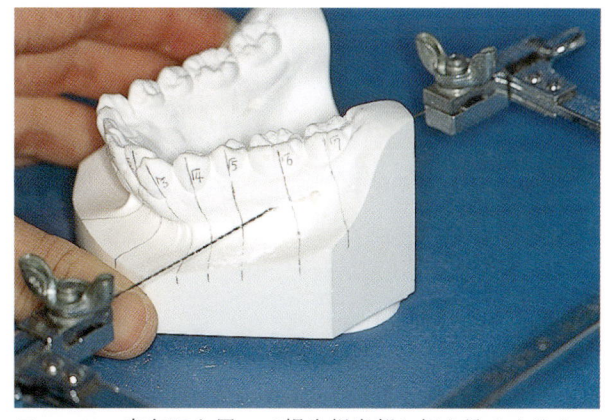

図1-108　自在刃を用いて根尖相当部に切り込みを入れ、歯冠部を分離する。以下の操作は「**1）複印象を採得して行なう方法**」の図1-93～103と同様に行なう。

参考文献

1. 榎恵, 他監修. 歯科矯正学. 東京：医歯薬出版, 1979.
2. 飯塚哲夫, 横井欣弘. 矯正歯科技工学. 東京：医歯薬出版, 1995.
3. 桑原洋助, 他. 歯科矯正. 東京：医歯薬出版, 1984.
4. 木下善之介, 出口敏雄, 松本光生編. 歯科矯正学. 東京：クインテッセンス出版, 1985.
5. 鈴木祥井, 他. 最新歯科医学知識の整理矯正歯科. 東京：医歯薬出版, 1990.
6. 本橋康助監訳. Atlasセファロ分析法・マニュアル. 東京：医歯薬出版, 1986.
7. 日本歯科大学歯学部歯科矯正学講座. 歯科矯正学実習書・演習書. 東京：日本歯科大学歯学部, 2001.
8. 日本歯科大学附属歯科専門学校歯科技工士科. 歯科矯正学実習書. 東京：日本歯科大学附属歯科専門学校, 2001.
9. 坪井恭一, 他. 矯正歯科診療における診断用模型の製作. In：竹花庄治, 他（編）. 講座歯科技工アトラス（2）. 東京：医歯薬出版, 1982：313-334.
10. 百瀬之男, 他. ダイナミックポジショナーの製作. In：竹花庄治, 他（編）. 講座歯科技工アトラス（9）. 東京：医歯薬出版, 1985：321-339.
11. 宮地政幸, 他. ツイードカットによる平行模型の製作法. In：竹花庄治, 他（編）. 講座歯科技工アトラス（11）. 東京：医歯薬出版, 1986：285-297.

第二章

矯正歯科の技工に用いる器械・器具

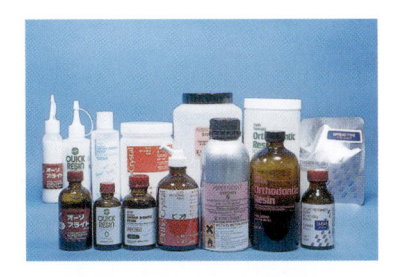

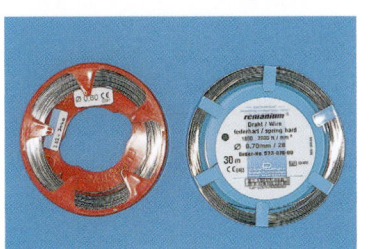

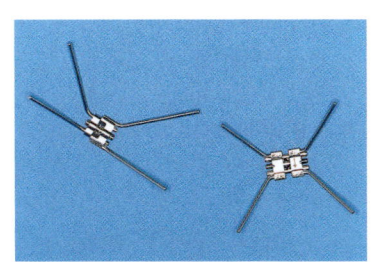

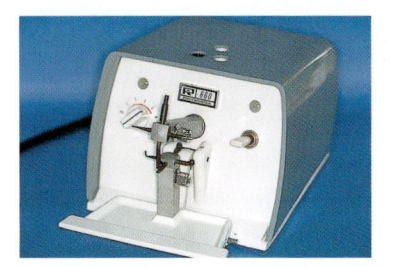

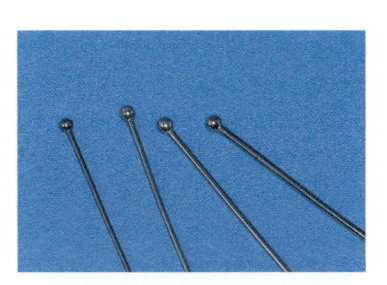

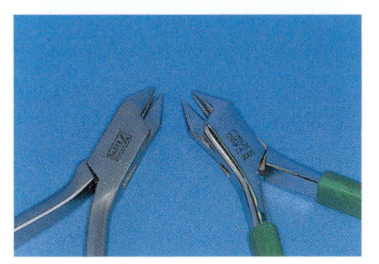

矯正歯科技工に用いられる器械・器具の中には、矯正歯科技工以外の技工に用いられるものと重複するものが多くある。以下に、矯正歯科技工に頻用される器械・器具と材料について概略を記述する。おのおのの使用方法や使用上の注意点などについては、装置の製作法を記述する際に記す。

1. プライヤー類

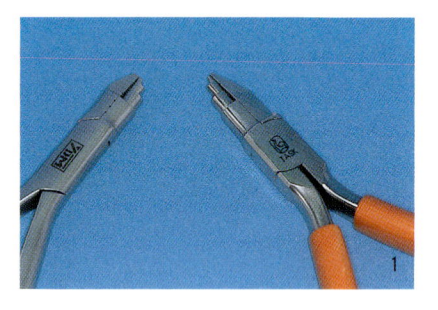

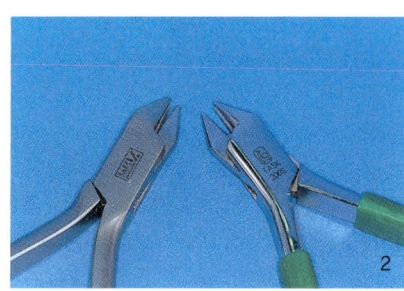

図2-1　ヤングのプライヤー。φ0.7mm以上の比較的直径の大きい矯正用線の屈曲に用いられる(左：YDM、右：タスク)。

図2-2　三叉プライヤー。アデレーのプライヤーとも呼ばれ、直径の大きい矯正用線や線の先端部の屈曲に用いられる(左：YDM、右：タスク)。

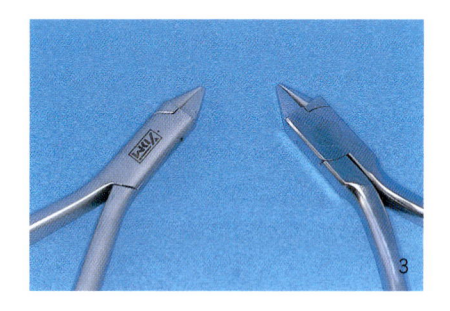

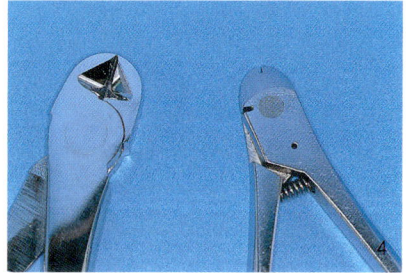

図2-3　アングルのプライヤー。バードビークプライヤーとも呼ばれ、φ0.6mm以下の比較的直径の小さい矯正用線の屈曲に用いられる(左：YDM、右：タスク)。

図2-4　ワイヤーニッパー。矯正用線の切断に用いられる。右は切断面を平面にできるタイプのニッパー(左：YDM、右：タスク)。

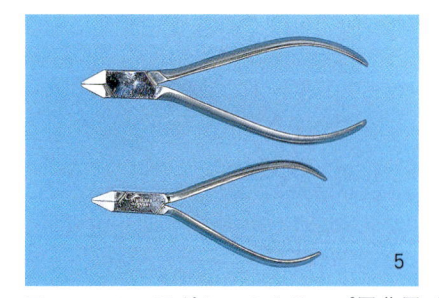

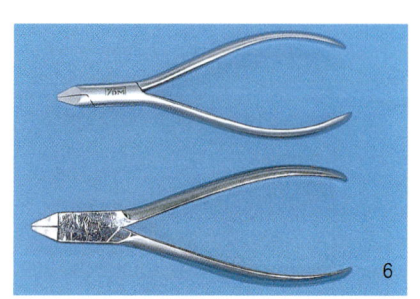

図2-5、6　アダムスのクラスプ屈曲用プライヤー。アダムスのクラスプの屈曲に適している。アダムスのユニバーサルプライヤーとも呼ばれ、嘴を閉じた状態では嘴部の先端は閉じているが、蝶番側にはわずかな空隙(0.55〜0.60mm)があり、嘴部の先端が1.0mm開いた嘴部の内面は、平行になるように設計されている。アダムスの著書には、プライヤーの各部の長さ・角度の規定が示されている(図2-5：オーソデントラム、図2-6：YDM)。

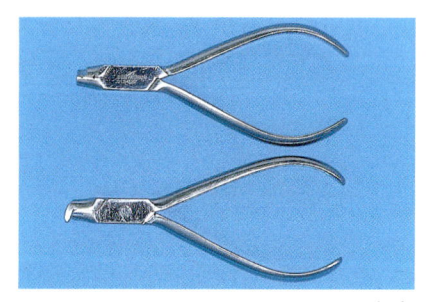

図2-7　シュワルツのアローヘッドクラスプ屈曲用プライヤー。シュワルツのアローヘッドクラスプを屈曲するための専用プライヤーで、2本のプライヤーを組みで使用する(オーソデントラム)。

第二章　矯正歯科の技工に用いる器械・器具

II．エクスパンションスクリュー (Expansion screw、拡大ネジ)

床型矯正装置に用いられることが多いが、バンドにろう付して固定装置に用いるものもある。

図2-8　各種エクスパンションスクリュー(オーソデントラム、メディカ)。
図2-9　正中拡大などに用いられる基本的なエクスパンションスクリュー。拡大量が6.5〜11mmのものまで種々ある(オーソデントラム)。

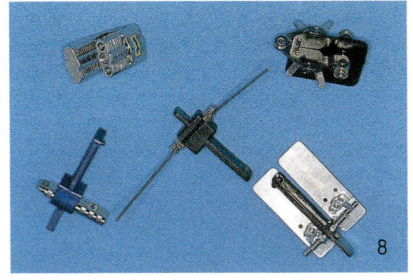

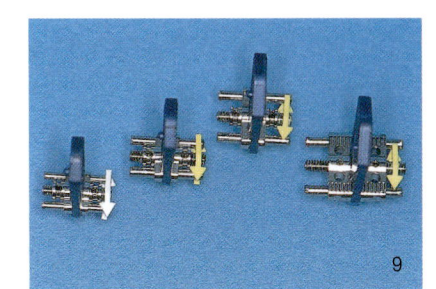

図2-10　3方向に拡大されるエクスパンションスクリュー(オーソデントラム)。
図2-11　ファンタイプスクリュー。扇形に拡大されるスクリュー(オーソデントラム)。

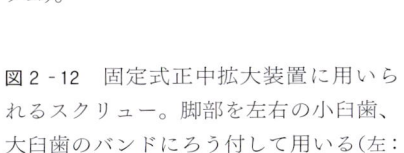

図2-12　固定式正中拡大装置に用いられるスクリュー。脚部を左右の小臼歯、大臼歯のバンドにろう付して用いる(左：オーソデントラム、右：メディカ)。
図2-13　レバータイプスクリュー。最後方臼歯の頬側移動に用いるスクリュー(メディカ)。

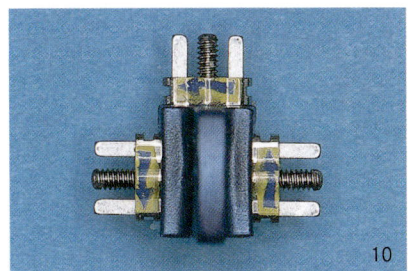

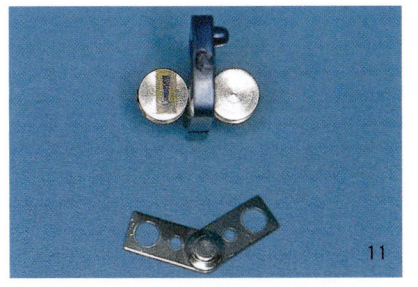

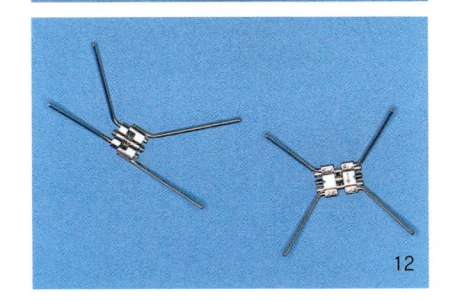

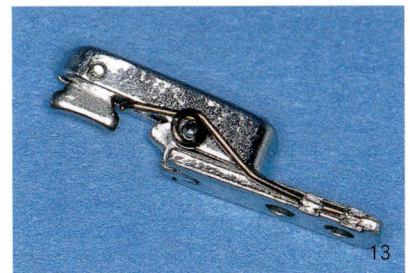

III．矯正用線

矯正用線は直径によってのみ選択されることが多いが、現在市販されている矯正用線は、種類によって組成や機械的性質が異なっている。このため、それぞれの特性を理解し、製作する装置に適した矯正用線を選択する必要がある。

図2-14　ステンレス系矯正用線(上からオーソデントラム、オームコジャパン、ロッキーマウンテンモリタ)。
図2-15　ステンレス系矯正用線には、ロール状にしてm単位あるいはgf単位で市販されているものもある(左：メディカ、右：オーソデントラム)。
図2-16　Co-Cr系矯正用線(上から3種はロッキーマウンテンモリタ、下はデンツプライ三金)。
図2-17　チタン系矯正用線。小さな力で大きな弾性を得ることができる利点を有する反面、ろう付が困難である(上：オームコジャパン、下：ロッキーマウンテンモリタ)。

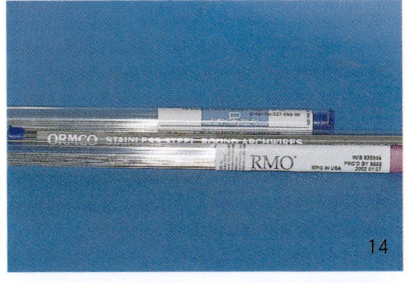

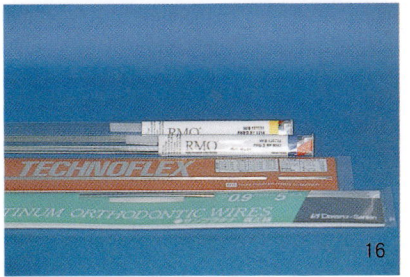

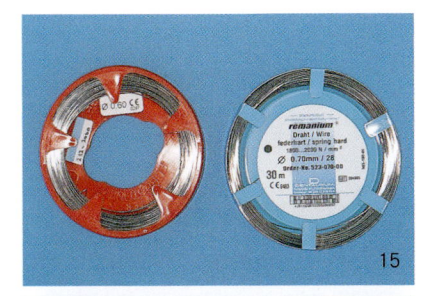

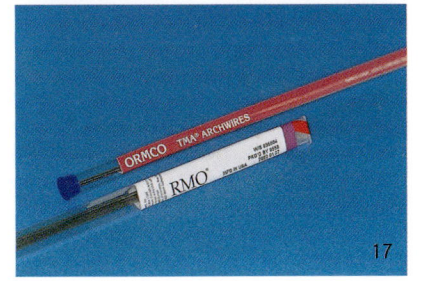

33

IV. 矯正用レジン

可撤式矯正装置の多くは、レジンを使用して製作する。装置製作に用いるレジンには、従来、加熱重合レジンも用いられていたが、近年は矯正用レジン（常温重合レジン）を用いることが大半である。この矯正用レジンも国内外のメーカーから多くの種類（図2-18）が市販されている。

これらの矯正用レジンは、その種類によって操作性や物性が大きく異なる。とくに図2-19、20に示すように、操作可能時間や硬化時間は大きく異なり、レジンの種類によっては加温するまでほとんど硬化しないものもある。また物性も図2-21に示すようにレジンの種類によって異なる。このことから、製作する矯正装置の種類（製作方法、装置の形態）によって矯正用レジンを選択する必要がある。

また最近は同じ矯正用レジンでも、粉液の湿潤状態や稠度の異なるものが市販されており（図2-22）、装置の製作において、レジンの成形部位によってレジンを選択することも可能になっている。またカラフルなレジン（図2-23～25）もあり、患者の希望によって選択することが可能である。

また、メーカーによってはフローの異なる2種が市販されており、使用部分や製作する装置によって選択することが可能である。

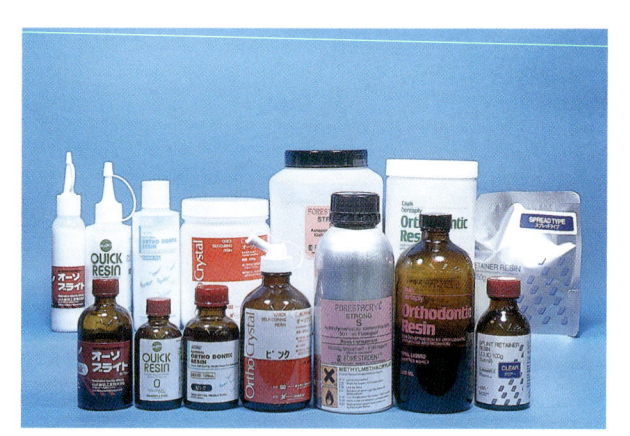

図2-18 各種市販矯正用レジン（左から山八歯材工業、松風、ニッシン、モリタ、メディカ、コーク、ジーシー）。

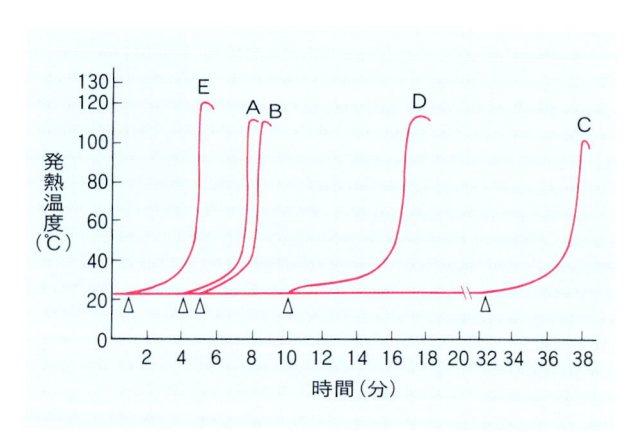

図2-19 矯正用レジンの発熱開始時間と温度変化。最高発熱温度到達後は硬化が終了している。このため、最高発熱温度到達時間を硬化時間と考えることができる。

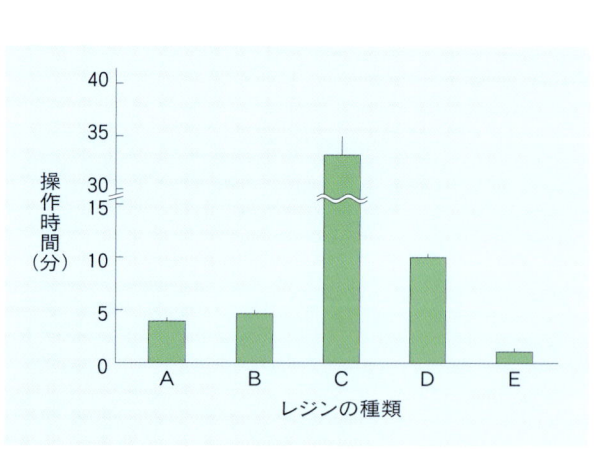

図2-20 矯正用レジンの操作可能時間。

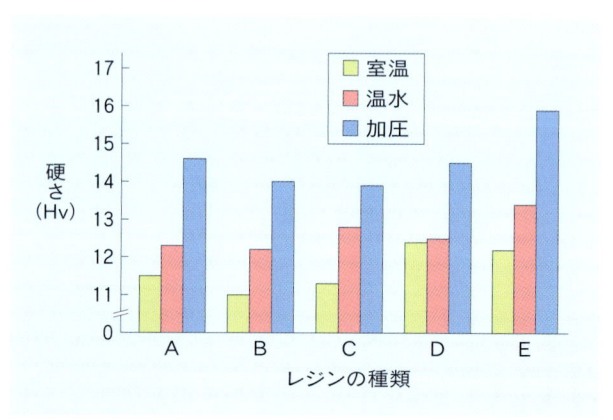

図2-21 矯正用レジンの硬さ（室温：成型後、室温放置。温水：成型後、40℃の温水中に放置。加圧：成型後、40℃の温水中で2 Kgf／cm^{2}の加圧下で放置）。

第二章　矯正歯科の技工に用いる器械・器具

図2-22　カラーレジン(オーソデントラム)。
図2-23　カラーレジン(メディカ)。

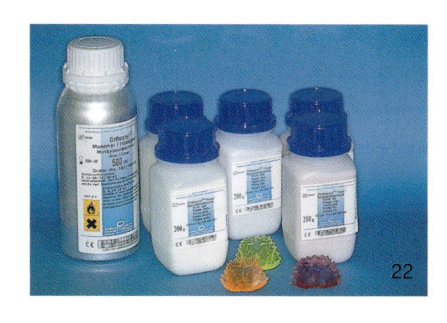

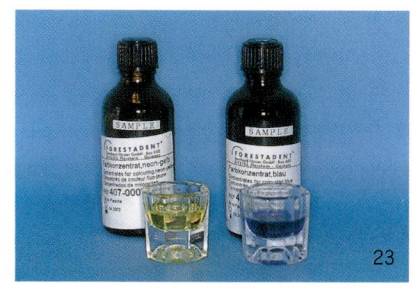

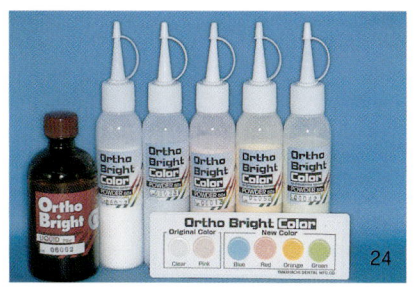

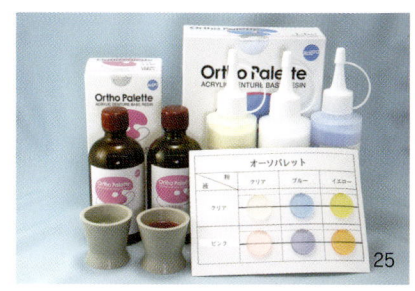

図2-24　カラーレジン(山八歯材工業)。
図2-25　カラーレジン(松風)。

V. その他の器械・器具

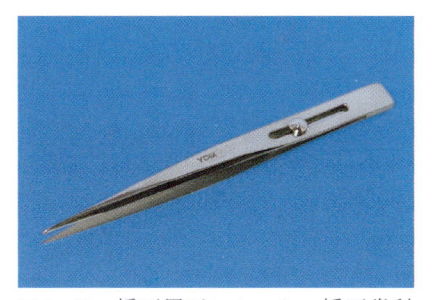

図2-26　矯正用ピンセット。矯正歯科技工では、自在ろう付法によってろう付を行なうことが多い。このピンセットは"止め"がついているため、矯正用チューブ、治具などの固定を容易かつ正確に行なうことができる(YDM)。

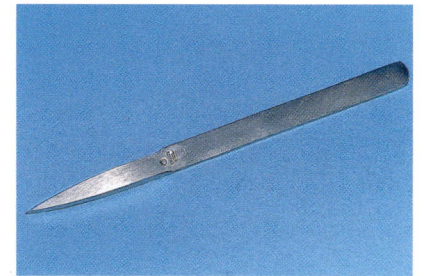

図2-27　切下げ(Scraper)。ろう付後、ホウ砂や酸化膜の除去に用いる。最近は、彫刻刀などで同様の作業を行なうことが多くなっている。また酸化膜が厚いときなどは、サンドブラスターによって行なうこともある。

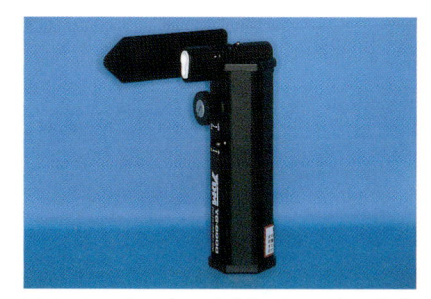

図2-28　ミニトーチ(ガストーチ)。ろう付時に用いられる。以前はグリュンバーグのバーナーが用いられていたが、最近はこのようなトーチを用いて行なっている(YDM)。

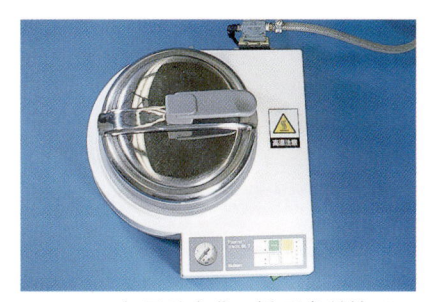

図2-29　加圧重合釜。矯正歯科技工における重合操作は、矯正用常温重合レジンを用いて行なうことが多い。この場合、重合は加圧釜内で行なうことによって、気泡の発生を減少させることができる(ヘレウスクルツァージャパン)。

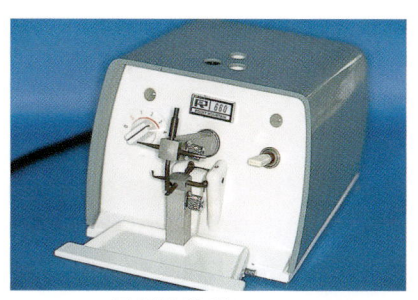

図2-30　電気溶接器(Spot welder)。バンドとチューブなどの仮着や溶接に用いられる(ロッキーマウンテンモリタ)。

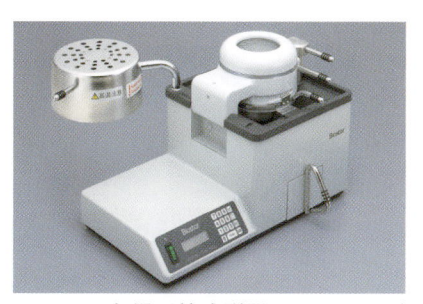

図2-31　加温圧接成型器。インビジブルリテーナーなどの製作時にシートの加温圧接成型に用いる器械(ロッキーマウンテンモリタ、写真提供：ロッキーマウンテンモリタ)。

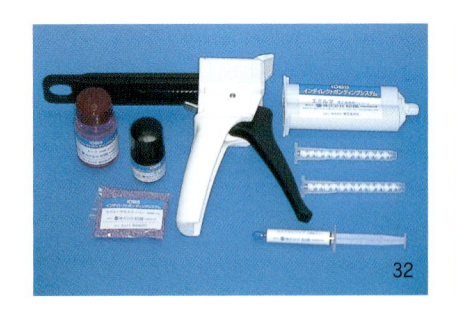

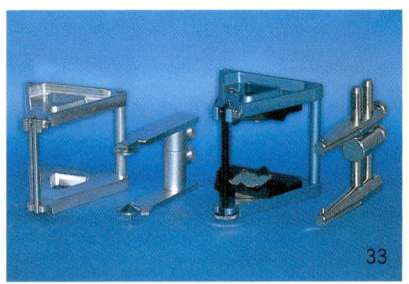

図2-32 インダイレクトボンディング製作用器具。インダイレクトボンディングを行なうにあたって必要な器具と材料（松風）。

図2-33 構成咬合器。アクチバトールなどのように構成咬合位を採得し、装置を製作する場合に用いる咬合器（左3種：YDM、右端：オーソデントラム）。

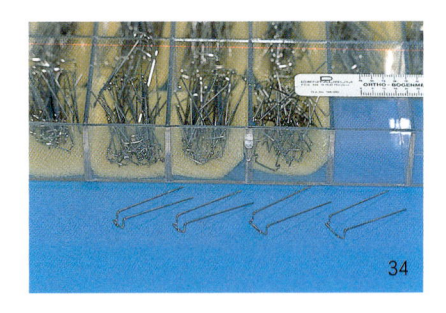

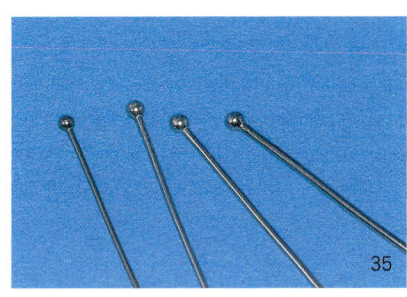

図2-34 既製のアダムスのクラスプ。アダムスのクラスプのブリッジ。アローヘッド部が屈曲されている。約10種のサイズがあり、症例によって選択する（オーソデントラム）。

図2-35 既製ボールクラスプ。φ0.7～0.9mm矯正用線の先端に維持となるボールがつけられている（メディカ）。

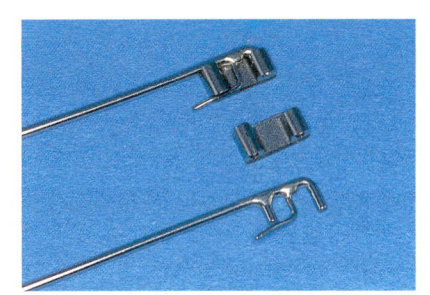

図2-36 STロック。ダブルチューブ型の既製の維持装置で、舌側弧線装置に用いられることが多い（デンツプライ三金）。

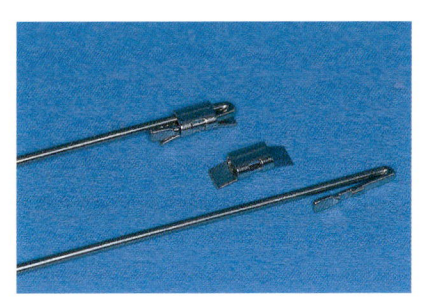

図2-37 K-ロックリンガルロックシステム。K-ロックセクショナルアーチワイヤーとK-ロックシース部からなる既製の維持装置（松風）。

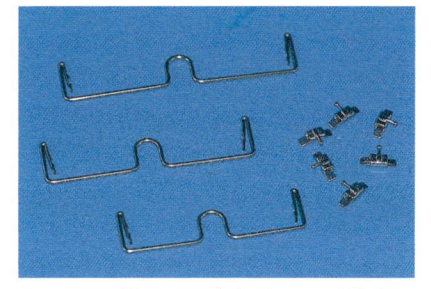

図2-38 K-ロックトランスパラタルバー。K-ロックと既製のパラタルバーを組み合わせて使用する（松風）。

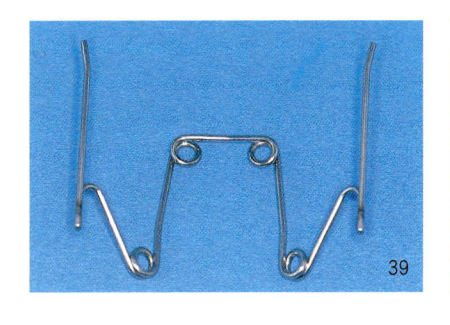

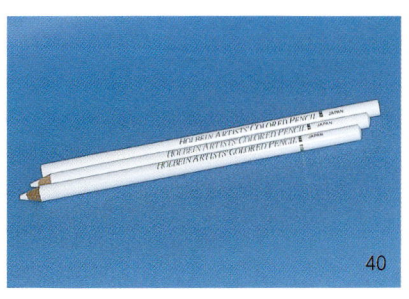

図2-39 既製クワドヘリクス。クワドヘリクスの主要部が屈曲されているもの。バンドとのろう付部付近のみを屈曲し使用する（メディカ）。

図2-40 マーキングに使用するペン。矯正用線屈曲時に用いるペン。芯の軟らかい白色の色鉛筆が適している。また、歯科材料メーカーから専用品も市販されている。

第二章　矯正歯科の技工に用いる器械・器具

図2-41 ろう付に用いる線ろう(左からオームコジャパン、ユニテック、デンツプライ三金)。

図2-42 ろう付時に用いるフラックス(左：トミー、右：石福金属興業)。

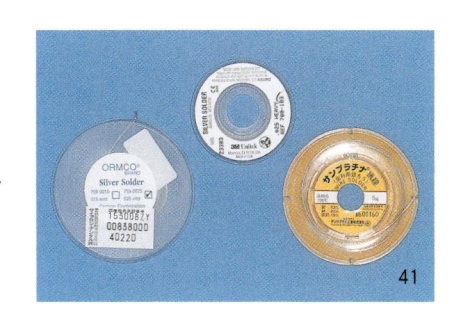

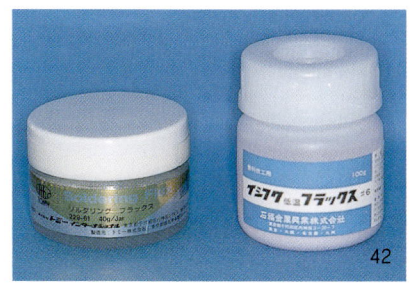

第 三 章

矯正装置の製作法

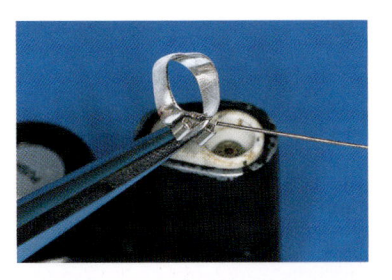

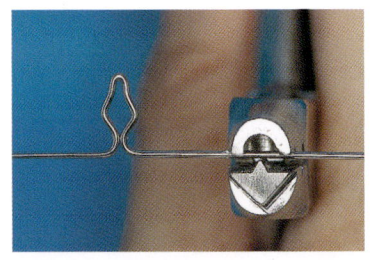

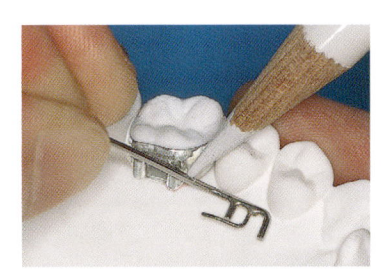

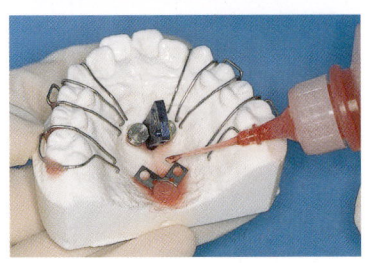

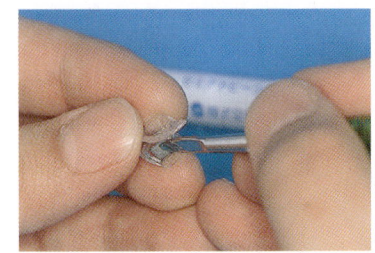

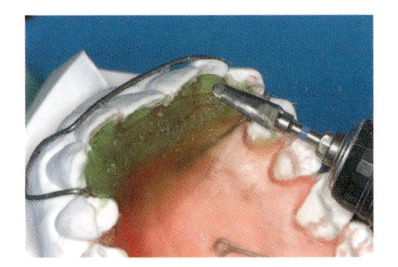

I．矯正装置の条件と分類

1．矯正装置の条件

矯正装置の種類によって条件はそれぞれ異なることがあるが、基本的には下記の条件が必要となる。
① 必要な矯正力を得られる。
② 矯正力に持続性がある。
③ 矯正力を目的の方向に加えられる。
④ 咀嚼・発音などの機能を妨げない。
⑤ 顎骨の発育を妨げない。
⑥ 歯の萌出を妨げない。
⑦ 口腔内で変形・変色しない。

2．矯正装置の分類

矯正装置の分類法は、固定式か可撤式、矯正力の種類、装置の位置による方法など種々ある。

1）装置が固定式か可撤式かによる分類

装置が歯に合着あるいは接着されて取り外すことができない固定式の装置と、患者自身が取り外すことのできる可撤式の装置がある。

a．固定式矯正装置

術者の求める矯正力が比較的自由に得られやすいが、装置が変形・破損した場合の修復や修理が困難となる。
例：マルチブラケット装置、舌側弧線装置

b．可撤式矯正装置

清掃性が良く修理が容易だが、患者の協力が得られないと矯正力が発揮されず治療が進行しにくい。
例：アクチバトール、床型矯正装置など

2）矯正力の種類による分類

矯正力は器械的なものと機能的なものとに分類される。

a．器械的矯正装置

矯正用線の弾性やゴムの収縮力または拡大ネジなどを利用することによって、歯や顎骨の移動を広範囲に行なうことができる。
例：マルチブラケット装置、上顎前方牽引装置、拡大ネジ応用の拡大装置など

b．機能的矯正装置

筋の機能力を矯正力として応用する。
例：アクチバトール、リップバンパーなど

矯正力の種類による分類には、装置が発揮する矯正力の種類である①持続的な力、②断続的な力、③間歇的な力による方法もある。

3）装置の装着位置による分類

a．顎内装置

上顎または下顎の単一顎内に装着される装置で、以下のように分類される。

・**舌側装置**

舌側に装着される装置。
例：舌側弧線装置、ナンスのホールディングアーチなど

・**唇側装置**

唇側に装着される装置。
例：唇側弧線装置、リップバンパーなど

b．顎間装置

上下顎にまたがる装置。
例：アクチバトール、咬合挙上板、トゥースポジショナーなど

c．顎外装置

顎外に装着される装置。
例：オトガイ帽装置、ヘッドギアなど

その他、装置の固定源の位置による分類方法などもある。

第三章　矯正装置の製作法

II．各種動的矯正装置の特徴と製作法

1．舌側弧線装置（Lingual arch appliance）

本装置はMershon JVにより考案された固定式矯正装置で、基本的かつ応用範囲の広い矯正装置である。

1）装置の適応
①動的矯正装置として1〜2歯の移動に使用する。
②歯の移動完了後の保定装置として使用する。
③乳歯列期または混合歯列期において、保隙装置として使用する。
④顎間固定装置や顎外固定装置の固定源の加強固定として使用する。
⑤習癖改善のための舌癖除去装置に応用される。

2）装置の種類
本装置は固定式装置に分類され、患者自身が取り外すことはできないが、治療中に術者が装置の一部を口腔外に取り出し調整することができるタイプと、完全に固定式のタイプがある。

3）装置の構成
装置の構成はタイプにより異なるが、術者が取り出すことができるタイプの構成は以下の通りである。

a．維持バンド
左右側固定歯（維持歯）にセメント合着する。通常固定歯は第一大臼歯を選択する。

b．維持装置
維持バンドと主線とを連結するもので、これにより主線の着脱を自由かつ容易に行なうことができる。維持バンドにろう付される維持チューブ（維持管）と、主線とろう付される脚部からなる。左右一対を使用する。

c．主線
φ0.9mmの矯正用線が用いられる。

d．補助弾線
φ0.5mmの矯正用線を主線にろう付し、歯の移動に用いる。

この他、ハビットブレーカー（舌癖除去装置）として用いる場合にはフェンスが主線にろう付される。また他の装置の加強固定として用いる場合は、維持バンドにバッカルチューブやフックなどがろう付される。

4）装置の特徴
本装置は上顎にも下顎にも用いることができる。装置は固定歯にバンドを合着する以外、他の歯にバンドなどを合着・接着することが少ないため、口腔内を不潔にすることが少ない。また、装置の構造がシンプルであるため、破折や破損が少ない。さらに上述したように、適応範囲が広いことなどが本装置の特徴である。

図3-1　本症例においては2|の唇側移動、|4の遠心移動を目的とした舌側弧線装置の製作を行なう。
図3-2　歯科医師により、6|6に維持バンドの適合が口腔内で（ここではタイポドント模型）行なわれる。

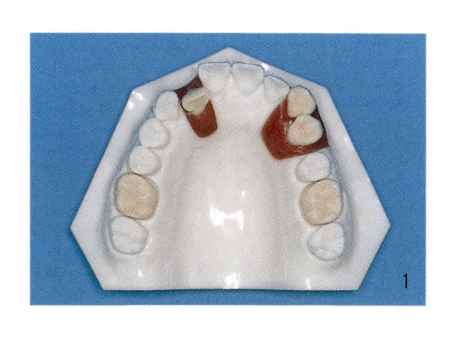

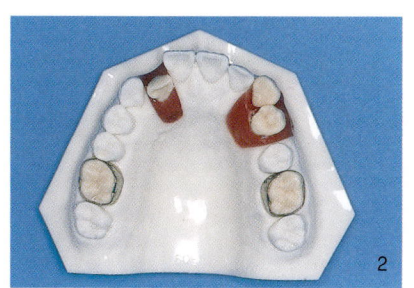

5) 装置の製作法
a．維持装置にSTロックを用いる製作法
・歯の移動に用いる場合

　少数歯(1〜2歯)の移動に用いられ、主線にろう付される補助弾線の弾性によって歯の移動を行なう。歯の移動は基本的には傾斜移動であり、唇頬側、近遠心方向への移動が行なえる。今回は、維持装置にニューSTロック(デンツプライ三金)とKロック(松風)を用いた場合について記す。

維持装置とバンドのろう付

　維持装置のろう付は、印象採得後模型上で行なう方法(図3-3〜7)と印象採得前に行なう方法(図3-8〜13)がある。

印象採得後模型上で維持装置とバンドのろう付を行なう方法

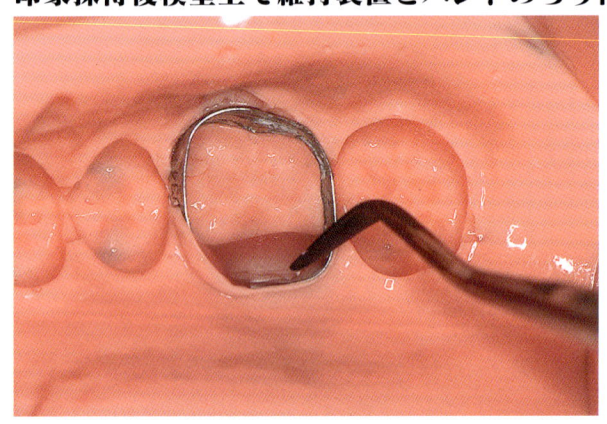

図3-3　印象内にバンドを戻し(このとき、バンドの左右・近遠心・天地を誤らないように注意する)、維持装置をろう付するときの準備として、バンドの舌側内面(後のろう付部位内面)にワックスを流しておく。また、石膏注入時にバンドが移動しないように、虫ピンや瞬間接着剤などで印象内に固定する方法もある。

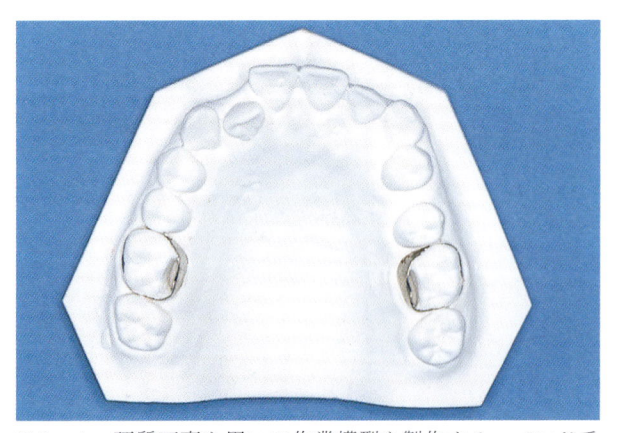

図3-4　硬質石膏を用いて作業模型を製作する。バンド舌側内面のワックスは、熱湯で十分に脱蠟する。

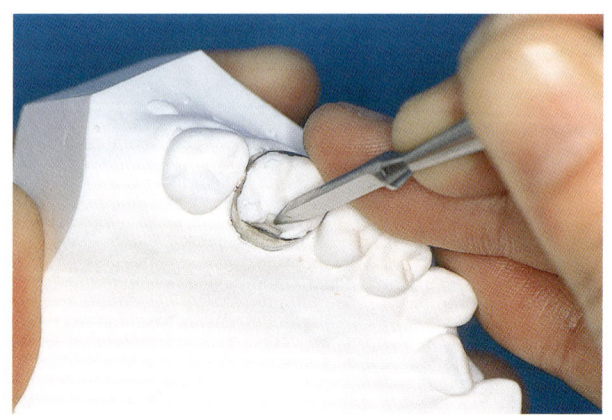

図3-5　バンド内面のワックス量が不足していたり、石膏注入時にワックスが流されていなかったりした場合は、彫刻刀などを用いてバンド舌側内面の石膏を除去する。

第三章　矯正装置の製作法

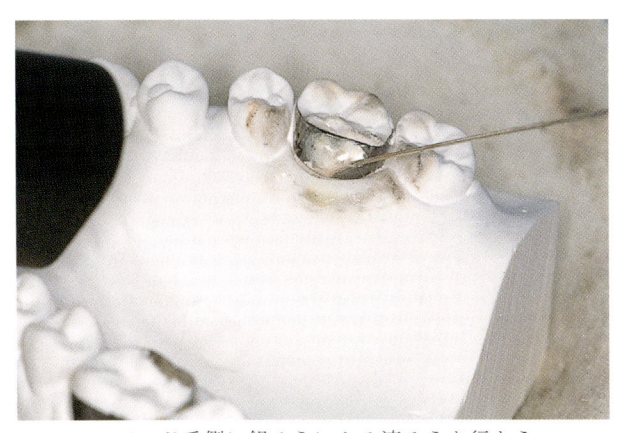

図3-6　バンド舌側に銀ろうによる流ろうを行なう。

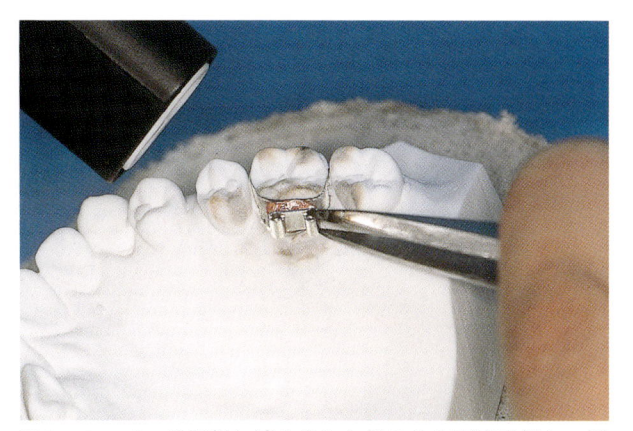

図3-7　バンド舌側に流ろうした銀ろうを再度融解し、矯正用ピンセットで保持した維持装置をろう付する。

印象採得前に維持装置とバンドのろう付を行なう方法

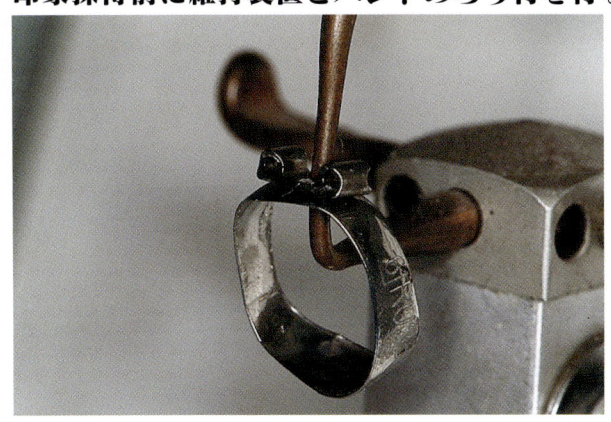

図3-8　バンドと維持チューブのろう付後に印象採得を行なう方法もある（図3-8～13）。口腔内でバンド適合後、バンドと維持チューブを電気溶接器（Spot welder）で仮着する。

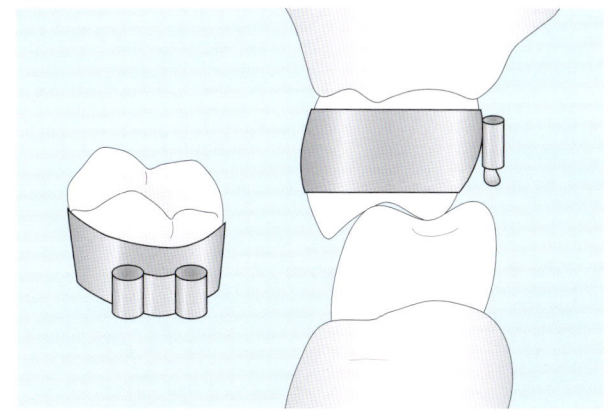

図3-9　維持チューブは対合歯と接触しないように、できるだけ歯頸部寄りとする。

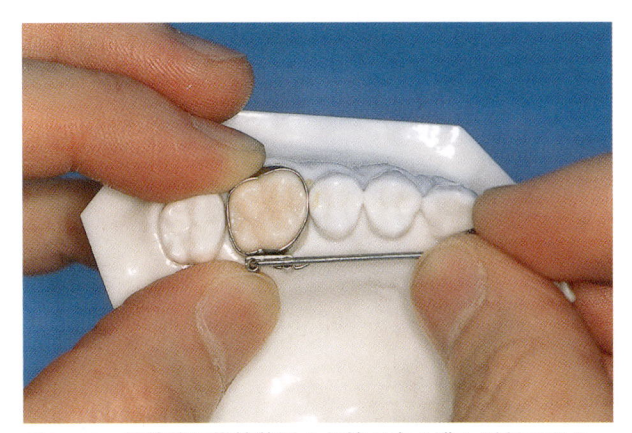

図3-10　仮着時に維持装置の主線が中心溝と平行であり、咬合平面と平行であることを確認する。

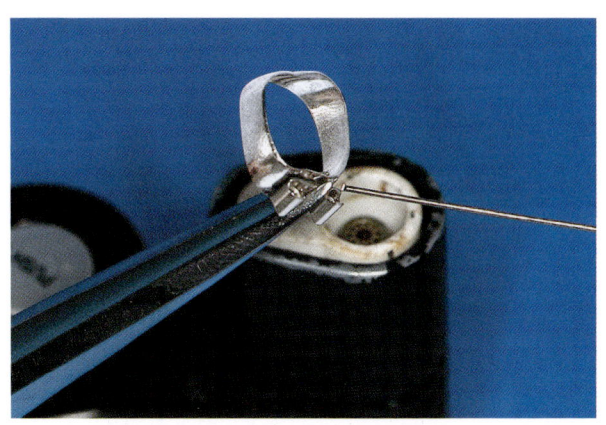

図3-11　矯正用ピンセットでバンドを保持し、バンドと維持チューブをろう付する（近年は電気溶接器による溶接のみで十分な強度が得られているため、ろう付を行なわない場合も多い）。

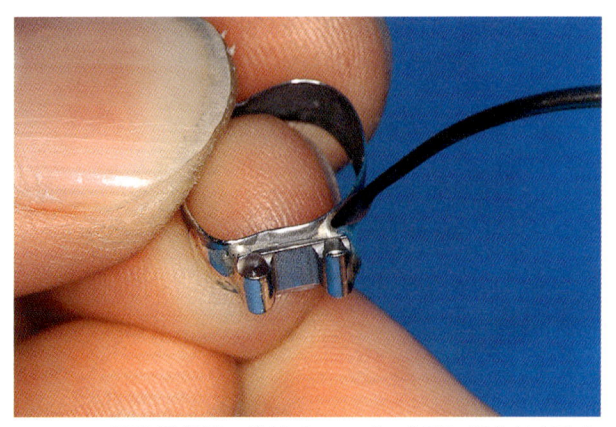

図3-12 印象採得時、維持チューブの内面に印象材が入らないようにする目的で、維持管内にワックスを充填する。

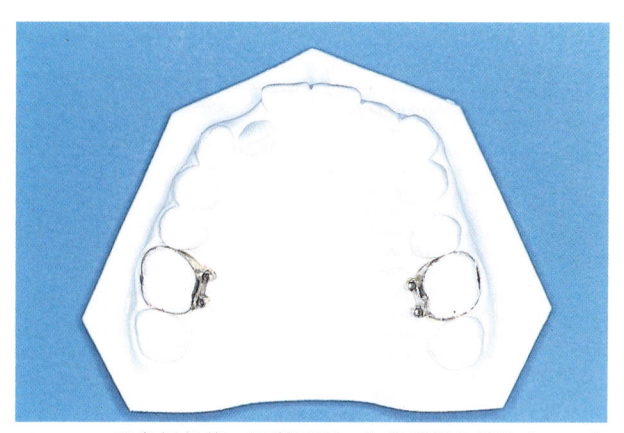

図3-13 印象採得後、硬質石膏で作業模型を製作する。作業模型には維持部の付いたバンドが付いていることが確認できる。

維持装置と主線

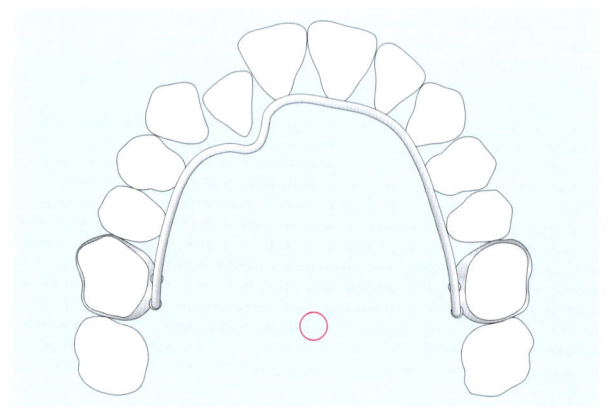

図3-14a 外形線の記入を行なう。外形線は各歯の舌側歯頸部に軽く1点で接し、滑らかなカーブを描くように設定する。しかし、萌出途中の歯や歯列弓を大きく離れて位置する歯に接する必要はない。

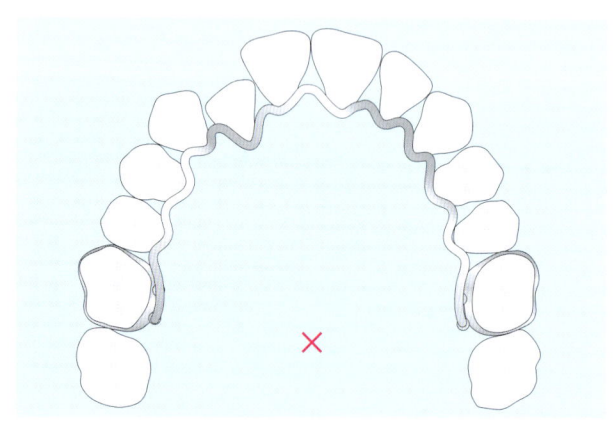

図3-14b 各歯の歯頸部を包むような屈曲は好ましくない。

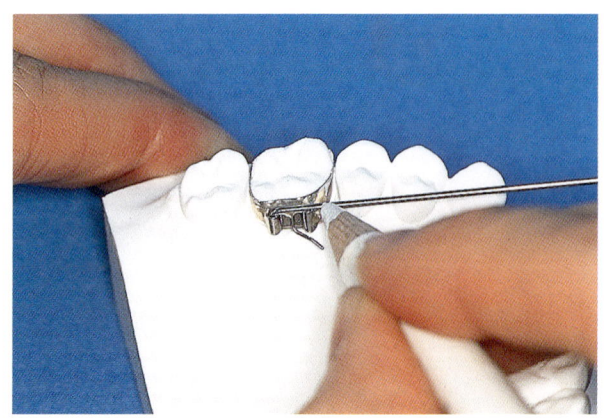

図3-15 維持装置の脚部を維持チューブに挿入し、脚部の屈曲位置をマークし、第二小臼歯歯頸部に向かい脚部の屈曲を行なう。

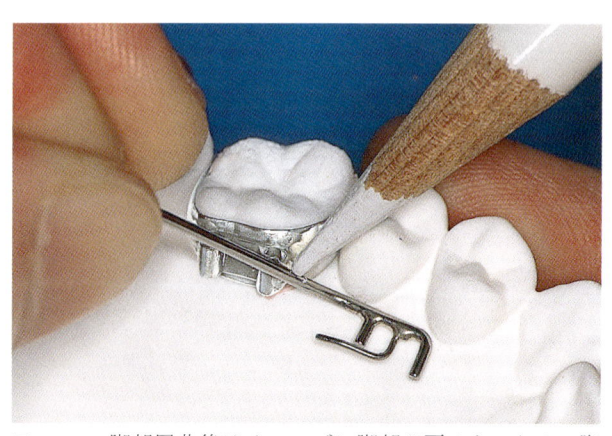

図3-16 脚部屈曲後はチューブに脚部が戻せないため、脚部を逆向きにして脚部の折り返し位置をマークする。

第三章　矯正装置の製作法

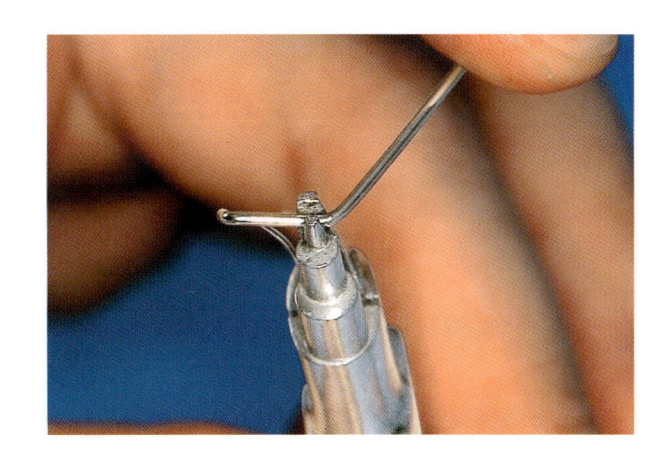

図 3-17　ヤングのプライヤーを用いて、頬側かつ歯肉側方向へ屈曲する。

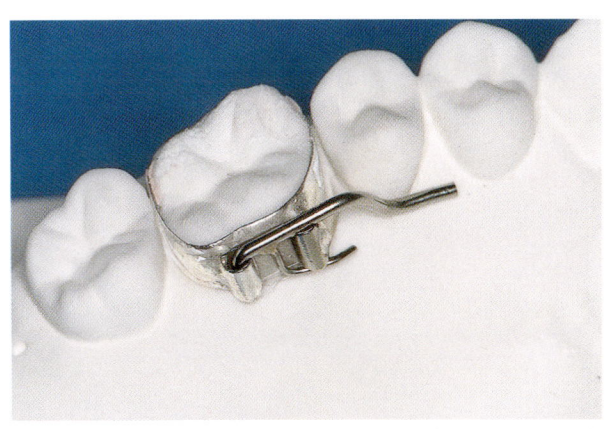

図 3-18　脚部は第二小臼歯舌側歯頸部に接し、第一小臼歯と第二小臼歯の中間までとする。

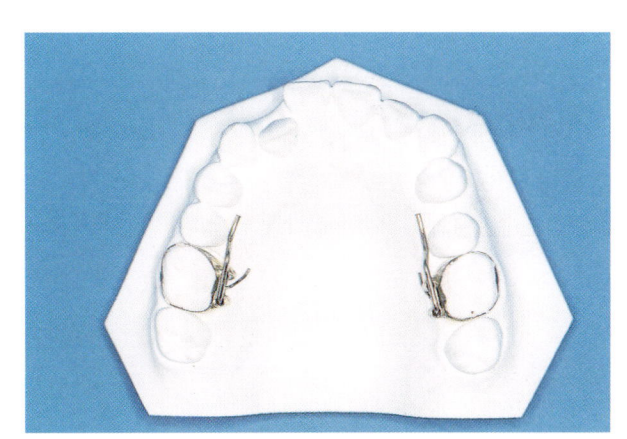

図 3-19　左右の脚部を屈曲する。

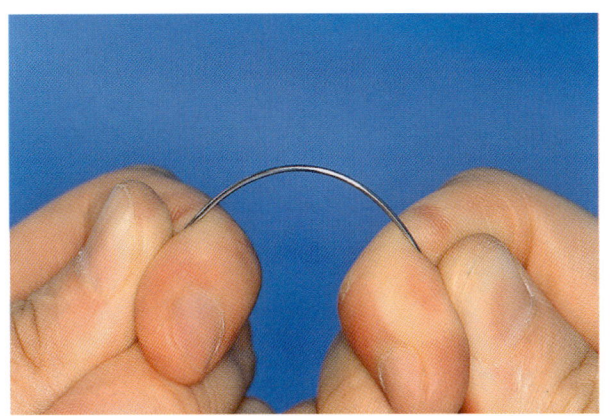

図 3-20　主線の屈曲を行なう。大きなカーブの屈曲は原則として手指にて行ない、微調整を必要とする部分はヤングのプライヤーを用いて行なう。

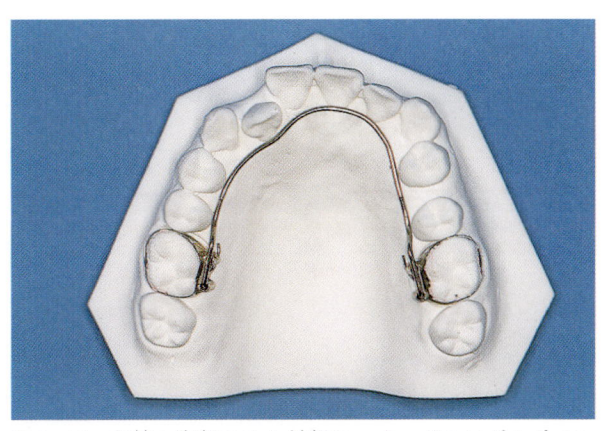

図 3-21　主線と脚部のろう付部は、カーボランダムポイントなどを用いてろう付部が面接触となるように矯正用線の切断面を調整し、模型上で適合状態を確認する。

45

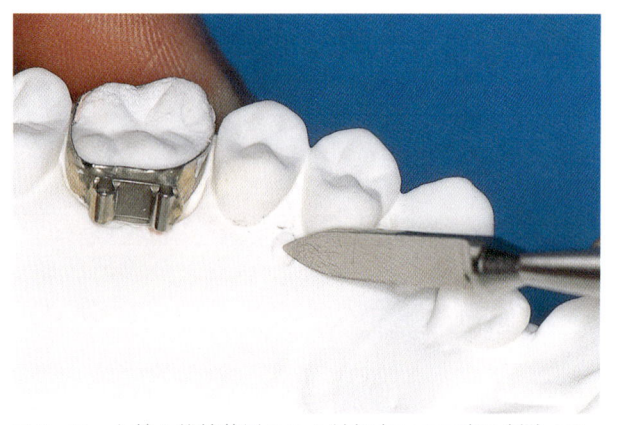

図3-22　主線と維持装置のろう付部直下の石膏を削除する。

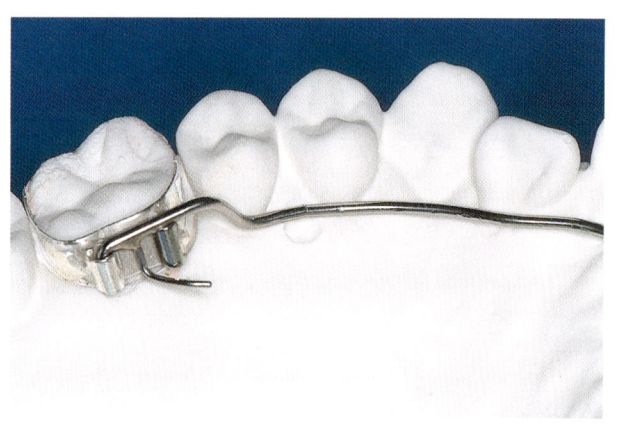

図3-23　石膏が削除された状態。この作業により、ろう付時に熱が模型に奪われにくくなり、操作が容易になる。また主線の下面への流ろうが容易となる。

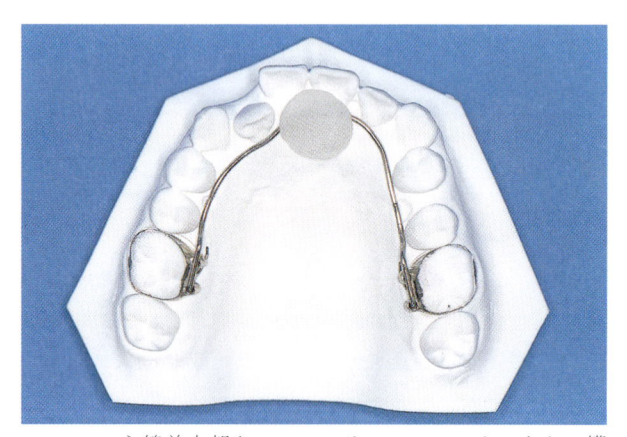

図3-24　主線前方部をユーティリティーワックスなどで模型に固定する。

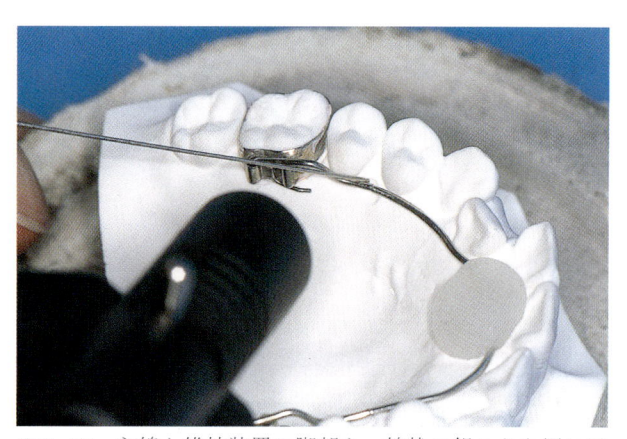

図3-25　主線と維持装置の脚部を、線状の銀ろうを用いてろう付する。

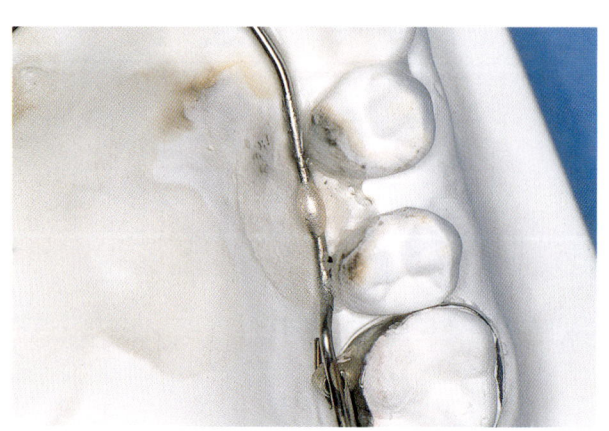

図3-26　ろう付時にろうが過不足のないよう注意する。

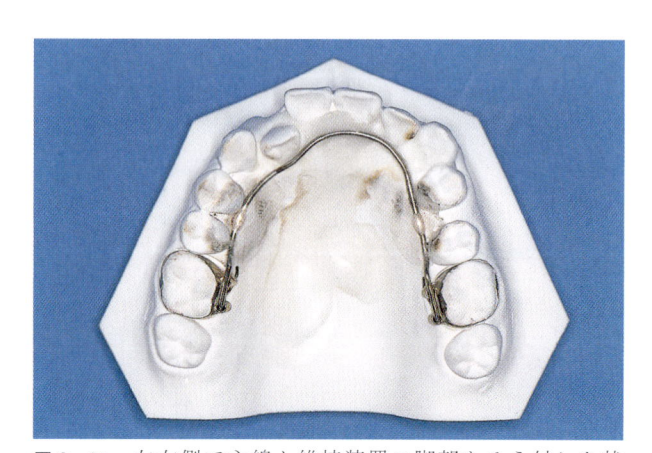

図3-27　左右側で主線と維持装置の脚部をろう付した状態。この後、通法に従って研磨する。

第三章　矯正装置の製作法

補助弾線

歯の移動を行なうための矯正力は、補助弾線の弾性力による。補助弾線は通常φ0.5mmの矯正用線が用いられ、長さは主線とのろう付部から2.5〜3.0cmくらいが適当とされている。またろう付の際は、必要な弾性が焼なましによって失われないように、自在ろう付法を用いて行なう。すべての補助弾線は口腔内での変形や浮き上がり防止のために、主線とろう付された後、主線の下（粘膜面側）を交差し通過する。

補助弾線は形態によって4種に分類される。

・**単式弾線**(Single spring)

前歯部における1歯の唇側移動に用いられる。主線とのろう付角度は45°である（図3-28）。

・**複式弾線**(Double spring)

主に前歯部における1歯の唇側移動に用いられる。主線とは45°でろう付する。移動する歯の近心あるいは遠心部で折り返しループ状に屈曲され、移動する歯の舌側歯頸部に適合される。弾線が二重になっているために緩やかな矯正力が得られること、調節が行ないやすいこと、調節範囲が大きく移動量の大きなケースにも対応できることなど、単式弾線に比べて利点が多い（図3-29）。

・**指様弾線**(Finger spring)

前歯・小臼歯の近遠心的移動に用いられる。ろう付部は主線と直角にろう付され、粘膜面に沿ってループ状に屈曲する（図3-30）。

・**連続弾線**(Continuous spring)

前歯あるいは小臼歯の2〜3歯を、連続して唇側あるいは頰側に移動するために用いられる。他の弾線と異なり主線とのろう付部が2点であるため、大きな矯正力を発揮できる。このためφ0.4mmの矯正用線を用いることもできる（図3-31）。

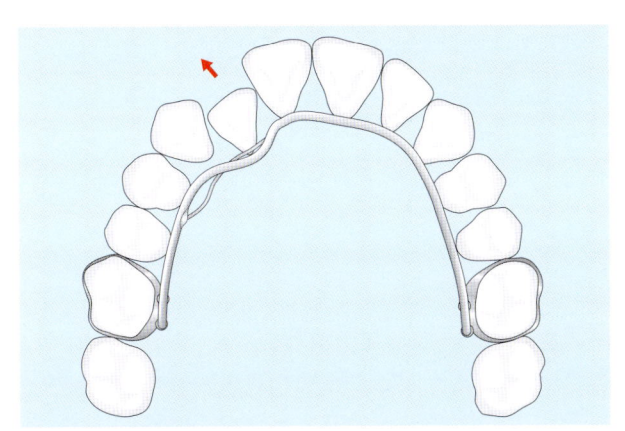

図3-28　単式弾線。

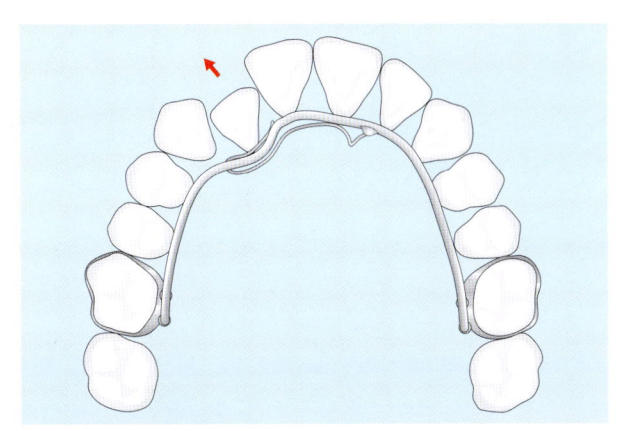

図3-29　複式弾線。

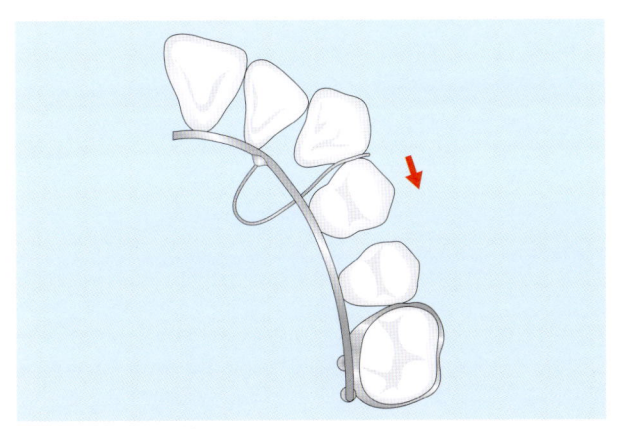

図3-30　指様弾線。

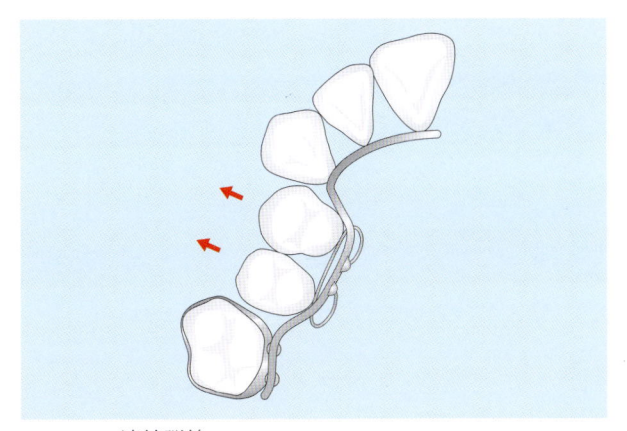

図3-31　連続弾線。

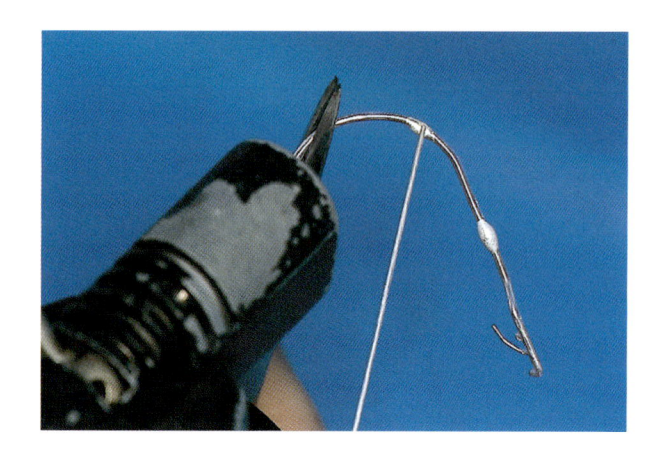

図 3-32　銀ろうを主線に流ろうした後、φ0.5mm 矯正用線を補助弾線として、自在ろう付を行なう。ろう付後は矯正用線が焼なましされないように水中急冷する。

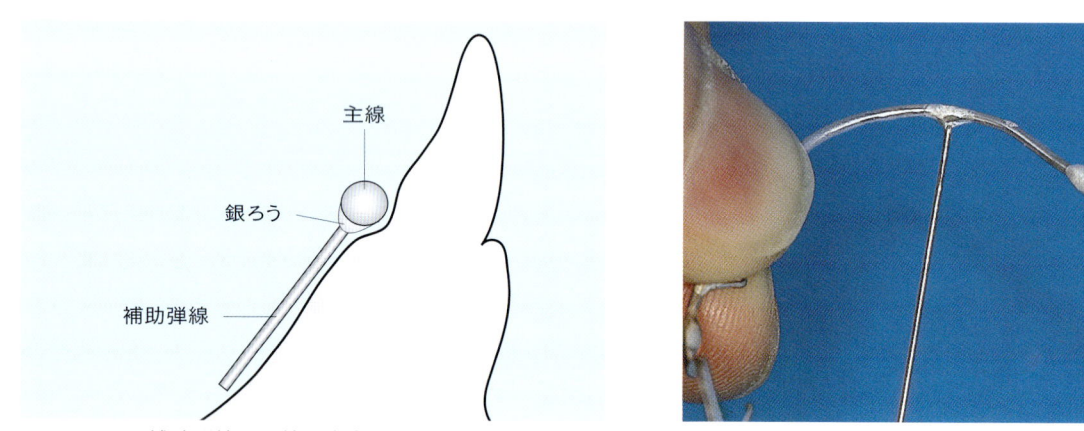

図 3-33a、b　補助弾線は主線の中央にろう付する。また粘膜面と平行にろう付する。　a|b

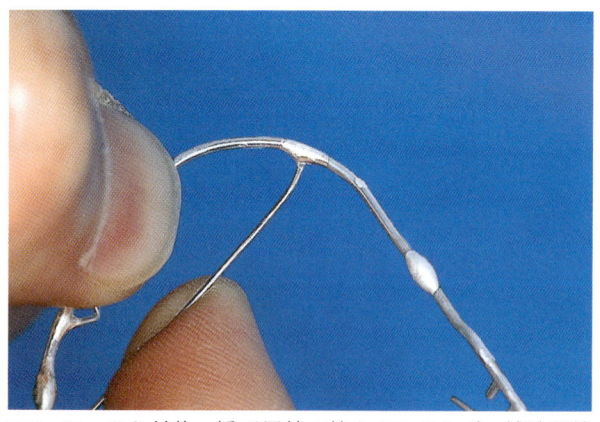

図 3-34　ろう付後、矯正用線が焼なましされず、補助弾線としての弾性が保たれているか手指で弾力を確認する。

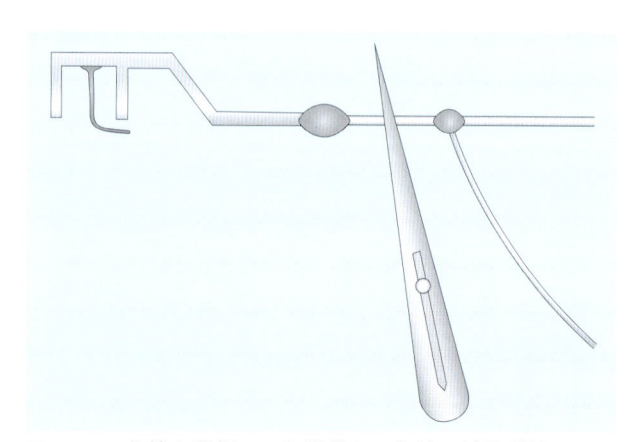

図 3-35　主線と脚部のろう付部と、主線と補助弾線のろう付部が近接している場合は、保持付きピンセット（矯正用ピンセット）でろう付部間の主線を把持する。このことにより熱の伝導を遮断し、前にろう付した部分のろうを融解させることなく作業できる。

第三章　矯正装置の製作法

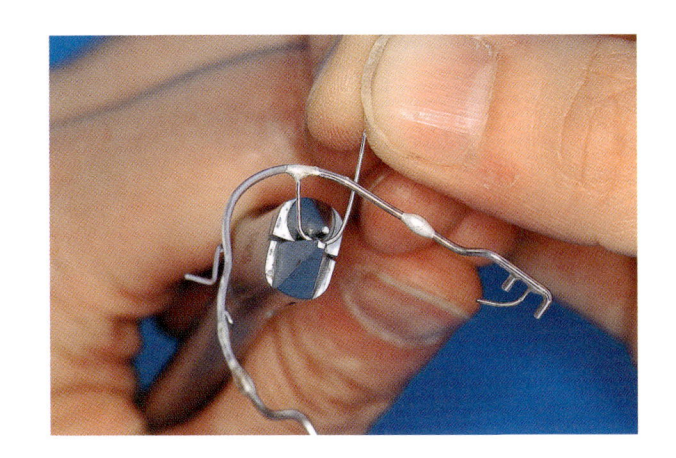

図3-36　補助弾線の屈曲は、アングルのプライヤー（バードビークプライヤー）を用いて行なう。

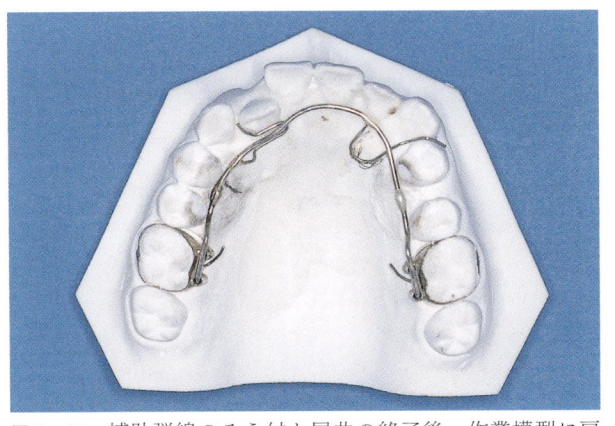

図3-37　補助弾線のろう付と屈曲の終了後、作業模型に戻し補助弾線の位置を確認する。補助弾線は主線の下を通過するように屈曲するため、この段階では主線は模型の粘膜面から0.5mm浮き上がっていることになる。本症例では$\underline{2}$の唇側移動に複式弾線、$\underline{4}$の遠心移動に指様弾線を用いている。

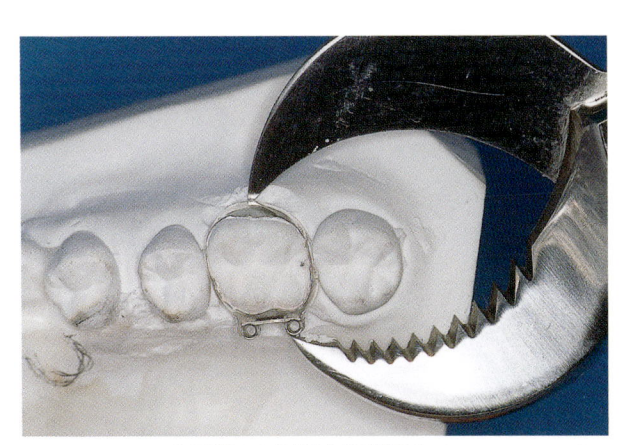

図3-38　バンド下部から石膏分割鉗子やフィッシャーバーなどを用いて分割し、取り出す。研磨時は変形防止のため、バンド内部の石膏を除去せずに行なう。

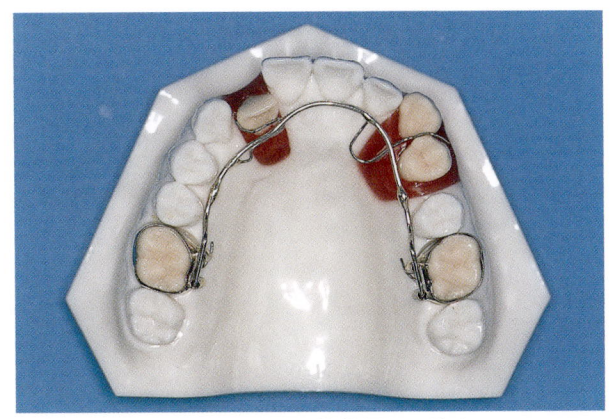

図3-39　研磨完成した舌側弧線装置を口腔内（ここではタイポドント模型）に装着する。

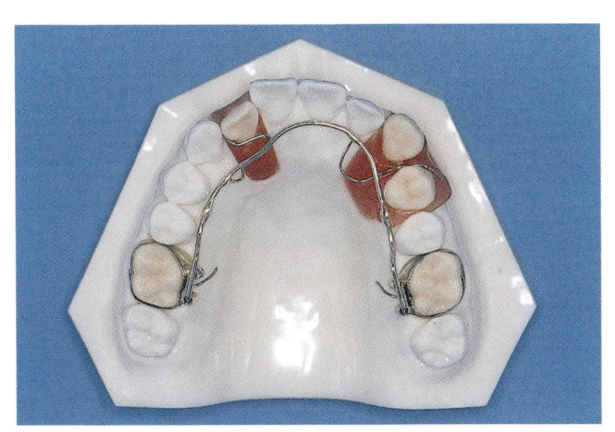

図3-40　$\underline{2}$の唇側移動、$\underline{4}$の遠心移動を行なっている状態（タイポドント模型上で）。

49

b．K-ロックシステムを用いる製作法

K-ロックシステム（図3-41～50）は、1999年に松風から発売された舌側弧線装置などに用いられる維持装置である。装置は、K-ロックシース（チューブ）とその内側に挿入されるK-ロックセクショナルアーチワイヤー（脚部）で構成される。K-ロックシース（チューブ）は咬合平面に平行に設置されるため、対合歯と接触する可能性が少ない利点がある。反面、設計等によっては、口腔内に装着するとき、前歯部が障害になる欠点がある。

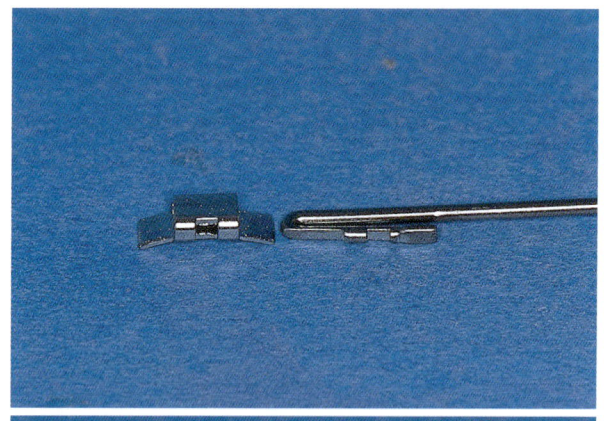

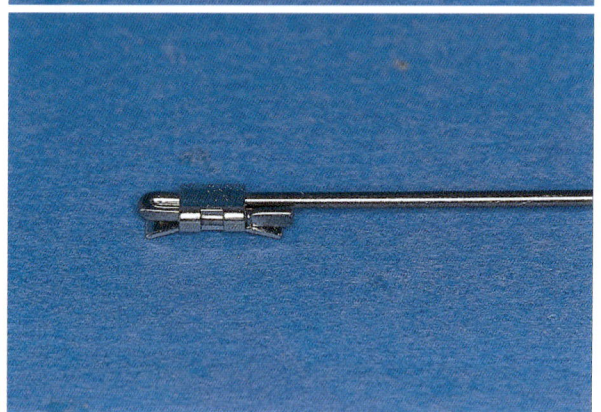

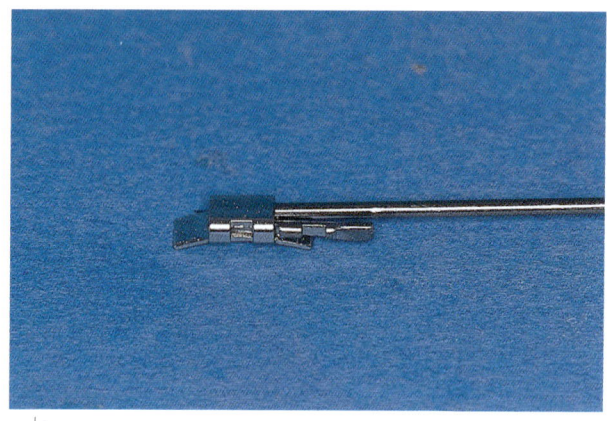

a	b
c	

図3-41a～c　K-ロックはバンドに溶接（またはろう付）されたK-ロックシース（チューブ）内に脚部が挿入される。
a：K-ロックはバンドに溶接（またはろう付）される。K-ロックシース（チューブ、左部）とK-ロックセクショナルアーチワイヤー（脚部、右部）により構成される。
b：K-ロックシース（チューブ）内にK-ロックセクショナルアーチワイヤー（脚部）が挿入される。
c：K-ロックシース（チューブ）内の窓部に、K-ロックセクショナルアーチワイヤー（脚部）の凸部が入り、ロックされる。

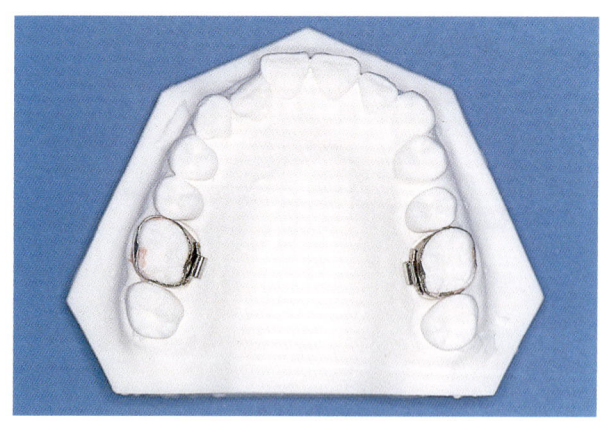

図3-42　口腔内で左右の第一大臼歯にバンドの適合を行なう。適合されたバンドの舌側歯頸部寄りに、K-ロックシース（チューブ）を溶接した後（ろう付する場合もある）、印象採得を行ない、硬質石膏で作業模型を製作する。

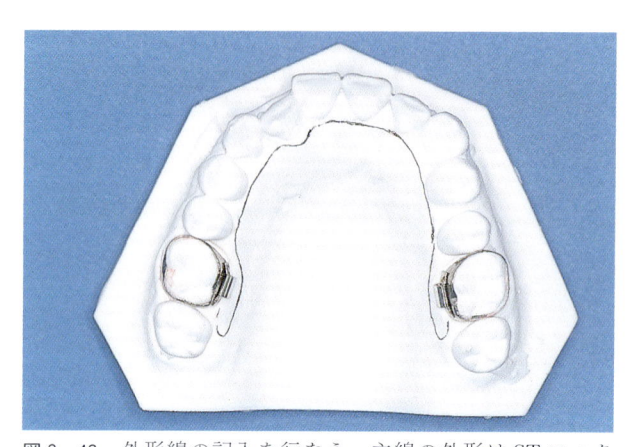

図3-43　外形線の記入を行なう。主線の外形はSTロックの場合と同様であるが、本維持装置は前方からの挿入が困難であるためK-ロックセクショナルアーチワイヤー（脚部）は、K-ロックシース（チューブ）の遠心側から挿入できるように、いわゆるリバースタイプの形態とする（通常の形状とし、前方から入れようとすると前歯部が障害となるため、リバースタイプとする）。

第三章　矯正装置の製作法

図3-44　K-ロックシース(チューブ)内に、K-ロックセクショナルアーチワイヤー(脚部)がスムーズに挿入できるかを確認する。K-ロックセクショナルアーチワイヤー(脚部)のロック部が粘膜面側になるようにする。

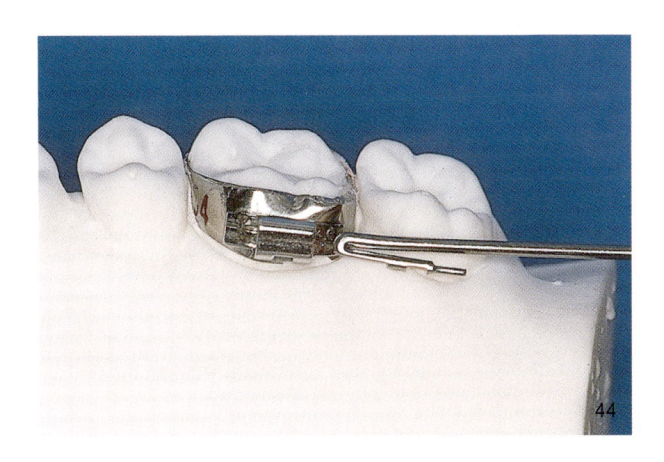

図3-45　K-ロックセクショナルアーチワイヤー(脚部)がチューブ内でロックされる位置まで挿入できることを確認する。

図3-46　K-ロックセクショナルアーチワイヤー(脚部)は、ヤングのプライヤーを用いてバンドの遠心部でループを形成し、近心へ向かうように屈曲する。

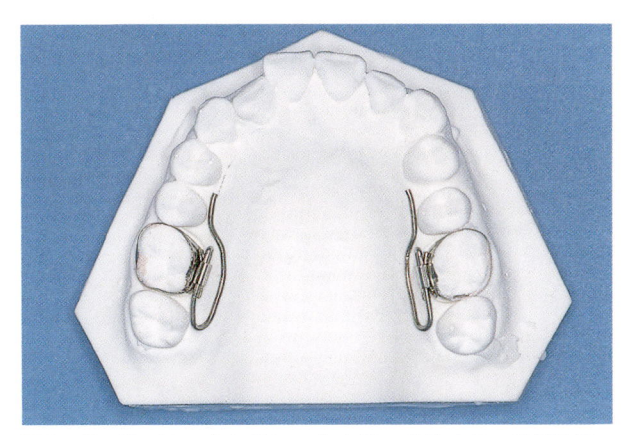

図3-47　K-ロックセクショナルアーチワイヤー(脚部)は、第一小臼歯と第二小臼歯の中間で切断する。

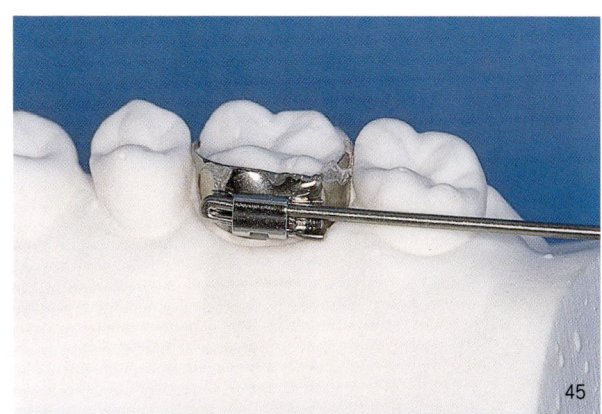

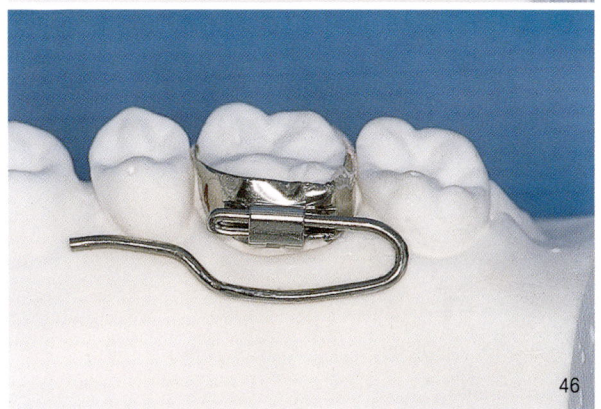

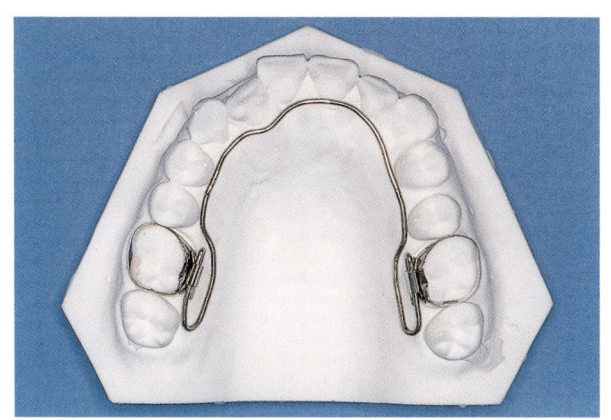

図3-48　主線は緩やかなカーブを作るように屈曲し、K-ロックセクショナルアーチワイヤー(脚部)とのろう付部位で切断する。

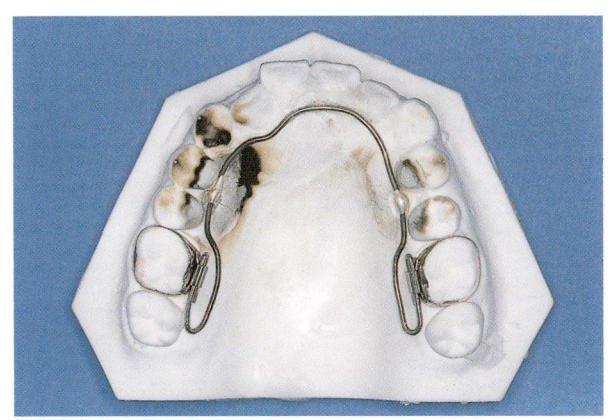

図3-49　主線とK-ロックセクショナルアーチワイヤー(脚部)のろう付を模型上で行なう。

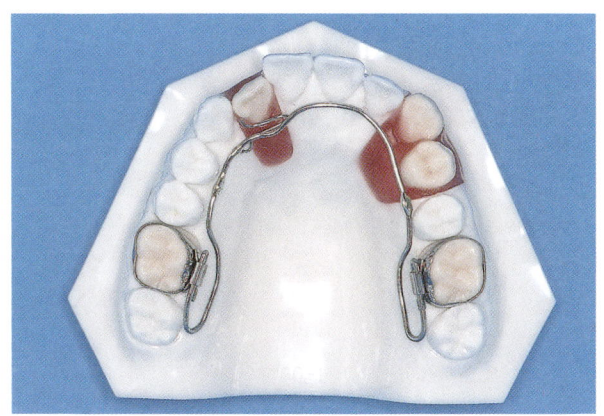

図3-50　補助弾線のろう付を行ない、通法に従って研磨し、口腔内(ここではタイポドント模型)に装着する。

・**応用例：保隙装置として用いる**（図 3 -51〜58）

保隙装置は乳歯が早期に喪失した場合、その後継永久歯の萌出余地を保つために用いられる装置である。これは、歯や顎の移動を目的に用いられる動的矯正装置や、動的矯正後に移動された歯や顎をその位置に保つことを目的に用いられる保定装置とはまったく異なった目的で使用される。

舌側弧線型の保隙装置はヘルマンの歯齢ⅡA〜ⅢBの多数歯欠損症例などに用いられ、とくに側方歯の交換期に製作し直す必要がなく、歯列弓全体の保隙ができるなどの利点が多いため頻用されている。

形状は歯の移動を行なうものとほぼ同様であるが、補助弾線がないため、装着後にバンドから主線を取り外す必要がない。このため、維持装置は不要となり、バンドと主線は直接ろう付される。主線は $\phi 0.8\text{mm}$ の矯正用線を用いる場合が多い。

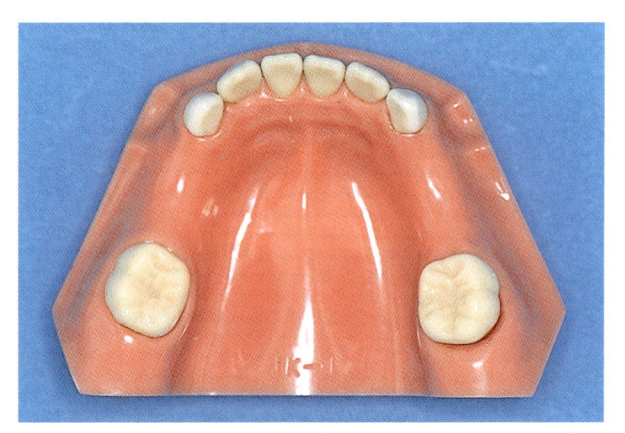

図 3 -51　本症例はヘルマンの歯齢ⅢAにおける、両側第一乳臼歯と第二乳臼歯の早期喪失である。

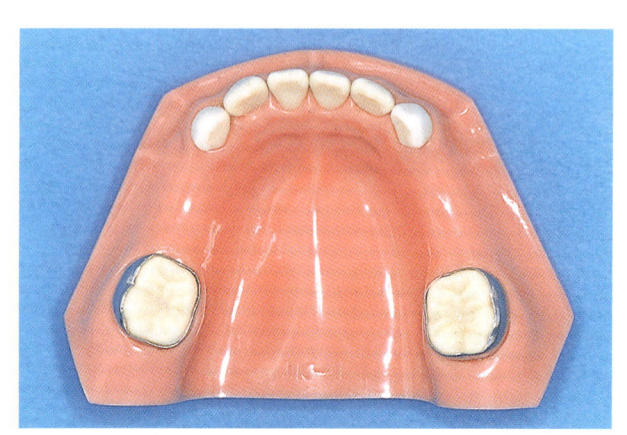

図 3 -52　口腔内（ここでは樹脂模型）で両側第一大臼歯に維持バンドの適合が行なわれる。

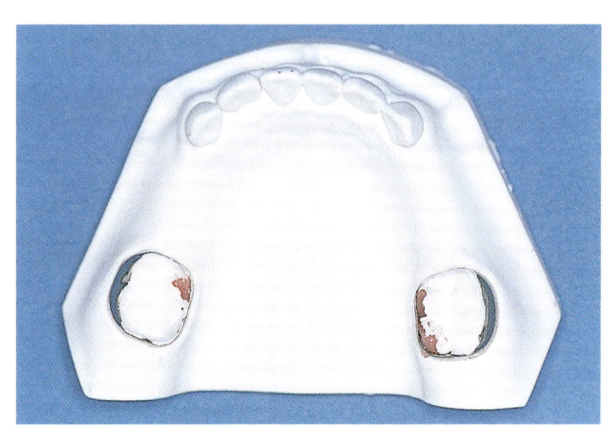

図 3 -53　印象採得後、維持バンド舌側内面にワックスを流した後、硬質石膏で作業模型を製作する。

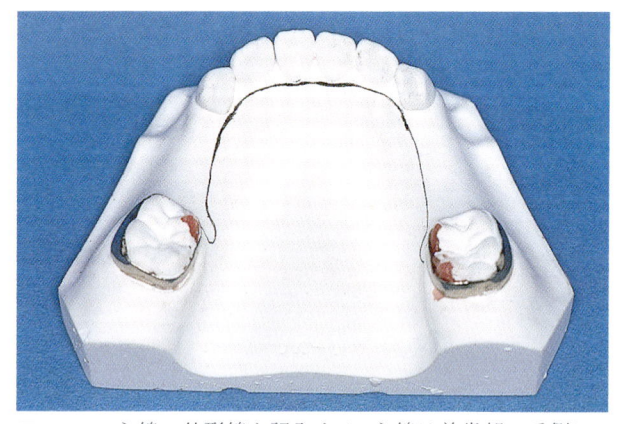

図 3 -54　主線の外形線を記入する。主線は前歯部の舌側に、前頸部に軽く1点で接し、緩やかなカーブを描く形態とする。側方歯の欠損部は、後継永久歯の萌出を妨げないよう考慮する。

第三章　矯正装置の製作法

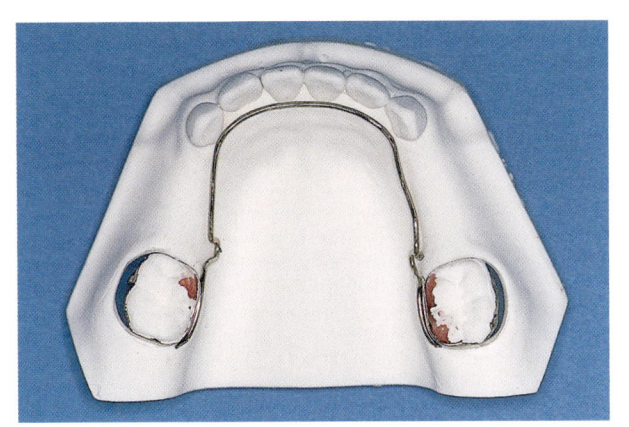

図3-55　φ0.8〜0.9mmの矯正用線を用いて主線の屈曲を行なう。

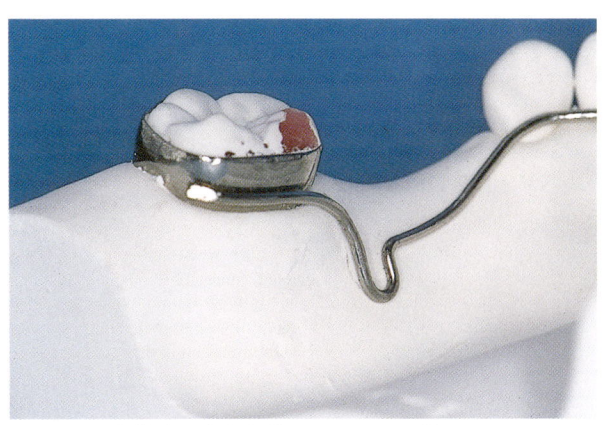

図3-56　装着時に多少調整することが可能となるように、維持バンド近心にループを設定することもある。

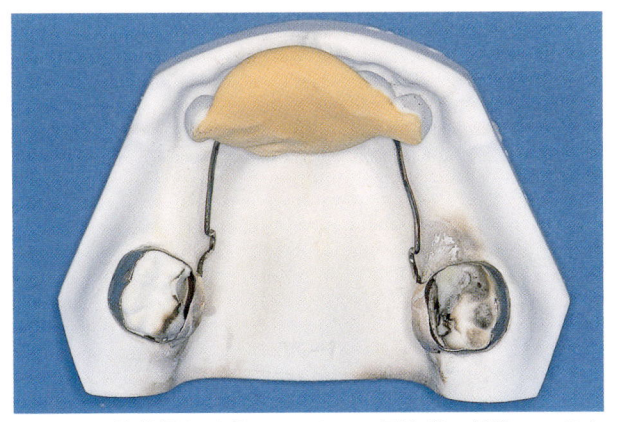

図3-57　前歯部を石膏やワックスで固定後、維持バンドと主線のろう付を行なう。ろう付は長期に口腔内に装着されることや患者が若年者であることから、とくに強固に行なう。

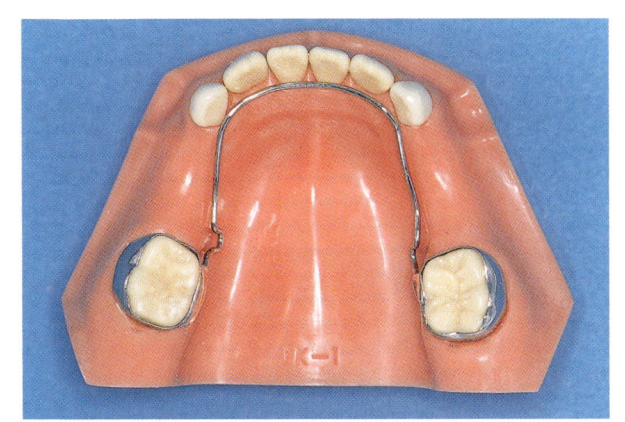

図3-58　通法に従い研磨を行ない、口腔内に装着する。

・応用例：他の装置の固定源あるいは加強固定として用いる（図3-59〜79）

　顎間固定装置においては移動する歯の対顎を固定源とし、第一大臼歯にバンドを装着してそのバンドの頬面にフックを設置する。このフックと対顎の唇側弧線にろう付されたフックとを顎間ゴムで結び、歯の移動を行なう。すなわち、移動する歯の対顎の第一大臼歯が固定源となるわけである。しかし、顎間ゴムの牽引力は固定源である第一大臼歯を移動させる力としても働き、不安定となるため、固定源である両側第一大臼歯の舌側に舌側弧線装置を設定する必要がある。このような用いかたを「加強固定」と呼んでいる。

　上顎前方牽引装置は、上顎骨の劣成長による反対咬合に用いられる顎外固定装置の一種である。固定源をオトガイ部と前頭部（額）に求めたフェイシャルマスク（図3-79）により上顎骨を前方に牽引し、成長発育を誘導する。上顎骨全体を前方に牽引するためには、このフェイシャルマスクと上顎とを取り外しのできるゴムで結ぶ必要がある。このため、上顎の両側第一大臼歯ないしは第一小臼歯に、ゴムを止めるためのフックが頬側に付加されたバンドを装着する。この場合も上顎に舌側弧線装置の応用であるナンスのホールディングアーチが併用される。

53

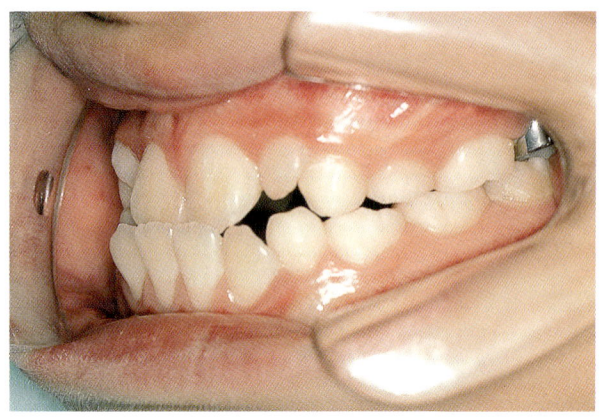

図3-59　本症例は、上顎の劣成長による反対咬合である。このため、上顎骨の前方への成長発育を誘導するフェイシャルマスクタイプの上顎前方牽引装置にて上顎の舌側には舌側弧線装置(ナンスのホールディングアーチ)を製作し、併用した。

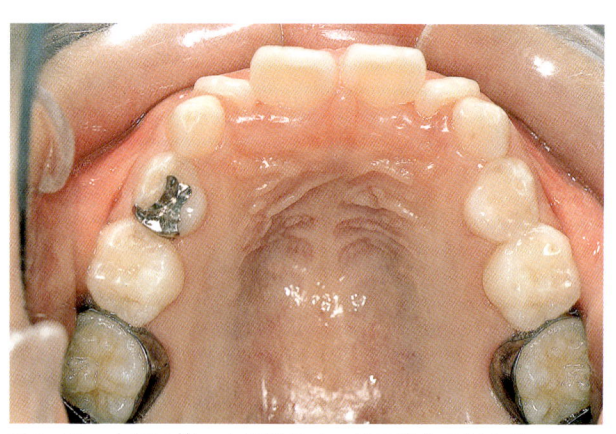

図3-60　上顎の第一大臼歯にバンドの適合を行なう。

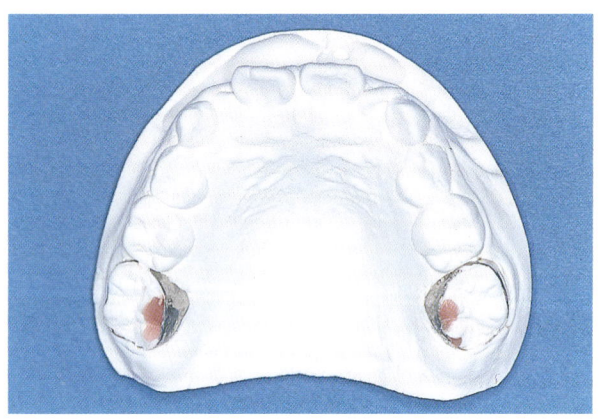

図3-61　印象採得後、バンド舌側内面にワックスを流し、硬質石膏を用いて作業模型を製作する。

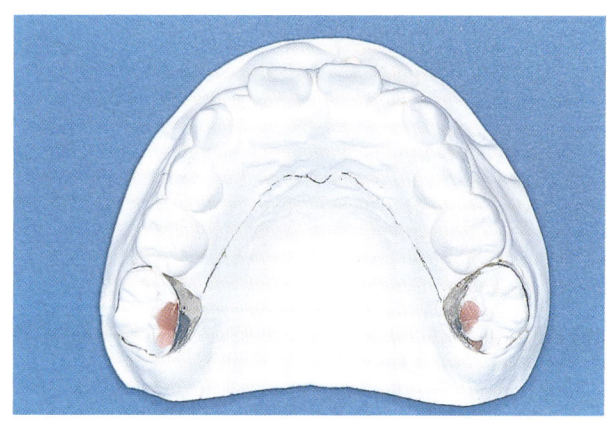

図3-62　主線の外形線を記入する。

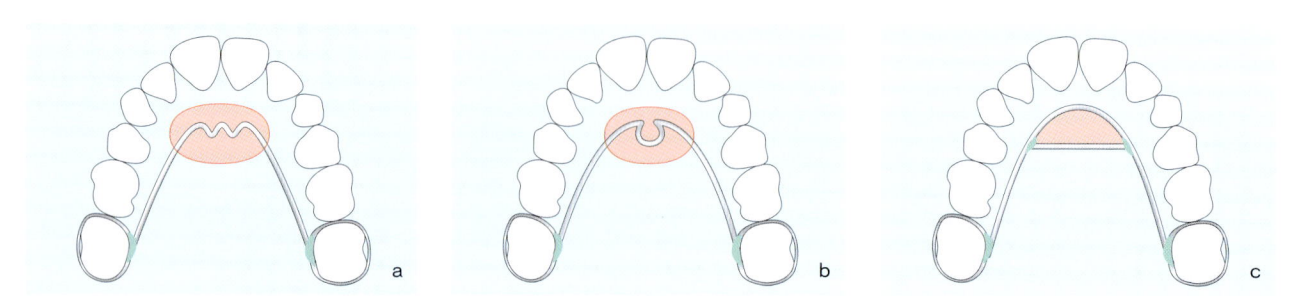

図3-63a〜c　ナンスのホールディングアーチの主線とパラタルボタン(口蓋部のレジン部)の形態。主線は残存歯に接触しないように設定する。また、パラタルボタンが口腔内で主線から外れたり、回転や移動したりすることがないように維持となる形状を付与する。パラタルボタンは残存歯に接触せず、口蓋の斜面を利用して装置が前方に移動することがないような大きさとする。

第三章　矯正装置の製作法

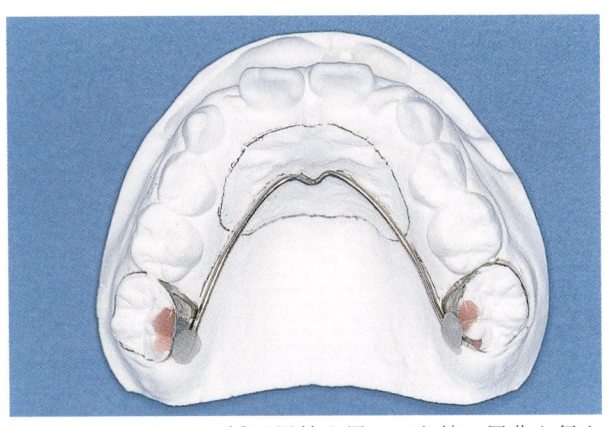

図3-64　φ0.9mmの矯正用線を用いて主線の屈曲を行なう。

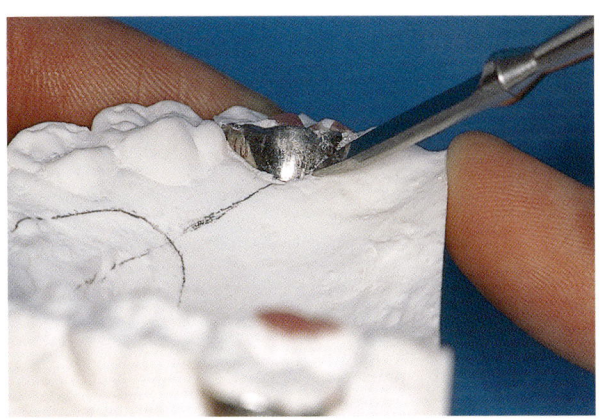

図3-65　歯の萌出が十分でない場合、模型上で歯肉相当部の削除を行なう。

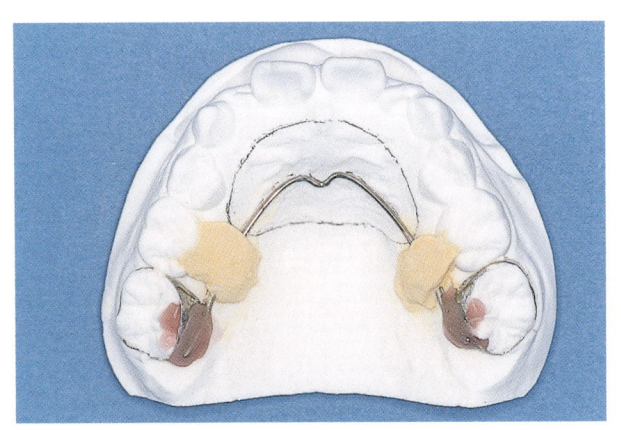

図3-66　模型上に主線を固定する。石膏で行なう場合は、パラタルボタンの部分は避ける。

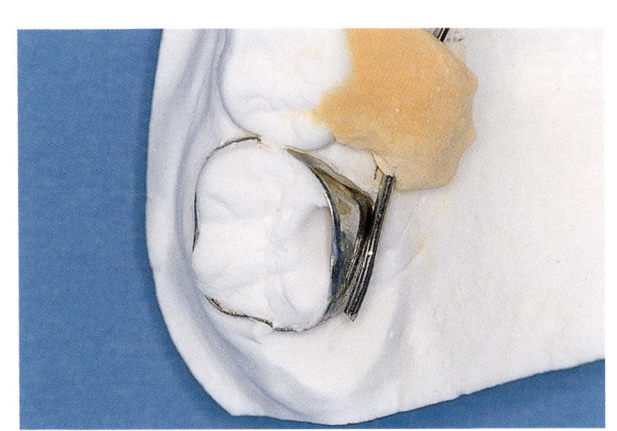

図3-67　ろう付前にバンド内面のワックスを脱蠟する。

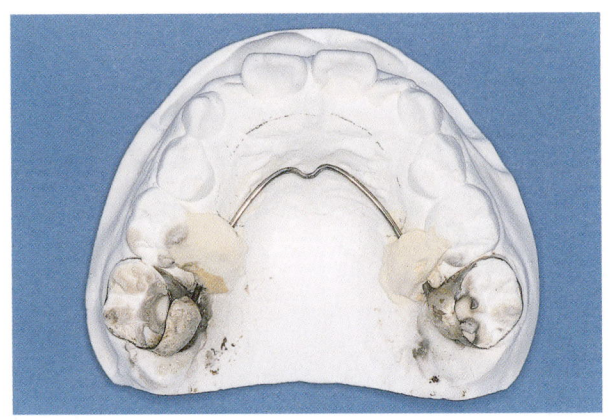

図3-68　パラタルボタンの部分の主線が酸化することのないように注意し、主線とバンドのろう付を行なう。

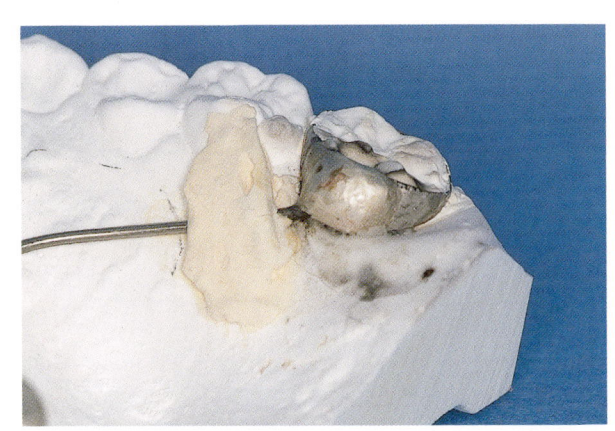

図3-69　ろうが主線を完全に覆う状態とする。

55

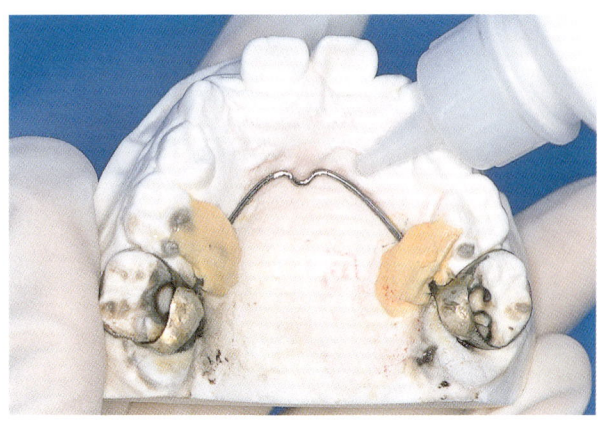

図3-70　パラタルボタンの部分に分離剤を塗布後、矯正用レジンを用いてレジンの形成を行なう（主線とバンドのろう付作業で模型が乾燥しているため、レジン操作の前に水中浸漬し、模型に十分吸水させておく）。

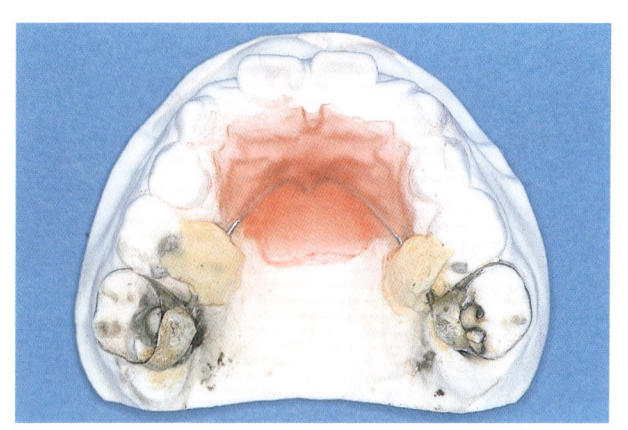

図3-71　レジン成形後は温水中で完全に重合させる。

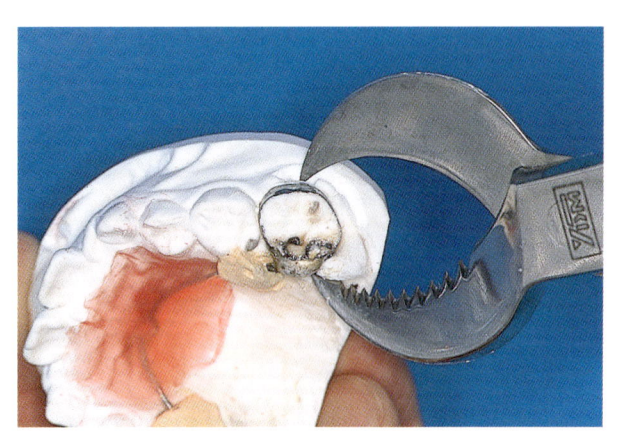

図3-72　石膏分割鉗子やフィッシャーバーなどを用いて装置を模型より撤去する。

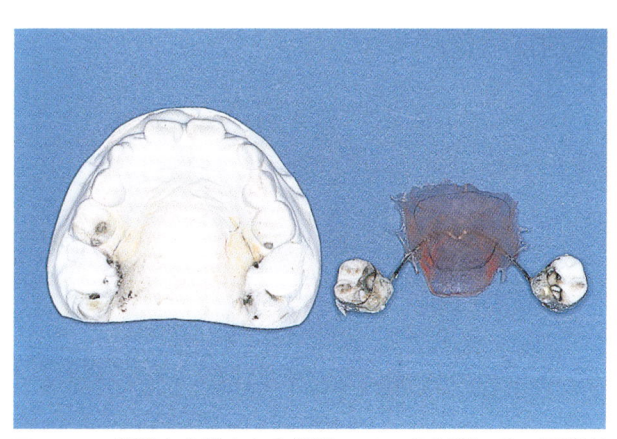

図3-73　模型より撤去した装置のバンド内面には、石膏が残されている状態とする。

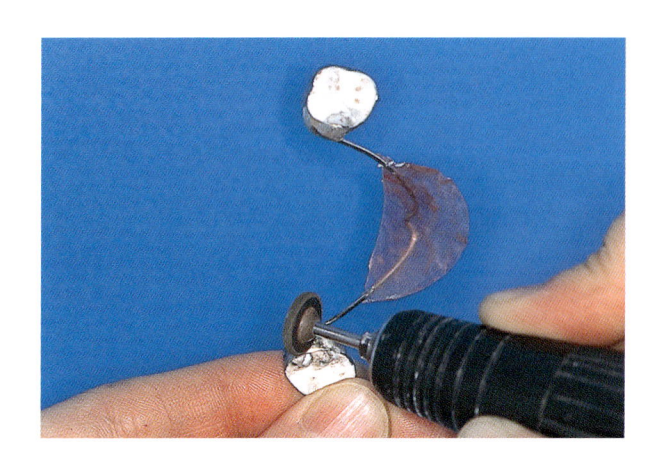

図3-74　バンドの研磨は、変形に注意しながら行なう。バンド内に石膏を残しておくと、研磨の際に変形が少ない。

第三章　矯正装置の製作法

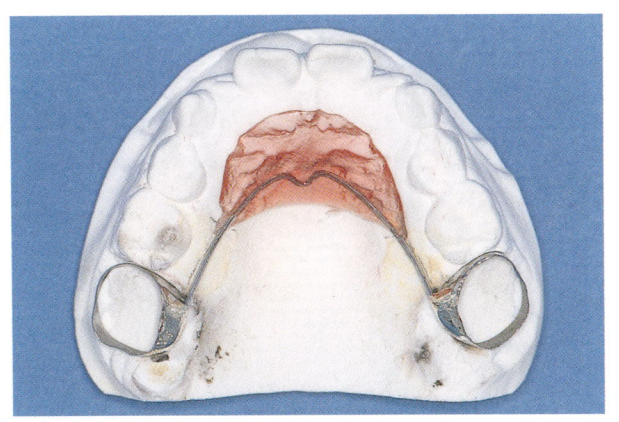

図3-75　研磨を終了した状態で模型上に戻して、変形の有無を確認する。

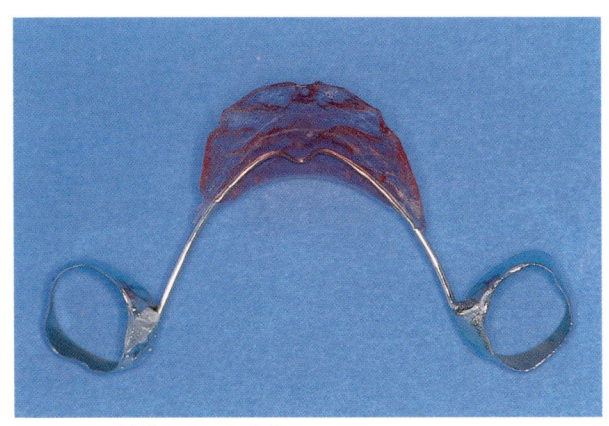

図3-76　研磨完成した状態。

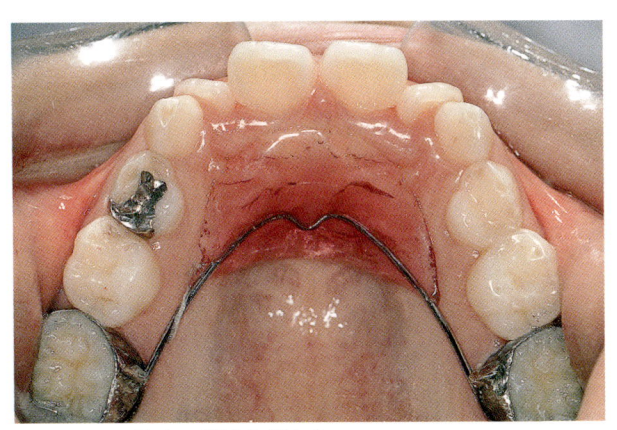

図3-77　口腔内で試適を行なう。

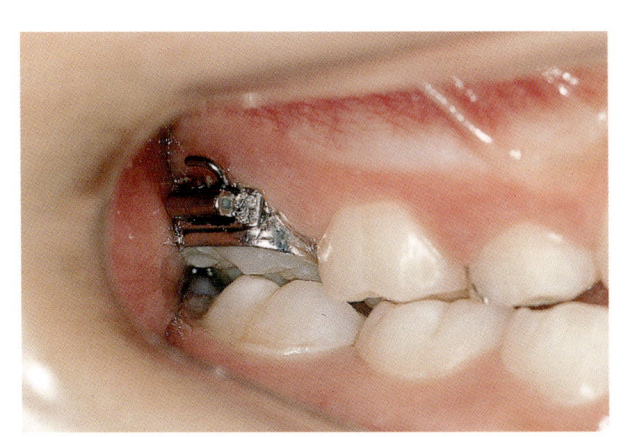

図3-78　バンド頬側にフェイシャルマスクと結ぶバンドをかけるためのフックを溶接する。

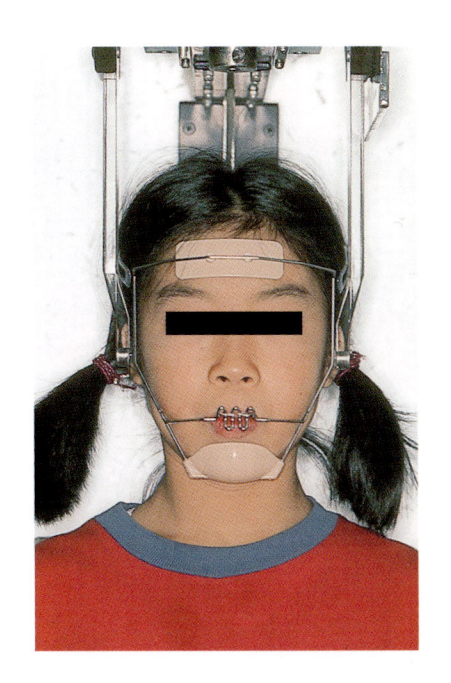

図3-79　口腔内に装着したナンスのホールディングアーチを、顎外のフェイシャルマスクとエラスティックス(矯正用ゴム)で結合した状態の正貌である。

57

前述したように、舌側弧線装置には多くの応用法がある。図3-80a、bは埋伏歯牽引に用いるためのナンスのホールディングアーチである（設計によってはその目的を達成できないことになるので、製作に当たっては十分に歯科医師と話し合い、指示を確認する必要がある）。図3-81は舌癖除去装置である。主線にろう付するフェンスの長さや角度などが装置の作用の良否に大きく影響するので注意が必要である。

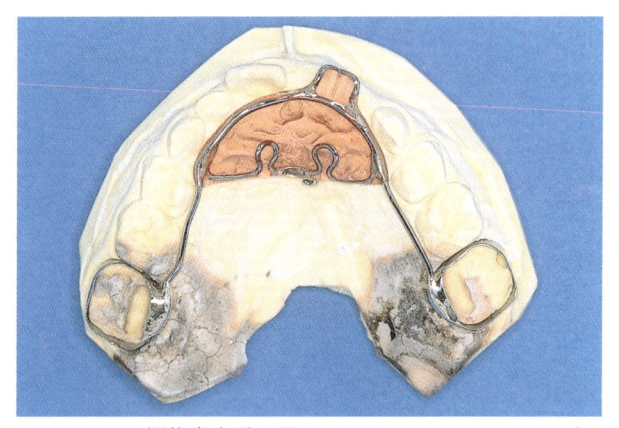

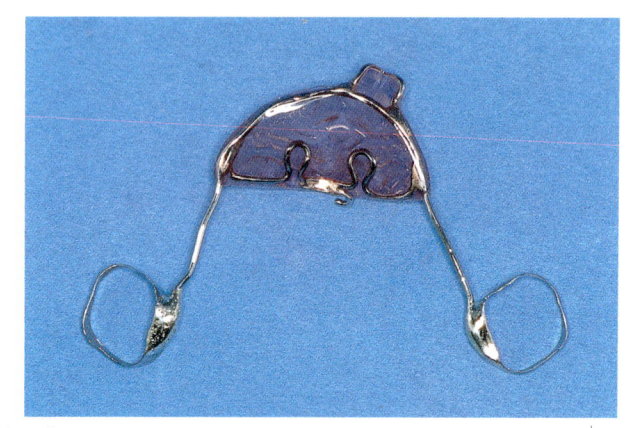

図3-80a、b　埋伏歯牽引に用いるためのナンスのホールディングアーチ。　a|b

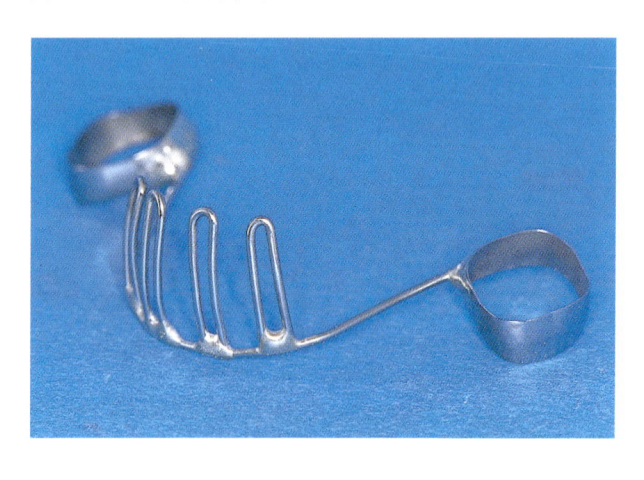

図3-81　舌癖除去装置。

2．床型可撤式矯正装置

　床型可撤式矯正装置は1歯から数歯の移動、さらに歯列弓の拡大に使用するなど、適応範囲の広い矯正装置である。製作に際しては歯科医師の設計や製作方法の指示に従うことは当然であるが、装置の基本的知識を習得したうえで製作する必要がある。
　乳歯列期や混合歯列期に用いられることが多いことから、成長や発育に関する知識についても十分理解し、製作する必要がある。これらの知識が不十分のまま製作された装置は、十分な矯正力が働かないだけでなく、装置の破損、目的としない位置への移動、移動すべき歯以外の予期しない歯の移動、口腔内組織への為害作用、さらには成長・発育の抑制などのトラブルがもたらされることとなる。
　床型可撤式矯正装置の構成には種々あるが、本稿では次の3項目とし、おのおのについて製作法を述べる。
1）*維持装置*
2）*作動部*
3）*床*

第三章　矯正装置の製作法

1）維持装置

維持装置は装置の離脱に対する抵抗部分であり、装置を口腔内の所定の位置に維持・安定させるために必要なものである。また床とともに、歯の移動に対する抵抗力を固定歯に伝達させる役割も持ち合わせている。

a．単純鉤

Cクラスプとも呼ばれ、使用される頻度の多い維持装置である。乳歯列期や混合歯列期ではϕ0.8mm、永久歯列期ではϕ0.9mmの矯正用線を用いて製作されることが多い。屈曲は容易であるが、維持力が小さいと言われている。半萌出の歯にも用いることができる利点がある。形態は唇頬側の歯頸部を通り床部に達する（図3-82）。図3-83に示すように、維持歯の舌側半分をホールドする形状として維持力を大きくすることもできる。床内の脚部は図3-84、85に示すようにループ型や波型にしたり、床内で粘膜面方向に1mm程度の立ち上がりをつけるなどして、矯正用線が床内で回転したり、床から離脱しないようにする。

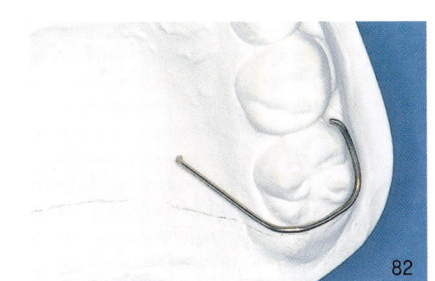

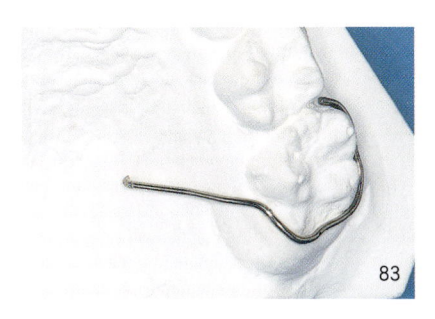

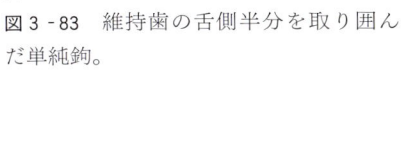

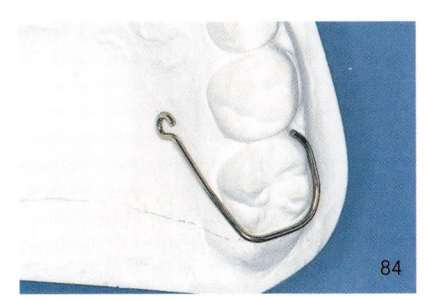

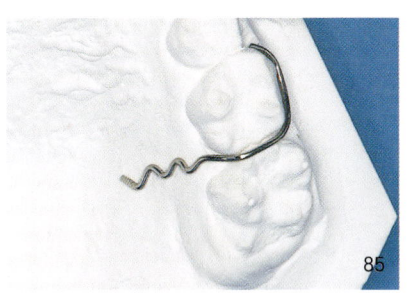

図3-82　単純鉤。
図3-83　維持歯の舌側半分を取り囲んだ単純鉤。
図3-84　ループ型に屈曲された脚部。
図3-85　波型に屈曲された脚部。

b．ボールクラスプ

歯間鼓形空隙（下部鼓形空隙）のアンダーカット内にボールを挿入することで、維持力を発揮する維持装置である（図3-86a、b）。屈曲が容易であり、維持力は大きく、適応範囲が広い。歯冠が萌出途中で十分なアンダーカットが得られない場合は、歯間乳頭部をわずかに削除して製作する。既製のもの（36ページの図2-35）が多く用いられているが、ϕ0.7～0.9mmの矯正用線に銀ろうをボール状にろう付して、自家製のボールクラスプを製作することもできる。この場合、ボールの大きさや形状を任意に変化させることが可能となり適応範囲が広がる。

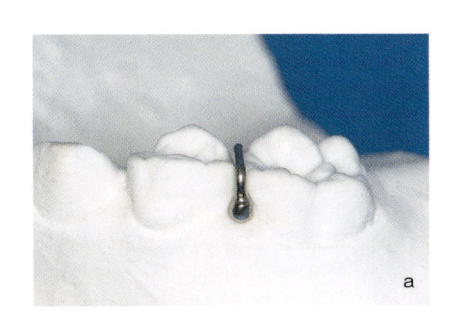

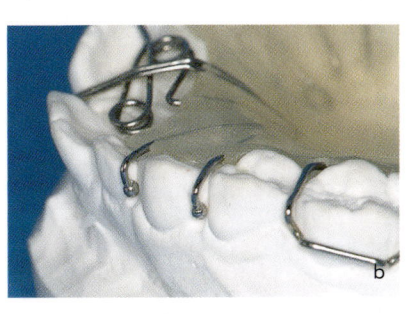

図3-86a、b　屈曲された既製ボールクラスプ。

c．トライアングルクラスプ

　ボールクラスプと同様に、歯間鼓形空隙のアンダーカットに維持を求める維持装置である(図3-87a、b)。既製のものを屈曲して製作することが多い。

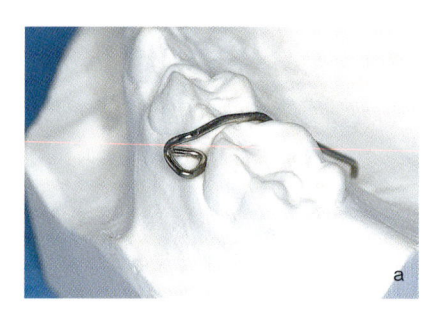

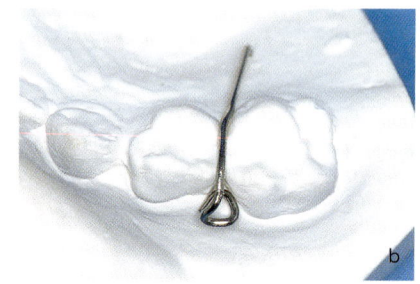

図3-87a、b　屈曲されたトライアングルクラスプ。

d．シュワルツのアローヘッドクラスプ

　1935年にシュワルツによって考案されたクラスプである。ボールクラスプやトライアングルクラスプと同様に、歯間鼓形空隙のアンダーカットを利用して維持力を求めるクラスプである。弾性に富み、維持力が大きい長所がある。反面、孤立歯には適用できないことや、屈曲には専用のプライヤーを必要とすることなどの短所がある。通常φ0.7mmの矯正用線を用いて屈曲を行なう(図3-88〜101)。

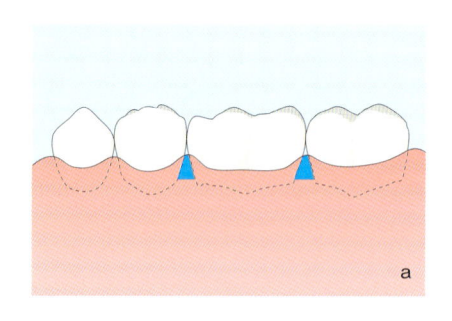

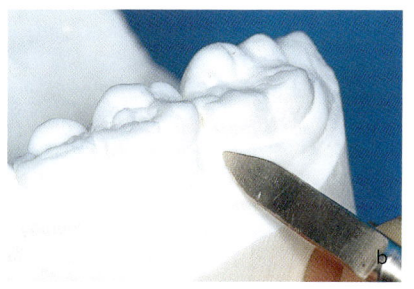

図3-88a、b　維持歯の萌出が不完全でアンダーカット量が不十分な場合は、青色部を彫刻刀などで削除する。

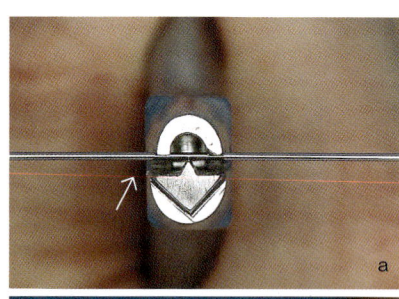

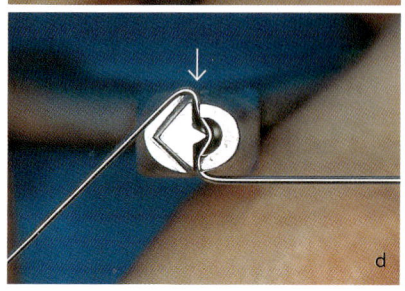

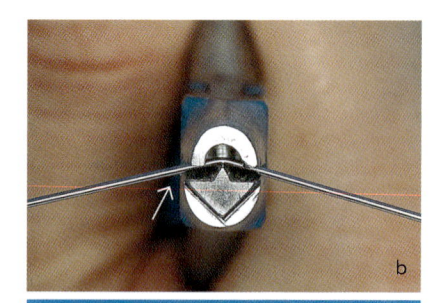

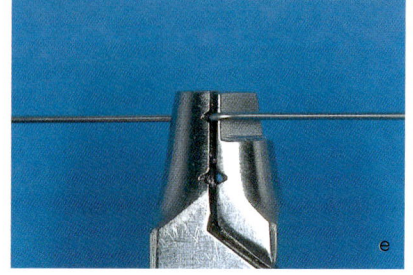

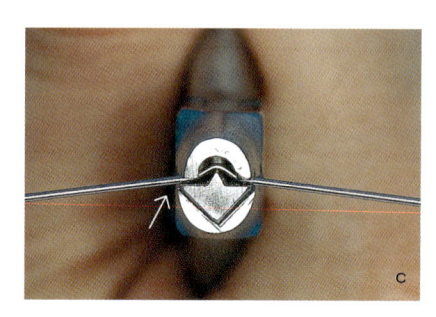

図3-89a〜e　アローヘッド製作用プライヤーの溝にφ0.7mm矯正用線を適合させ、強く握り、一端を手前に、他端を外側に向けてプライヤーに沿わせて屈曲する(矢印はアローヘッドの先端を示す)。

第三章　矯正装置の製作法

図 3-90　アローヘッドの片側の屈曲が終わった状態。
図 3-91　矯正用線をプライヤーの溝に適合させた状態で、プライヤー内でアローヘッド先端の位置をずらす。

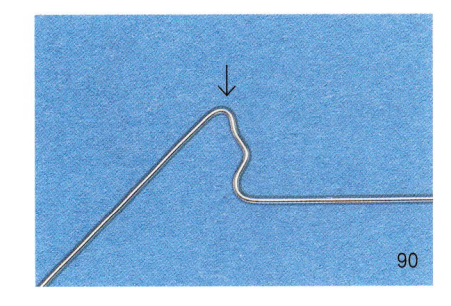

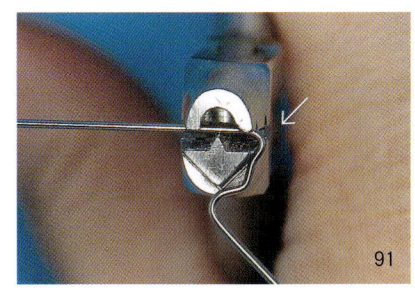

図 3-92　プライヤーを強く握り、矯正用線の端を外側へ屈曲する。
図 3-93　矯正用線をプライヤーから外した状態。

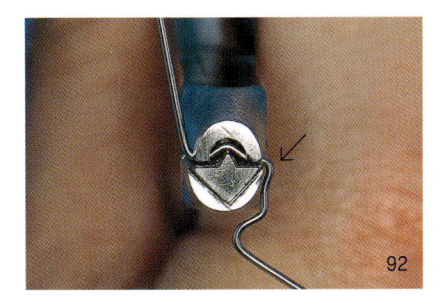

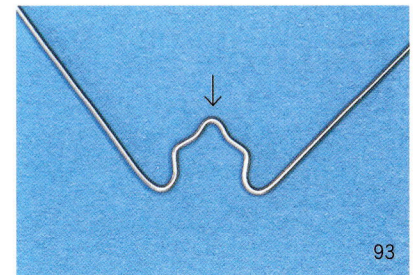

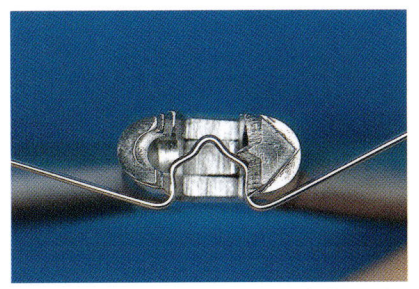

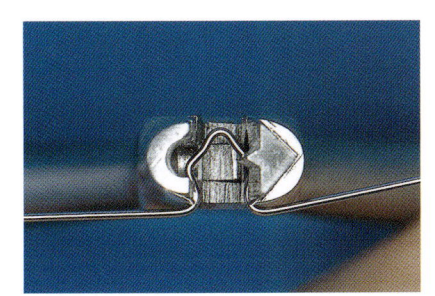

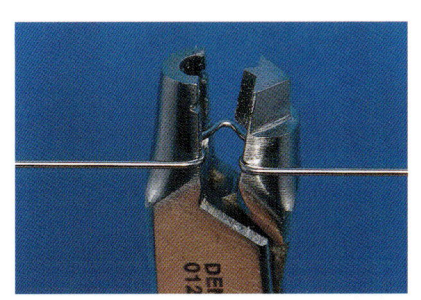

図 3-94a〜c　プライヤーの把握部に近い溝にアローヘッドを挟み込み、プライヤーを握る。　　a｜b｜c

図 3-95　1つ目のアローヘッドの屈曲が完了した状態。
図 3-96　屈曲した1つ目のアローヘッドを維持歯に適合させ、2つ目のアローヘッドを屈曲するためのマークをつける。

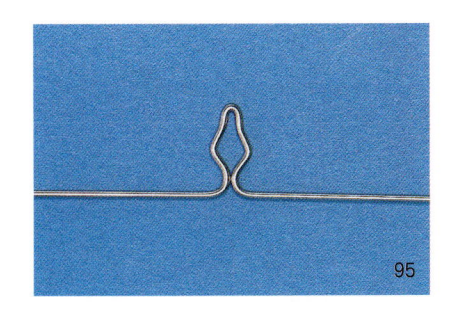

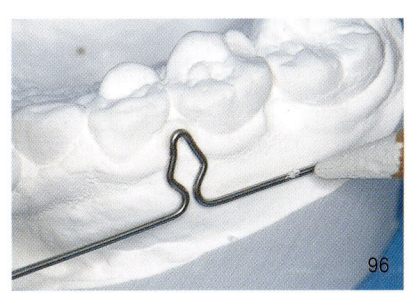

図 3-97　マークの位置にプライヤーの端を合わせ、1つ目のアローヘッドの屈曲方法と同様にして2つ目のアローヘッドの屈曲を行なう。
図 3-98　2つ目のアローヘッドを屈曲した状態。

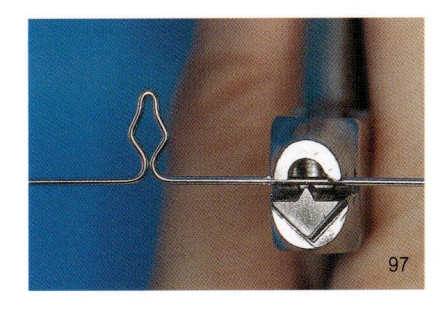

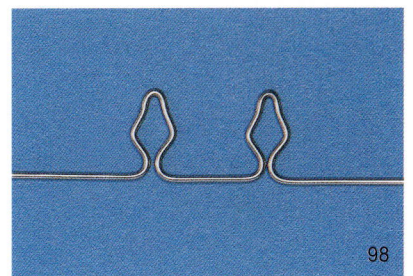

61

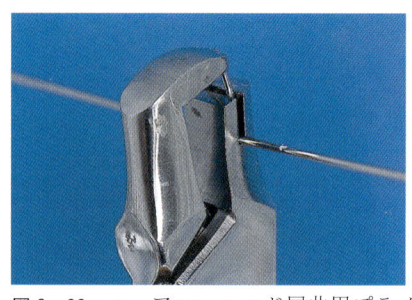

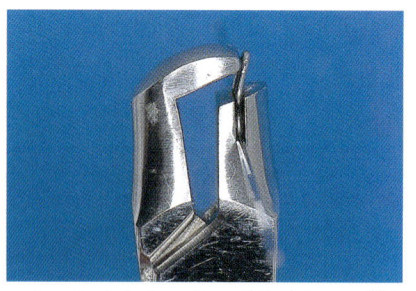

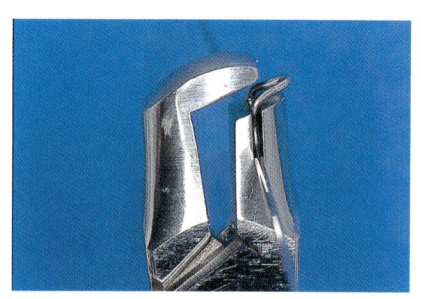

図3-99a〜c　アローヘッド屈曲用プライヤーセットのもう一方のプライヤーの溝に、屈曲したアローヘッドを挿入し、プライヤーを握る。これによって、アローヘッドの先端が歯間鼓形空隙に適合できる状態となる。　a|b|c

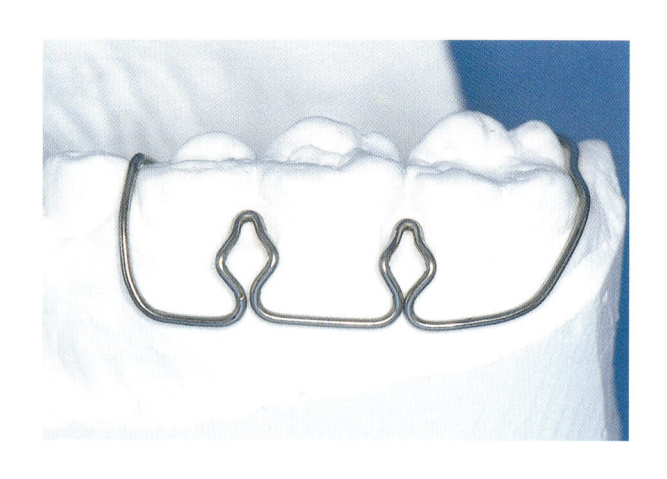

図3-100　アローヘッドの適合を確認後、脚部の屈曲を行なう。脚部は上部鼓形空隙や、最後方臼歯の後縁部から舌側へ屈曲する。

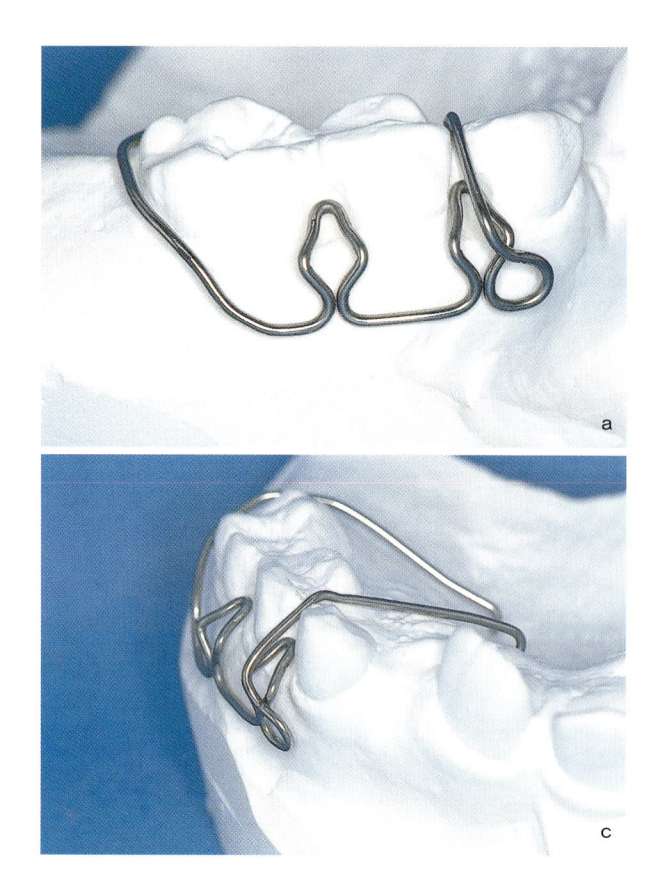

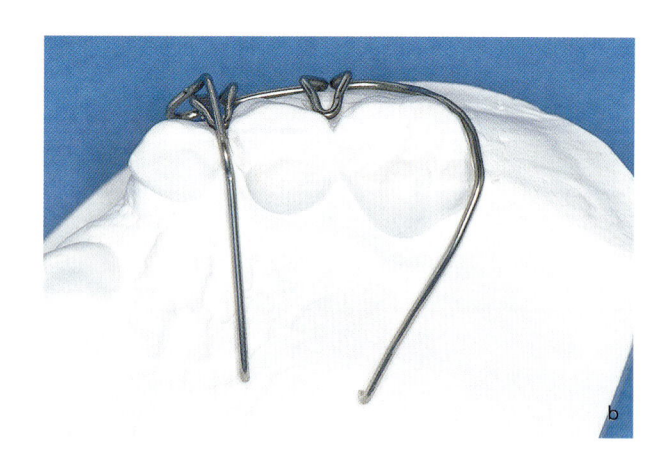

図3-101a〜c　脚部は、図3-100のように維持歯と隣在歯の上部鼓形空隙を通過する場合と、維持歯同士の上部鼓形空隙を通過する場合がある。脚部は粘膜面から約1mmの立ち上がりを屈曲し、完成する。

第三章 矯正装置の製作法

e．アダムスのクラスプ

アダムスが1950年に発表したクラスプで、シュワルツのアローヘッドクラスプを改良したものであり、以下の特徴がある。

①維持力が大きく変形が少ない。
②乳臼歯・永久歯などどのような歯にも適用可能。
③付加装置（フックなど）を付け、多目的に応用可能。
④孤立歯にも適用可能。
⑤製作に特別なプライヤーを必要としない（Dr.アダムスはアダムスのユニバーサルプライヤーを使用することを推奨している。32ページの図2-5、6）。

通常φ0.7mmの矯正用線を用いて屈曲するが、犬歯においてはφ0.6mmの矯正用線が用いられる（図3-102～117）。

図3-102　萌出途上の歯など、アンダーカットの不足している歯を維持歯として使用する場合は、青色部を削除、調整する。
図3-103　a〜fはアダムスのクラスプの屈曲ステップ。

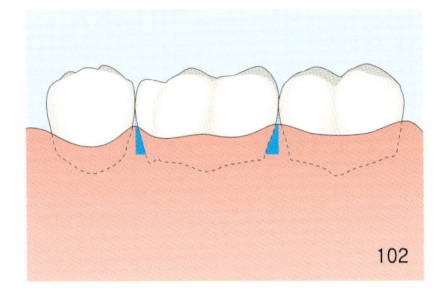

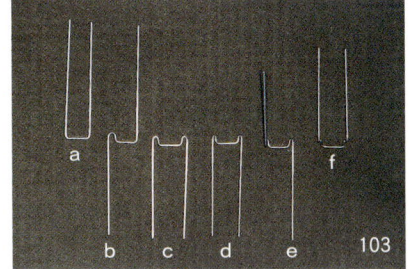

図3-104　φ0.7mm矯正用線をアダムスのユニバーサルプライヤー（以下：プライヤー）を用いてコの字型に屈曲する（ステップa）。この部分がブリッジと呼ばれる部分になる。ブリッジの長さは維持歯の近心隅角と遠心隅角を目安とする。
図3-105　片側のアローヘッドの屈曲を行なう（ステップb）。アローヘッドの大きさを維持歯の歯冠長によって調整する。

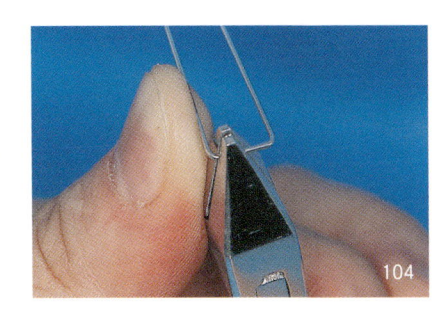

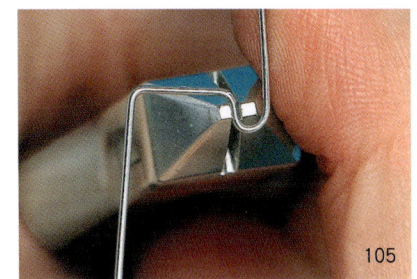

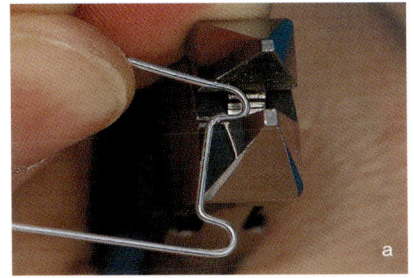

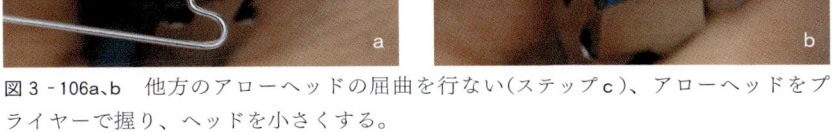

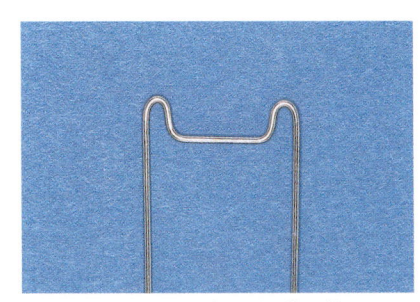

図3-106a、b　他方のアローヘッドの屈曲を行ない（ステップc）、アローヘッドをプライヤーで握り、ヘッドを小さくする。
図3-107　ステップcの屈曲を終えたところ。

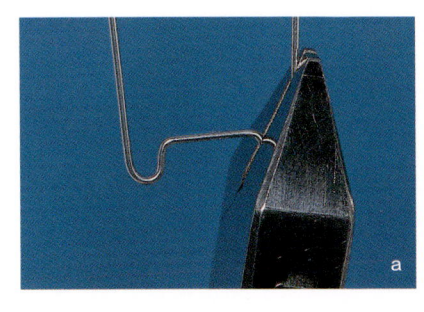

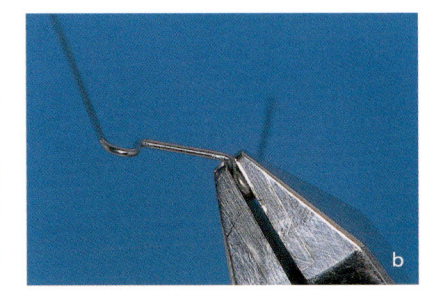

図3-108a、b　維持歯のアンダーカット部に適合させるように、アローヘッドを傾斜させる（ステップd）。

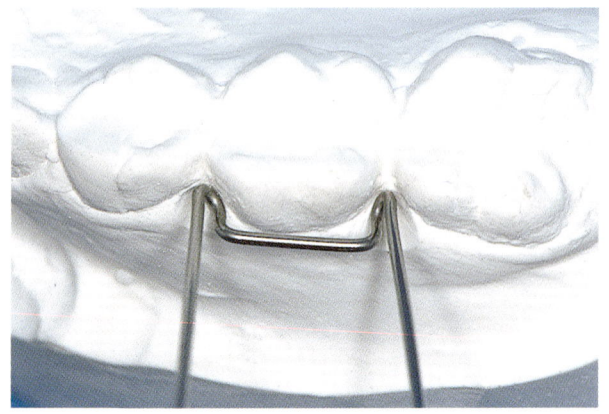

図3-109 維持歯に試適を行なう。アローヘッドの適合を確認する。

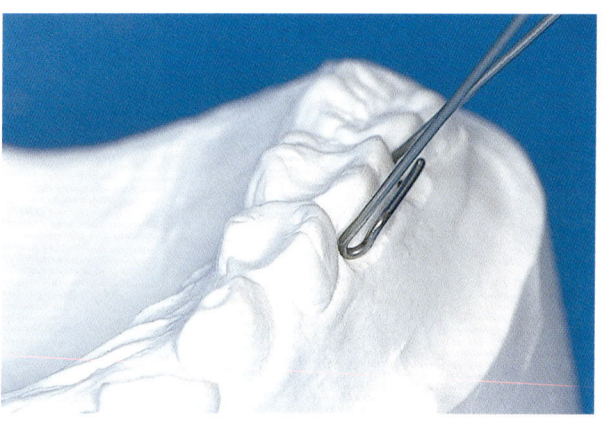

図3-110 ブリッジが歯面から離れるように設定し、脚部の屈曲に移る。

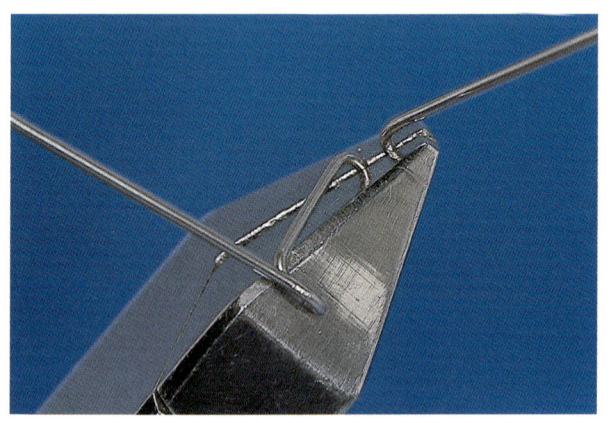

図3-111 アローヘッドをプライヤーで把持し、プライヤーの嘴部を利用して脚部の折り返しを行なう(ステップe)。

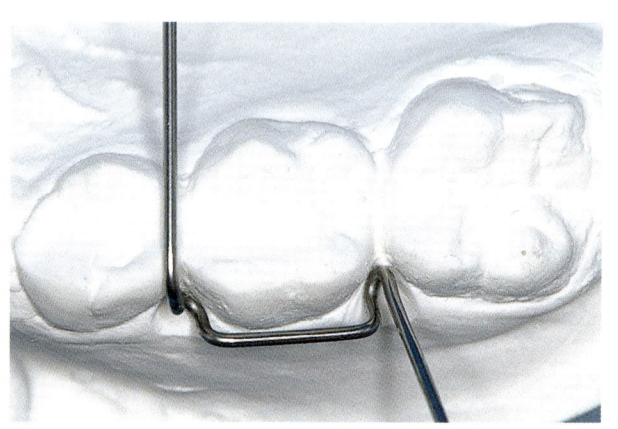

図3-112 維持歯への試適を行なう。脚部が上部鼓形空隙を通過するように屈曲されていることを確認する。

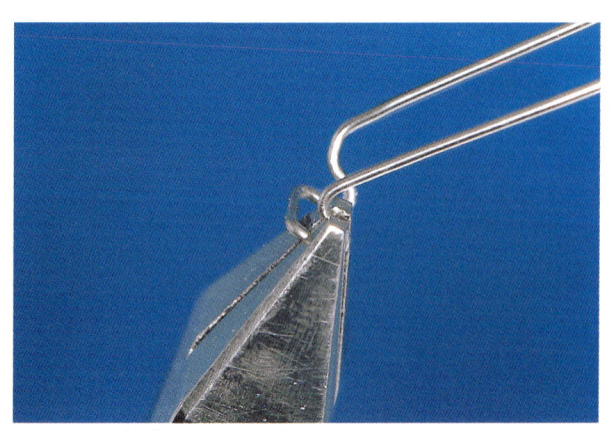

図3-113 他方の脚部の屈曲を行なう(ステップf)。

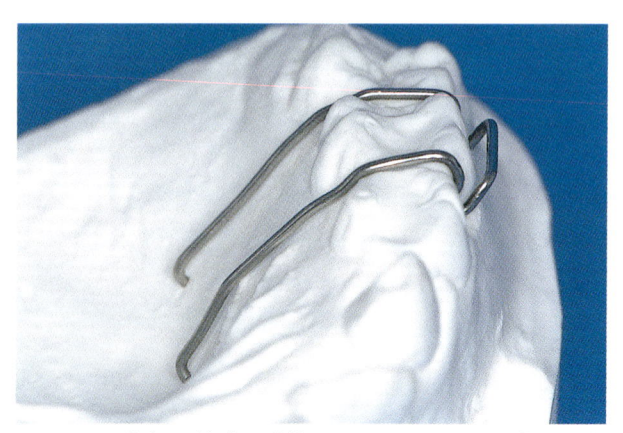

図3-114 脚部を粘膜面形態に沿わせるように屈曲し、先端1mmを直角に屈曲し、粘膜面に接触させる。

第三章　矯正装置の製作法

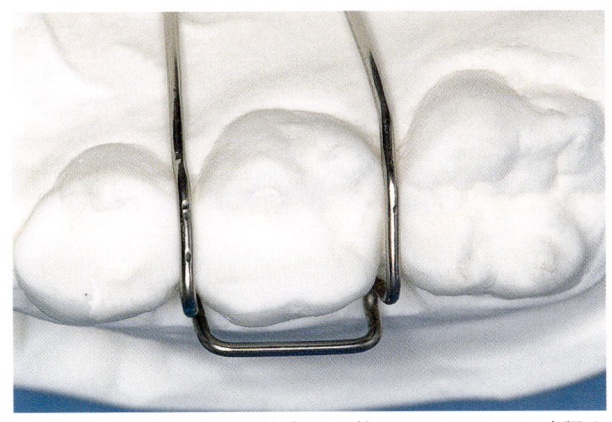

図3-115　ブリッジが維持歯から離れていることを確認する。

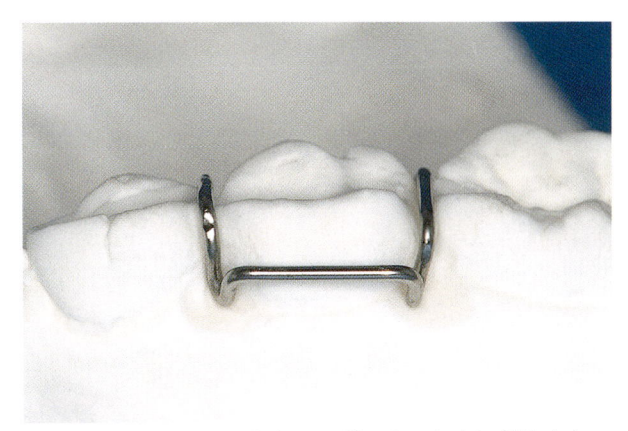

図3-116　アローヘッドがアンダーカット内に挿入されていることを確認する。

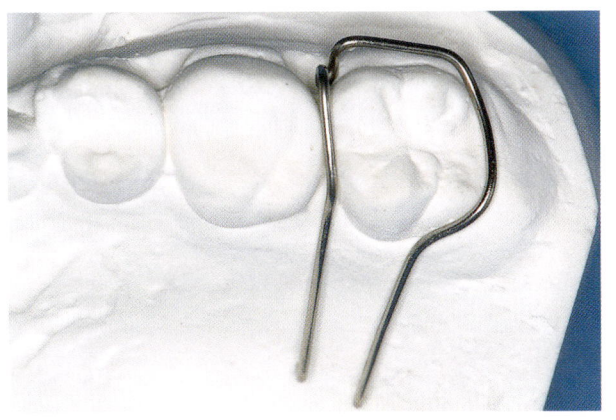

図3-117a、b　半萌出の最後方臼歯では近心はアローヘッドを用い、遠心側は単純鉤形態となるシングルアローヘッドクラスプが用いられる。
a|b

　以上、維持装置についての種類・特徴および製作法を述べたが、これ以外にもアローピンクラスプ・ジャクソンクラスプ・クロザットのクラスプなど、種々ある。また、唇側線も維持装置として有効であるが、これについては作動部・静的矯正装置（リテーナー）の項で記述する。

2）作動部

　歯や顎を動かすとき、直接または間接的に歯や顎に矯正力を与えている部分を、本稿では作動部と称することにする。
　作動部には主に以下の4つが用いられる。

a．スプリング（補助弾線を含む）
b．拡大ネジ
c．唇側線
d．エラスティックス（矯正用ゴム）

a．スプリング

　歯の移動に用いられるスプリングは通常前歯においては φ0.5～0.6mm、臼歯においては φ0.7～0.8mm の矯正線が用いられる。形態は多種にわたるが、基本的には舌側弧線装置に用いられる単式弾線・複式弾線・指様弾線・連続弾線（47ページ参照）が多く、これらの弾線にコイルやループを付与したものが頻用されている。
　歯の移動は、弾線が元の形状（直線）に戻ろうとする力を利用して行なうことになるので、たとえばループの屈曲において、フィンガースプリング（指様弾線）は図3-118のa方向に歯を移動させるデザインになる。また、ヘリカルループ付きのスプリングにおいては図3-119のaのように、スプリングが作用したときにヘリカルループが閉じる方向に活性化するように屈曲する必要がある。

設定部位は歯の移動方向によって舌側、近遠心面とさまざまである。ループの設定位置は図3-120のaに示すように、スプリングをできるだけ歯頸部寄りに位置させることが望まれる。図3-120のbのような位置にすると移動歯に圧下する力が働き、さらに床の浮き上がりの原因ともなる。このことから、ヘリカルループを作る場合は図3-121のようにスプリング先端方向を粘膜面側に屈曲するべきである。

　スプリングの幅は図3-122のaに示すように、移動歯の近遠心幅径内とすることを原則とする。これは図3-122のbのように移動する歯の近遠心幅径よりも大きな幅のスプリングを設定すると、歯の移動を行なっているうちに、スプリングが隣在歯に接して求める矯正力が得られなくなることが予想されるからである。

　歯の近遠心移動を行なう場合も、傾斜歯におけるスプリングの設定位置は図3-123に示すように、隣接面接触点部に設定するべきである。すなわち、図3-124に示すように傾斜移動は一般的に歯根の根尖側1/3付近を支点として行なわれるため、矯正力を加える位置は歯頸部寄りよりも切縁(咬合面)寄りのほうが移動しやすいこととなる。また、短いスプリングは図3-125に示すように、求める移動量に達する前にスプリングが移動する歯から離れてしまうので注意する必要がある。

　スプリングの長さが長くなれば、緩やかな矯正力が移動する歯に加えられるようになる。しかし装置の着脱時に変形しやすくなるため、無意味にスプリングを長くすることは避けなければならない。また、適切な長さのスプリングであっても装置が可撤式である以上着脱時の変形の可能性が大きいため、スプリングには必ずサポーティングワイヤー(ガイドワイヤー)を付与する必要がある。

　サポーティングワイヤーには、図3-126に示すようにスプリング自身がサポーティングワイヤーとなるセルフサポートタイプのものや、図3-127に示すようなスプリングとは別にワイヤーを設置するタイプがある。図3-128に示すように、2つのスプリングを1つのサポーティングワイヤーでサポートするタイプもある。また、図3-129に示すように床でスプリングを覆う方法(クローズドタイプ)もあるが、口腔内へのセット時やセット後の調整を考えると、クローズドタイプよりサポーティングワイヤーを用いたオープンタイプが望まれる。

　図3-130～136では、スプリングの代表例としてアダムスのスプリングの屈曲法について図解する。

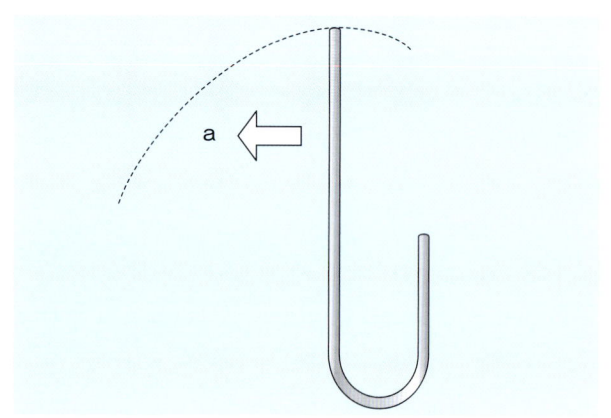

図3-118　スプリングは、矯正用線が元の状態に戻ろうとする力を利用している。

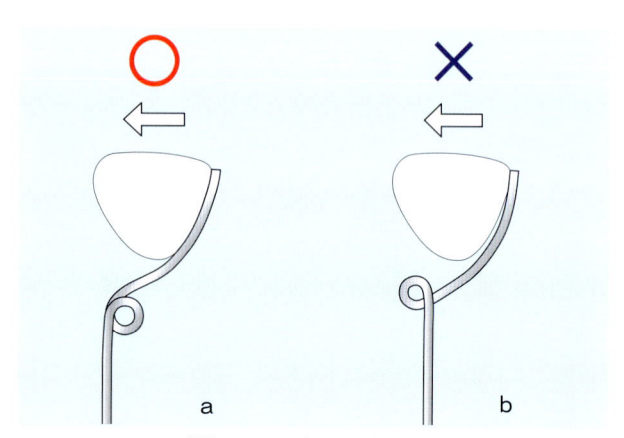

図3-119　ループ付きのスプリングは、ヘリカルループを閉じる状態に屈曲する。a：歯の移動が行なえる。b：歯の移動は行なえない。

第三章 矯正装置の製作法

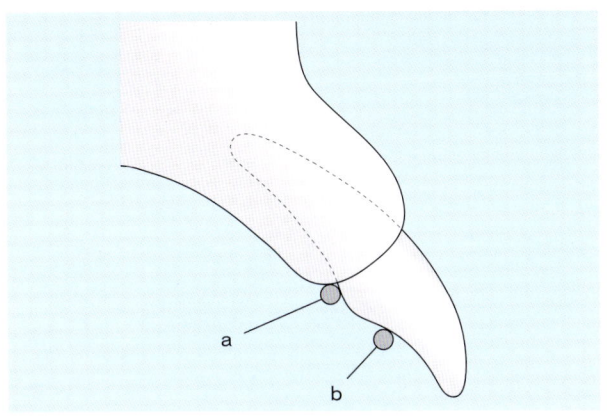

図3-120 スプリングの設定位置。aが望ましい。

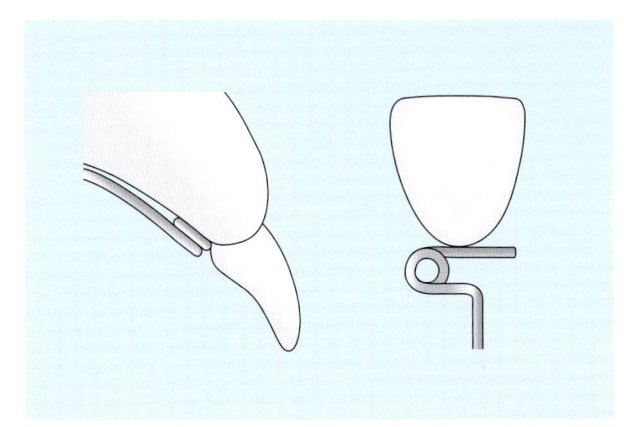

図3-121 スプリングは、移動する歯に接する部分が粘膜面側になるように屈曲する。

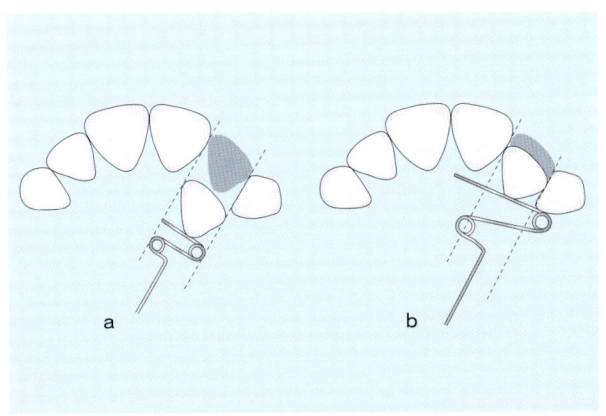

図3-122 a：スプリングの幅は、移動する歯の近遠心幅径よりも広くしない。b：スプリングの幅を広くしすぎると、移動する歯の隣在歯にスプリングが当たり、矯正力が十分に発揮されず、移動しなくなる。

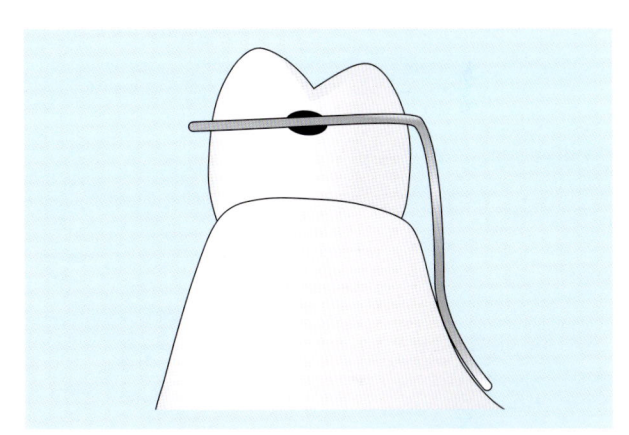

図3-123 近遠心移動する時のスプリングの接触位置は、隣接面接触点付近とする。

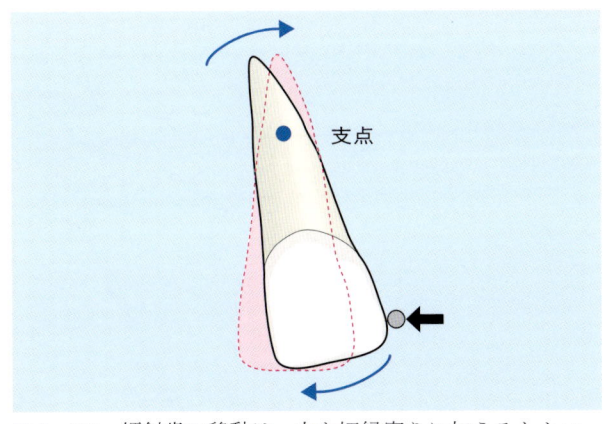

図3-124 傾斜歯の移動は、力を切縁寄りに加えるとよい。

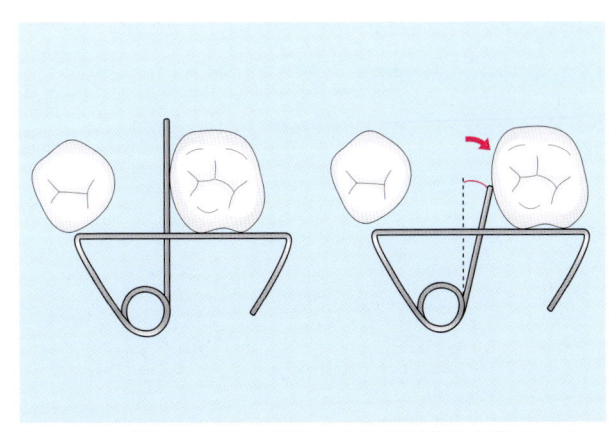

図3-125 短いスプリングは、求める移動量が得られないことがある。

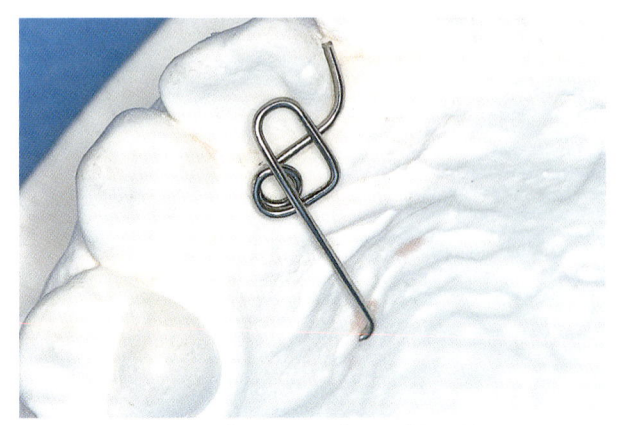

図 3-126 セルフサポートタイプのスプリング。

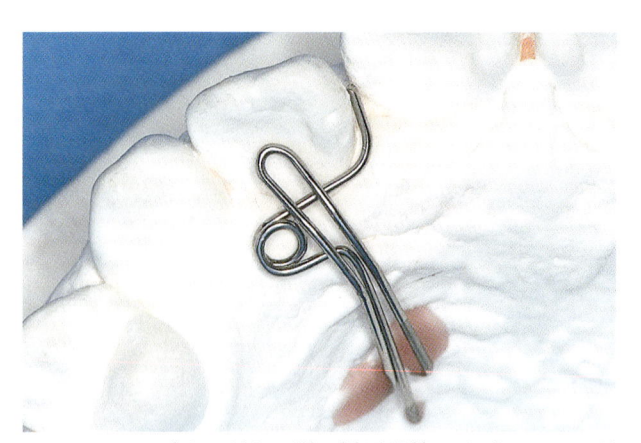

図 3-127 スプリングとは別の矯正用線でサポーティングワイヤーを設置したスプリング。

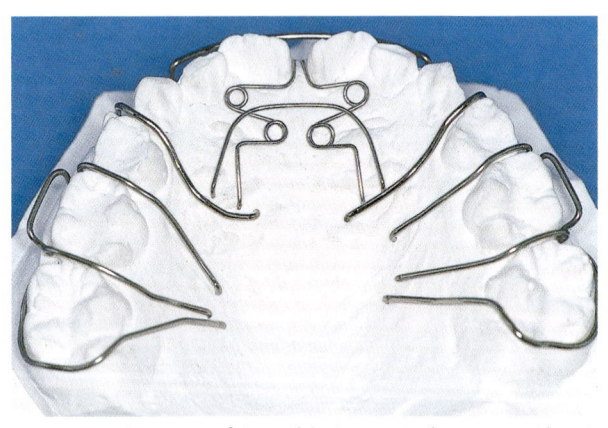

図 3-128 2つのスプリングを1つのサポーティングワイヤーでサポートしたタイプ。

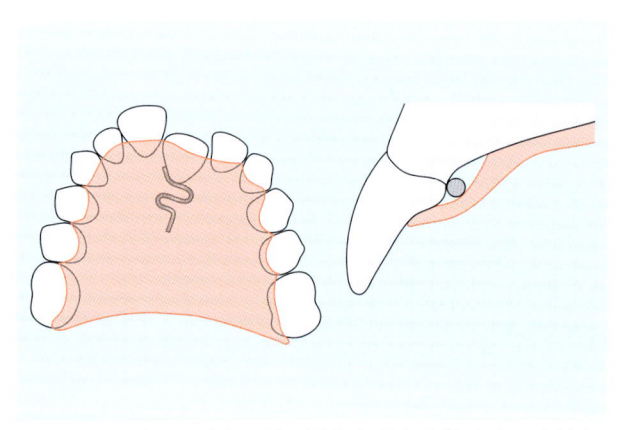

図 3-129 床でスプリングの浮き上がりを防止する方法（クローズドタイプ）。

アダムスのスプリングの屈曲

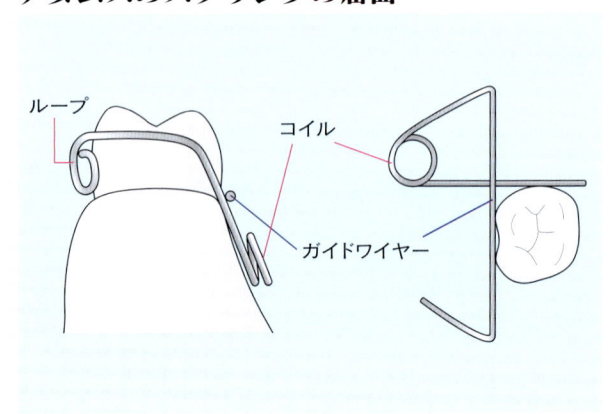

図 3-130 アダムスのスプリングの構成。

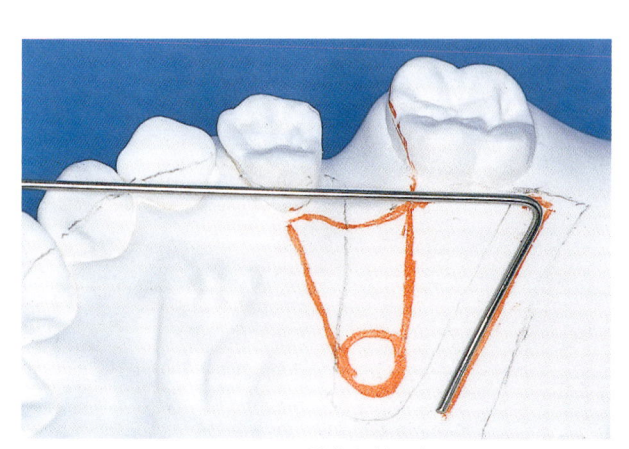

図 3-131 ガイドワイヤーの屈曲を行なう。

第三章 矯正装置の製作法

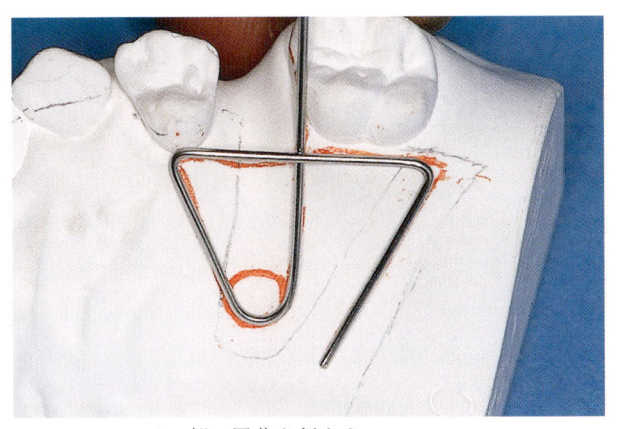

図 3 - 132 コイル部の屈曲を行なう。

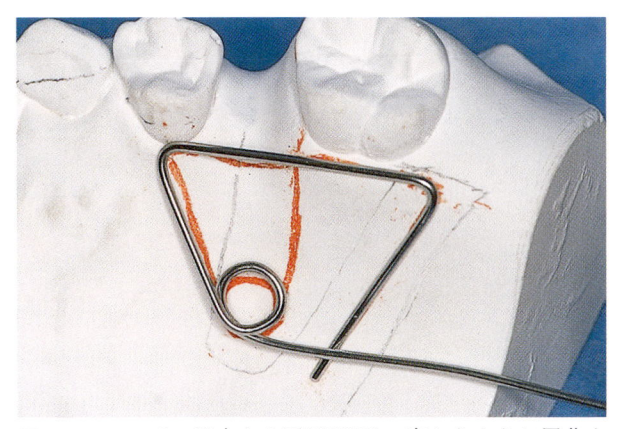

図 3 - 133 コイルは上から下(粘膜面)へ向かうように屈曲する。

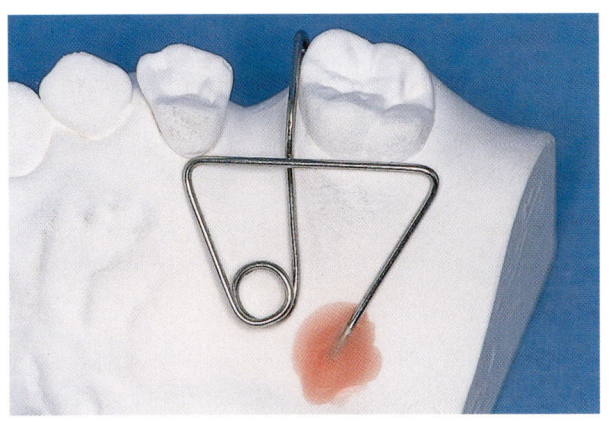

図 3 - 134 コイル部屈曲後ガイドワイヤーの下を通過し、移動する歯に接触させ、その先端にループを形成し屈曲を終える。

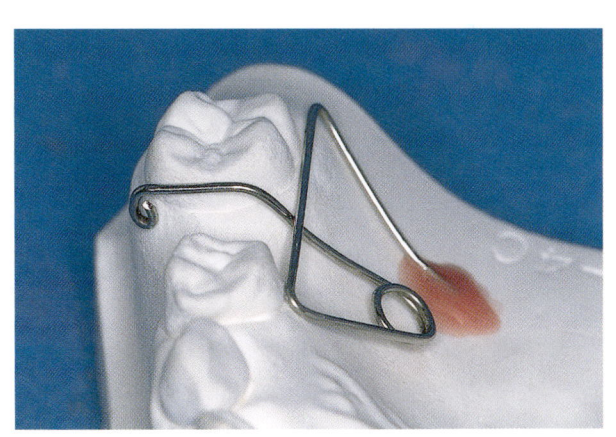

図 3 - 135 ループは移動する歯の頬側よりわずかに出る程度の長さとする。スプリングと歯の接触位置は隣接面コンタクト部とする。

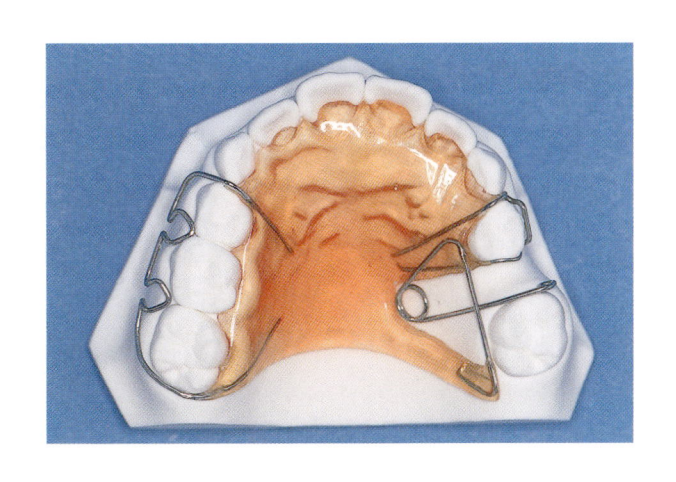

図 3 - 136 アダムスのスプリングを応用した装置(開放型)。

69

b．拡大ネジ

　現在国内で市販されている種類はきわめて多く、100種類を超えているものと思われるが、輸入品が大半を占めている(33ページ参照)。用途は多岐にわたり、目的、設定する場所、拡大する量などによって術者が症例に応じて慎重に選択すべきである。スプリングと比較して、変形が少ないことや、拡大量を術者が後から確認できるなどの利点がある反面、ネジの回転を患者が行なうこととなるため、患者の協力が必要となる。

　拡大ネジの代表的なものとしては、1つのスクリューと1～2本のガイドピンによって構成されている。基本的には図3-137に示すようにスクリューとガイドピンをプラスチック製のホルダー(大翼板と小翼板)でカバーしている。この大翼板と小翼板は装置完成後には不要となるが、後述する技工操作では主要な要素である。大翼板と小翼板を取り去った状態のスクリューを図3-138a、bに示す。

　また、スクリューには専用キーが付属品として付いている。このキーを使用しスクリューの開閉を行なう。装置完成後はキーを用いてスクリューが確実に開閉することを確認する必要がある。また、本装置のスクリューの開閉は原則的に患者自身が行なう。このため、装置を技工所から医院に納品するときには、忘れずにキーも納品する必要がある。

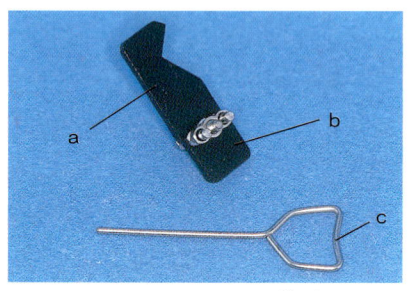

図3-137　スクリューの構成。スクリューをプラスチック製の大翼板(a)と小翼板(b)でカバーしている。スクリューには専用キー(c)が付属している。

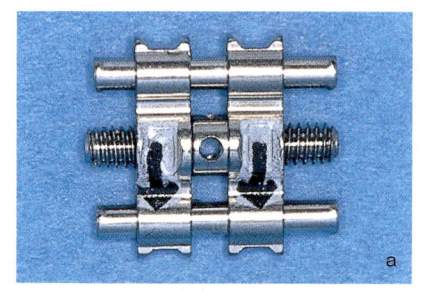

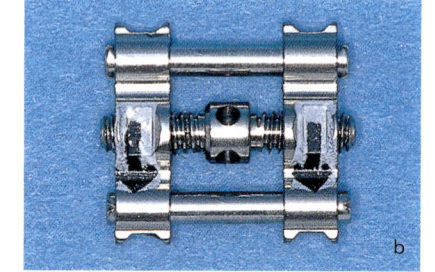

図3-138a、b　大翼板と小翼板を取り去ったスクリュー。a：拡大前、b：拡大後。

c．唇側線

　唇側線は維持装置として装置を所定の位置に保持する目的で設置する場合と、直接矯正力を発揮する作動部としての機能を期待する場合がある。さらに前述したように、エラスティックスを付与するためのフックなどをろう付して使用する場合もある(図3-144、145)。

　通常は図3-139に示すように、φ0.7～0.9mmの矯正用線を用いて4～6前歯に1点で接触するアーチを描き、犬歯部歯肉側でループを作り、犬歯と第一小臼歯の上部鼓形空隙を通り舌側へ向かい、床内部に達するよう屈曲する。歯の移動は、ループ部や弧線部の調節を行なうことによって唇側線を活性化させて行なう。

　また、図3-140、141に示すようにスプリングなどによって移動する歯の1点に接触させ、移動時の支点を担う場合も多い。また、正中拡大を行なうための装置に用いると、唇側線の弧線部に接している前歯部の舌側への矯正力が働いてしまうので、通常、正中部を拡大する装置に唇側線は用いないが、図3-142に示すような症例においては唇側線を応用し、前突した歯の舌側移動を行なうこともある。図3-143に示すような形の唇側線をはじめ、形状は種々ある。唇側線の屈曲法などの詳細は静的矯正装置(リテーナー)の項で記す。

第三章　矯正装置の製作法

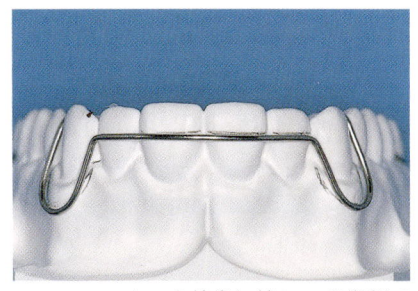

図3-139　4～6前歯に接し、犬歯部でループを作る。

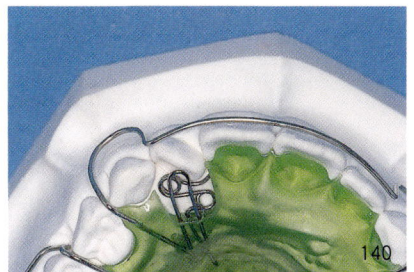

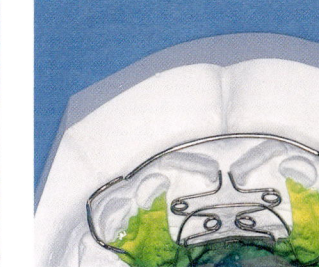

図3-140、141　スプリングによって、歯を移動するときの支点となっている唇側線。

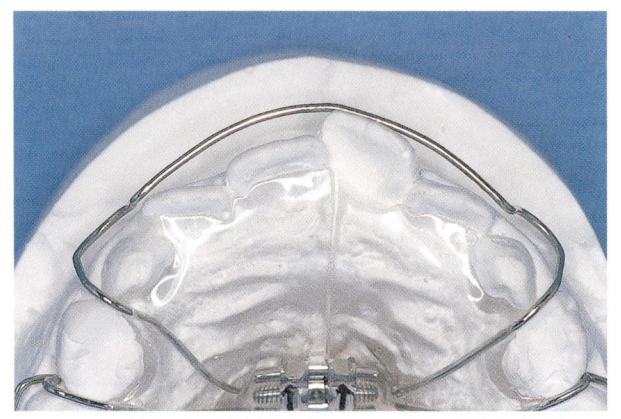

図3-142　前突歯に唇側線を接し、正中拡大時に舌側への移動を行なう。

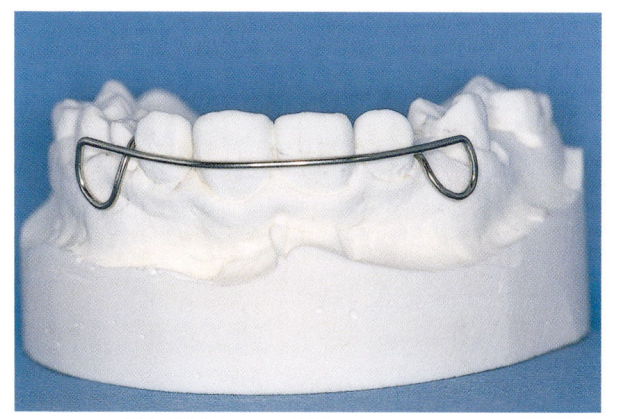

図3-143　側切歯遠心から舌側へ向かうように屈曲された唇側線。クローズドタイプとも呼ばれている。

d．エラスティックス（矯正用ゴム）

　図3-144に示すように床部からフックを唇側に出したり、図3-145に示すように唇側線にフックをろう付するなどして、そのフックにエラスティックス（矯正用ゴム）を装着し、ゴムの弾性を矯正力に用いる方法である。唇側線にフックをろう付する方法は、移動後の歯に唇側線を調整し適合させ、そのまま保定装置として用いることができる利点がある。

図3-144　床部からフックを唇側に出し、エラスティックスが付けられるようにする。

図3-145　唇側線のループ部にエラスティックスを付けるためのフックをろう付する。

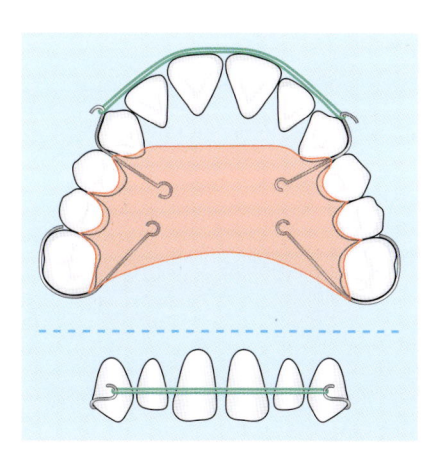

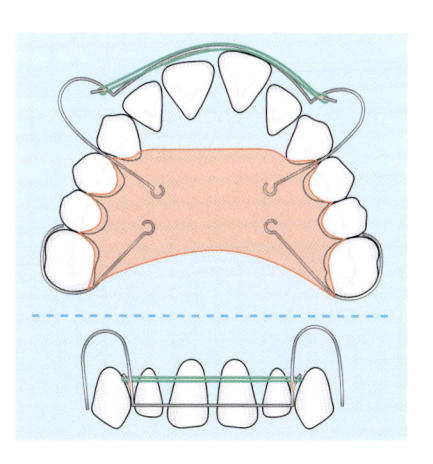

71

3）床

a．床の設計

　床部は矯正力に対する抵抗源であり、装置の維持安定にも作用し、同時に各種維持装置や作動部を連結する目的をもった重要な構成要素である。

　床の歯との接触部形態は図3-146、147のように種々あるが、この中で可撤式床型矯正装置の形態は図3-146、147いずれも、aの形態、すなわち歯の舌面と床縁が面で接する形態となることが良いと考えられる。これは矯正力に対する抵抗を広い面積で受けるようにするためである。これに対し、図3-146b～d、147b～dはいずれも抵抗力として機能しないこととなる。しかし、舌側への移動を行なう場合は、図3-148のように床を移動する歯から離して設定することが必須である。また、半萌出歯、とくに最後方臼歯においては図3-147dの形態とする場合もある。

　上顎の床の後縁は、図3-149のaに示すように左右の最後方臼歯を結んだ線（アーラインを越えない範囲内）に設定することで、床の前後的な動揺を減少させるとともに、前方への作用・反作用に対する固定も同時に行なえると考えられる。しかし、患者の装着感から考えれば、図3-149のbのような外形が望まれる。

　下顎の床においては、図3-150に示すように舌側に深いアンダーカットがある場合がある。この場合はブロックアウトを行なうか、他の装置に変更することが求められる。下顎の床の後縁は上顎同様、最後方臼歯までとする。また、床下部の外形は舌小帯を避け、最深部から1～2mm上方が適当である。

　床の厚みについては、薄くすれば患者の装着時の違和感を減少でき、発音障害も少なくすることが可能となる。しかし、装置着脱時の破損・変形の原因となることが容易に予測できる。

　岸本[12]は、床の厚さの原則としてワックス1枚分より薄くするべきであるとし、榎ら[1]は床の厚さは原則としてワックス1枚分くらいとすべきであるとしている。Adams[11]は、図3-151に示すように維持装置の脚部を除いてはパラフィンワックス1枚の厚さとし、脚の部分のみを厚くすれば良いとしている。Snawder[13]は2mm均一に仕上げ、この厚さは発音障害を防ぎえる十分な薄さとは言えないが、強さとしては十分であるとしている。しかし、床の厚みは使用する床用材料の機械的性質によって、大きく異なる（34ページ参照）ことを理解しておく必要がある。

　また、図3-152に示すように歯が舌側へ顕著に傾斜している場合がある。この場合、着脱に対するアンダーカットとしてブロックアウトしてしまえば、装置は本来の機能を十分に発揮することができなくなる。したがって、このような症例においては、装置の着脱時に床のたわみを利用する必要もあることを念頭において製作しなければならない。

　いずれにしても、床の厚みは床の面積と同様に装置としての機能を最優先とし、次に丈夫さ、そして患者の装着感も考慮し、適切な厚さの床の製作に注意しなければならない。

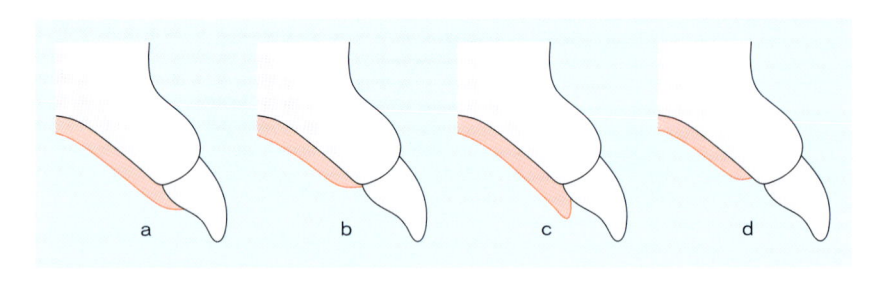

図3-146　前歯部における床と歯の接触状態。aが望ましい。

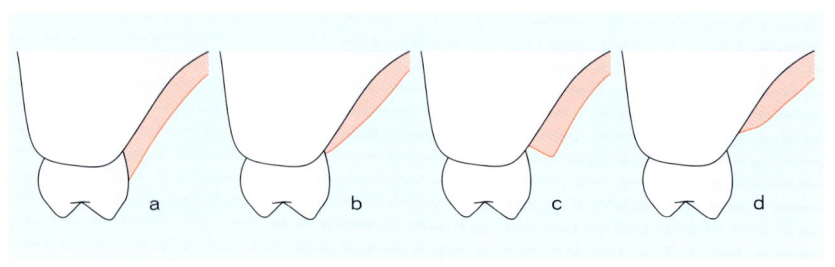

図3-147　臼歯部における床と歯の接触状態。aが望ましい。

第三章　矯正装置の製作法

図3-148　1|1を舌側に移動させるために、床は歯頸部から離れた位置に設定されている。

図3-149　上顎の床後縁の位置。

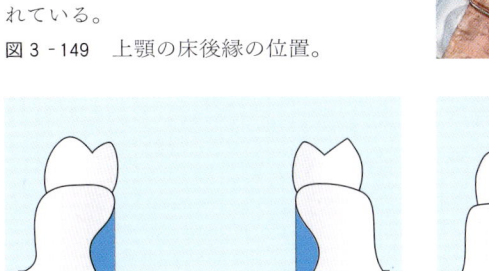

図3-150　下顎舌側顎堤にアンダーカットが存在する場合は、ブロックアウトを行なうか他の装置に変更する。

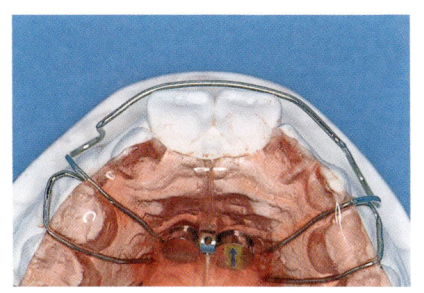

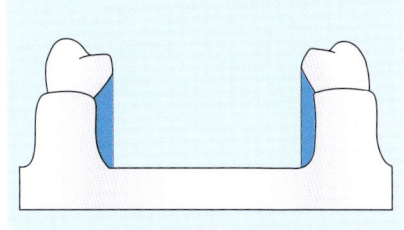

図3-151　歯が舌側傾斜している場合、アンダーカットが少ない場合はレジン床のたわみを利用することもある。

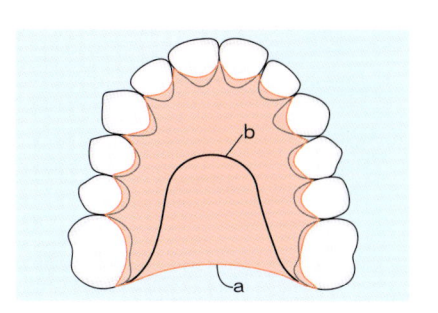

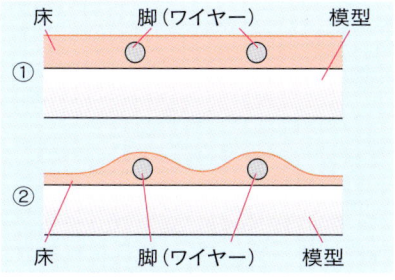

図3-152　②のように脚部のある床の部分だけを厚くする方法もある（文献11：アダムス可撤式矯正装置の製作法．より引用・改変）。

b．床の製作に使用する材料

・加熱重合レジン

義歯製作に使用される加熱重合レジンは、常温重合レジンと比較して機械的性質が良いことや残留モノマーが少ないなどの長所がある。しかし、技工操作過程が多いため製作に時間を要することや、硬化収縮が大きいなどの短所があるため、現在では矯正装置の材料として用いられることはほとんどない。

・常温重合レジン

加熱重合レジンとは異なり、適合性の良いことや、技工操作に要する時間が短いなどの利点があるため、可撤式床型矯正装置をはじめとした矯正装置の材料として、現在もっとも多く用いられている。成形法について下記に示す。

ⅰ）筆積み法

筆先にモノマーを浸潤させた後にポリマーを湿潤させてレジンを築盛する方法。

ⅱ）積層法（振り掛け法）

図3-153、154に示すように、モノマーとポリマーを交互に添加する作業を繰り返しながら成形する方法で、もっともポピュラーな方法である。慣れるまでは図3-153、154に示すように装置の外形に合わせてワックスなどで堤を作っておくとよい。また、現在市販されているレジンの中には、この方法を用いると色ムラができるものがあるので、これらのレジンは後述するスプレッド法などで行なうべきである。ドイツでは、モノマーとポリマーがペダルによる操作で添加可能な器具を用いた方法も行なわれている。

ⅲ）混和法

ラバーカップ内でモノマーとポリマーを混和後、レジン泥を一塊として圧接し成形する方法で、アクチバトールのような上下顎間にわたる装置の製作において適している。とくに、操作時間（硬化時間）の長いレジンを用いるとよい。

ⅳ）スプレッド法

　混和法と同様にモノマーとポリマーを混和後、スパチュラなどを用いて模型上に塗り延ばして成形する方法（図3-155、156）。

ⅴ）モールド法

　咬合床の基礎床や個人トレーを製作するときと同様に、モノマーとポリマーを混和後、1.5～2.0mm程度の厚さで板状としたレジンを模型に圧接し成形する方法。

・光重合レジン

　矯正用として市販されている光重合レジンはないが、義歯床のリベース用光重合レジンを用いて可撤式床型矯正装置を製作することは可能である。適合性が良いこと、残留モノマーが少ないことなどの利点がある。反面、最近は多くの歯科技工所に設置されてはいるが、光重合器が必要となる。

・加温圧接成型用樹脂

　近年、加温圧接成型器により成型する樹脂が多種市販されている。矯正歯科の領域では、トゥースポジショナーやインビジブルリテーナーの製作に多く用いられているが、成型器が必要である。

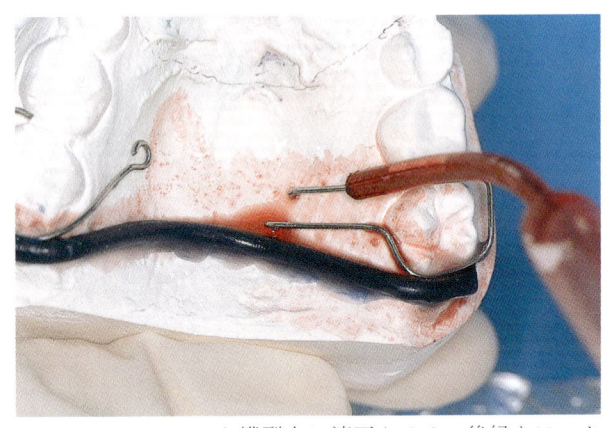

図3-153　モノマーを模型上に滴下させる。後縁をワックスなどで堤状にしておくとモノマーが不必要に流れない。

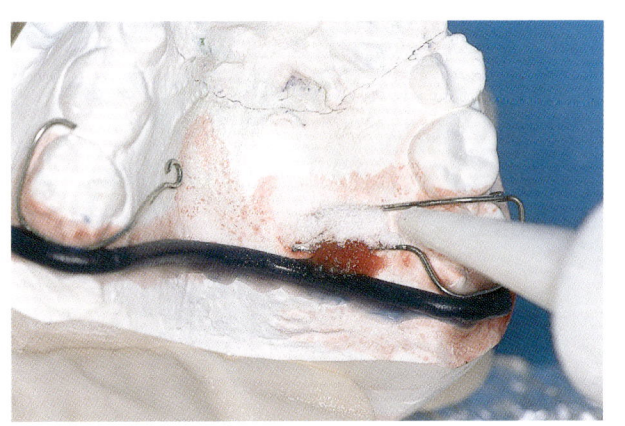

図3-154　モノマーとポリマーを交互に振り掛ける。この操作を行ないレジンを成形する。

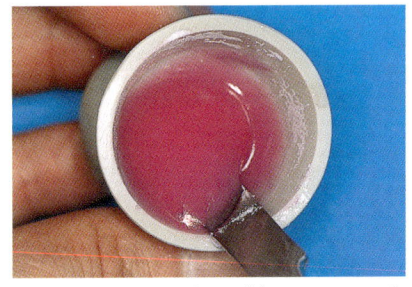

図3-155　ラバーカップ内でモノマーとポリマーの混和を行なう。

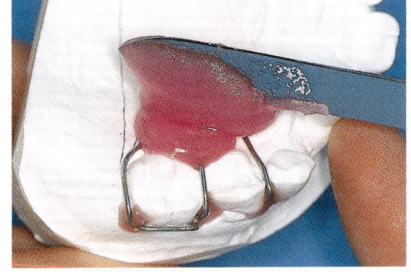

図3-156　スパチュラなどで模型上に塗り付けて延ばしながらレジンの形成を行なう。

図3-157　ポリエチレンフィルムなどを利用することもある。

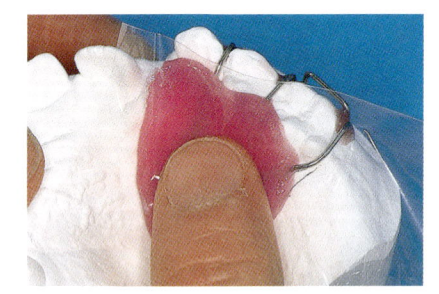

c．床の製作法

　症例を通して床の製作法について解説する。本症例は、図3-158に示すように歯列前方部が狭窄しており、1|1の翼状捻転、2|2の舌側転位を示している。このため、ファンタイプスクリューを用いた可撤式床型拡大装置にて、歯列前方部の拡大を図ることとした。

　維持装置は図3-159に示すようにc|cに単純鉤、4|4にアダムスのクラスプ、6|6は萌出途上歯のためシングルアローヘッドクラスプを用いた。維持装

第三章　矯正装置の製作法

置製作後、図3-160に示すように各維持装置の頬側部を、模型上にワックスを用いて固定する。このとき、本症例では行なっていないが、図3-161に示すようにアダムスのクラスプにおいては、脚部の鉤歯寄りの部分を1層ワックスで覆っておく方法がある。この方法を用いると、チェアサイドでの調整が容易になる。

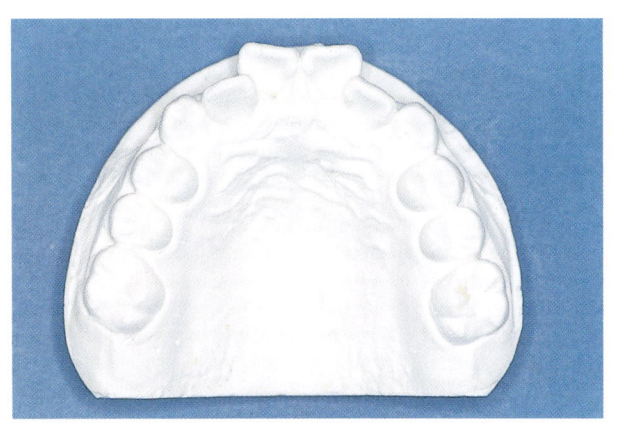

図3-158　歯列前方部の狭窄症例。

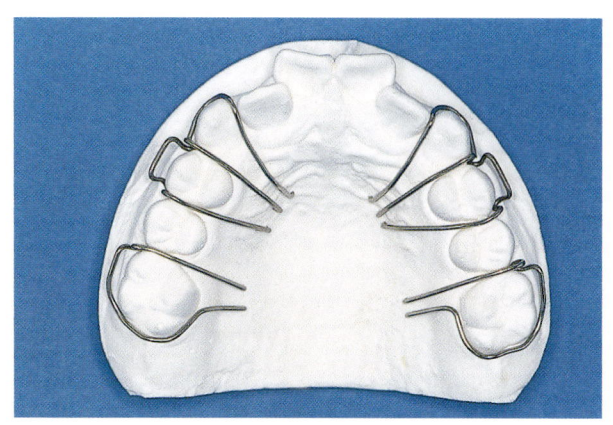

図3-159　維持装置の製作を行なう（c|c：単純鉤、4|4：アダムスのクラスプ、6|6：シングルアローヘッドのクラスプ）。

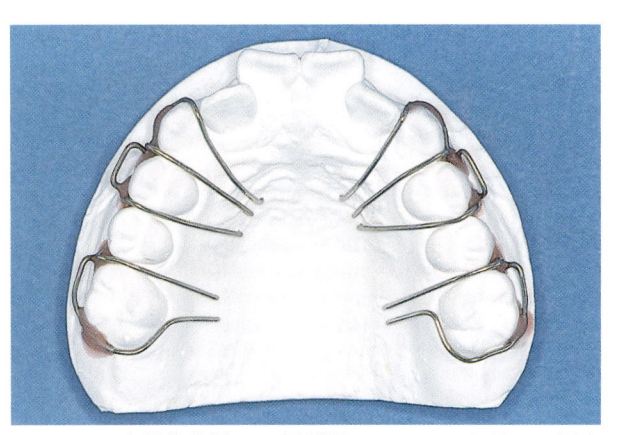

図3-160　各維持装置を、頬側部でワックスを用いて固定する。

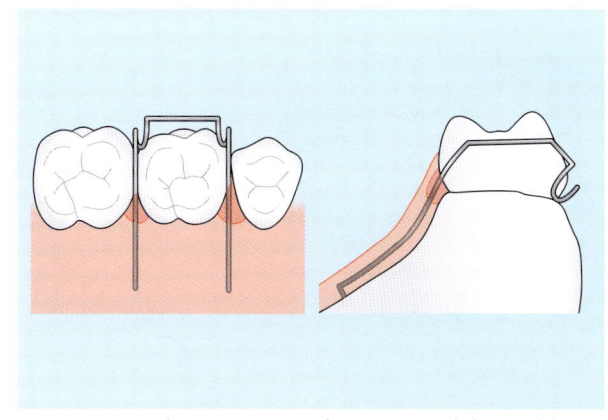

図3-161　アダムスのクラスプにおいて、脚部を1層ワックスで覆っておくことで、クラスプの弾性を向上させることができる。また、チェアサイドでの調整も容易となる。

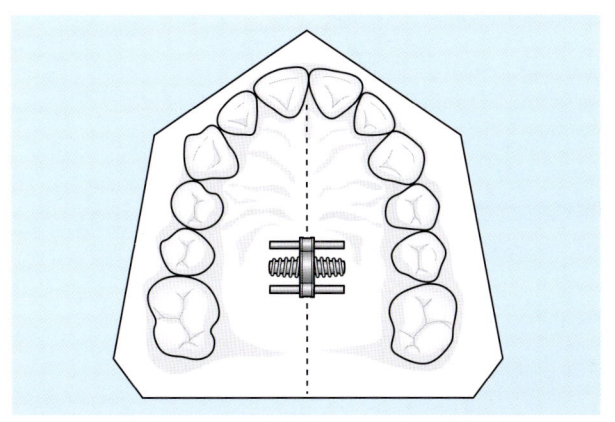

図3-162　拡大ネジの設定部位は、正中口蓋縫線部と一致させる。

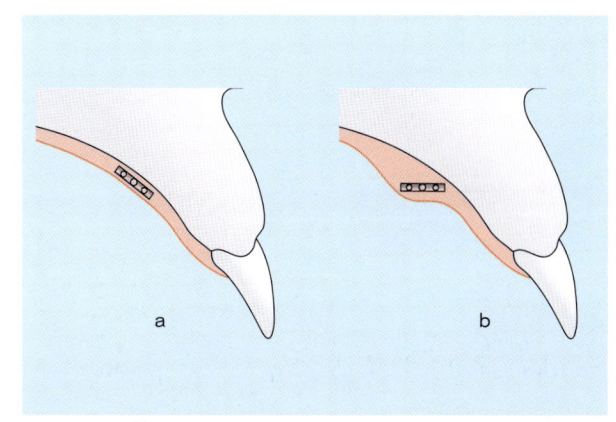

図3-163　拡大ネジはaに示すように、水平的に模型の粘膜面相当部と平行になるように設置する。bのようにすると床の厚さを必要以上に厚くすることになる。

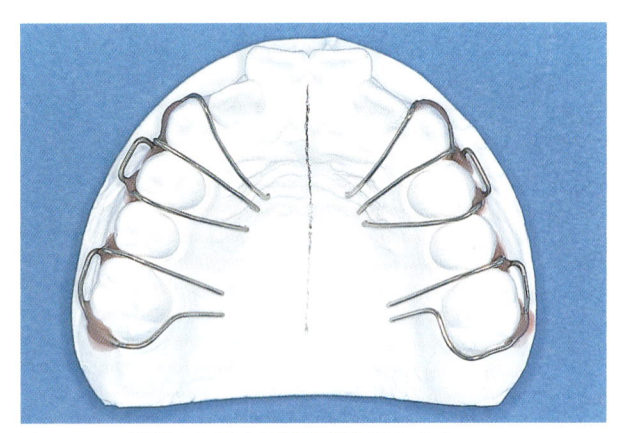

図3-164　模型上に正中口蓋縫線を記入する。

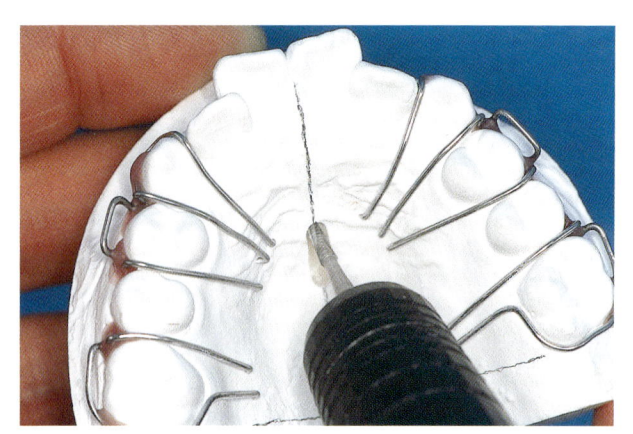

図3-165　模型上に拡大ネジの小翼板が入る溝をフィッシャーバーを用いて形成する。

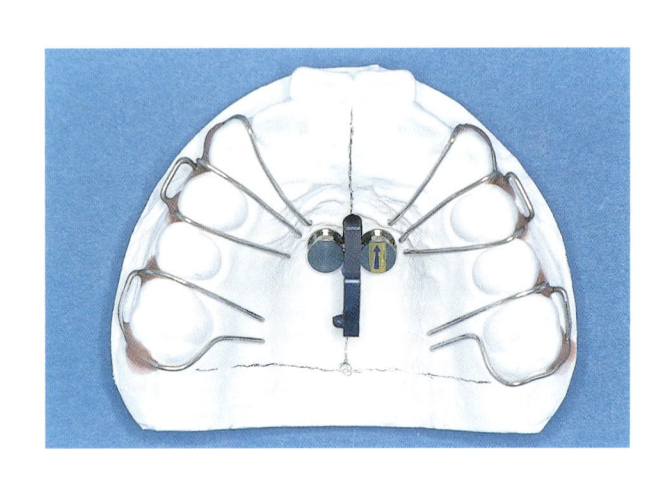

図3-166　形成した溝に小翼板を適合させる。このとき、適合が良ければ固定の必要はないが、場合によってはワックスを用いて固定する。拡大ネジの前後方向(矢印の方向)は、可撤式の場合は固定式と異なり、前向き後向きどちらでも良い。

図3-165、166とは異なる拡大ネジの固定方法を示す。

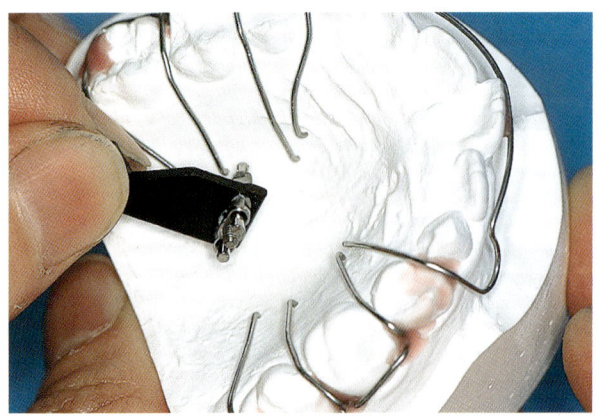

図3-167　小翼板の入る溝を形成しない方法もある。この方法では小翼板を切り取る。このとき、切り取りすぎないように注意する。

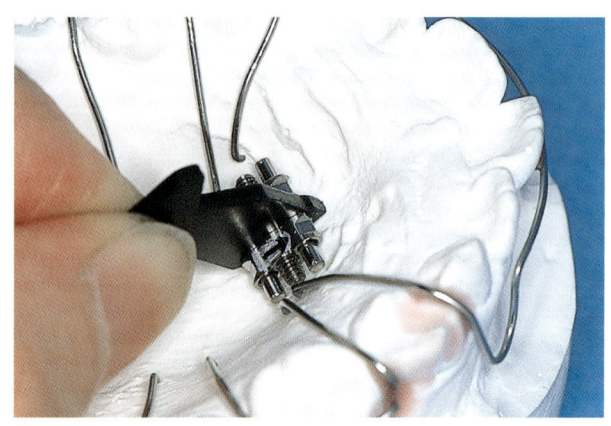

図3-168　拡大ネジを模型に適合させる。

第三章　矯正装置の製作法

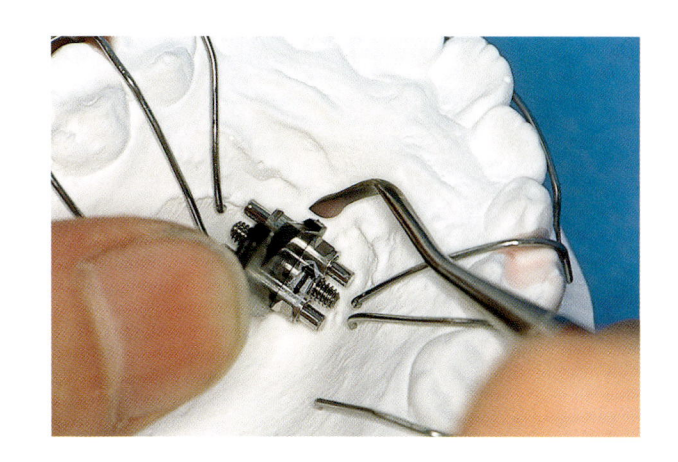

図3-169　模型上に拡大ネジを、ワックスを用いて固定する。

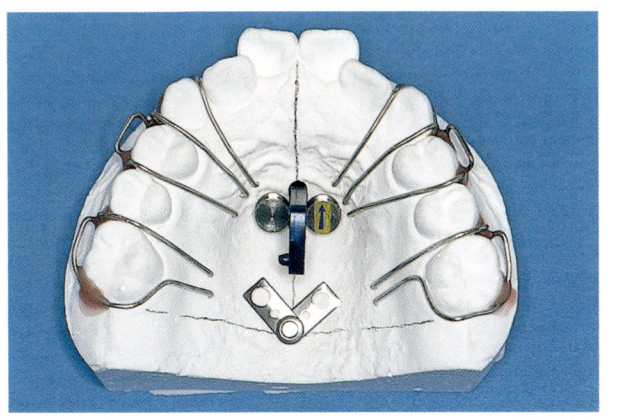

図3-170　ファンタイプスクリューにおいては、装置拡大時の中心となるヒンジ部は床後縁の正中部に位置させる。口蓋が深い場合は、ヒンジ部を屈曲して調整することもある。

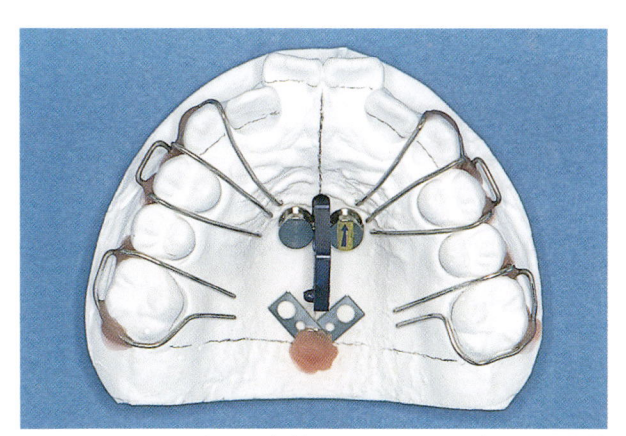

図3-171　ヒンジ部の回転軸をワックスで固定する。維持装置と拡大ネジの固定が終わった段階で、模型を10～20分間スラリーウォーターに浸漬する。

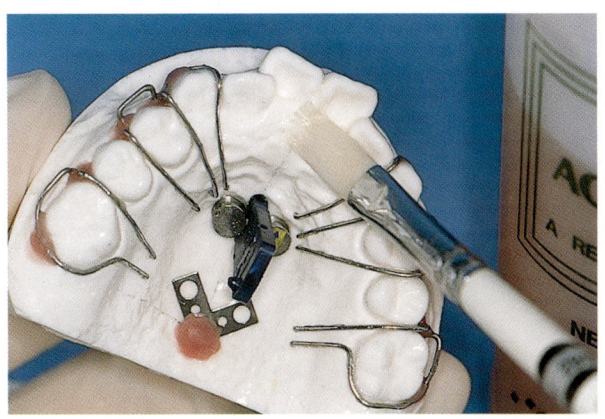

図3-172　分離剤の塗布を行なう。

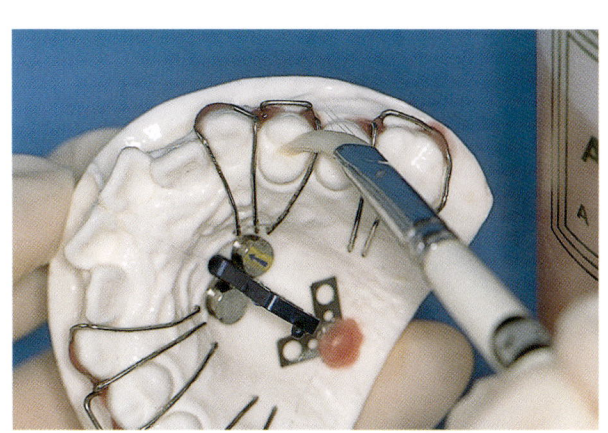

図3-173　分離剤は後の操作でレジンが流れ出ることも多いので、床部だけでなく、歯冠咬合面や頬側部にも広く塗布する。

77

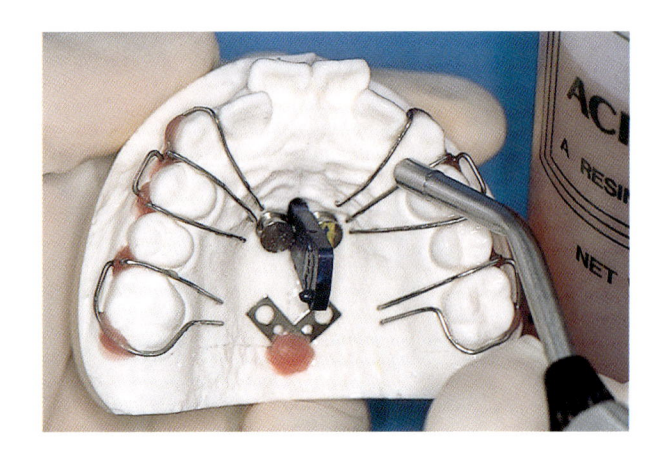

図3-174　分離剤が模型表面と維持装置の脚部との間にたまっていることがあるので、エアで吹き飛ばしておく。

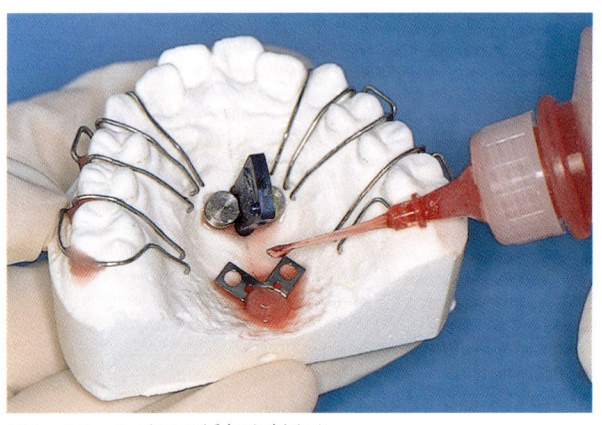

図3-175　レジンの添加を行なう。

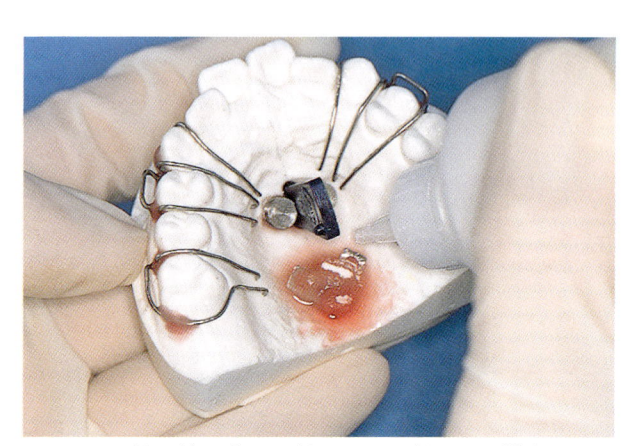

図3-176　粉と液を交互に振りかけて行なう。拡大ネジ・ヒンジ部・維持装置脚部はレジンが流入しにくいので注意して行なう。

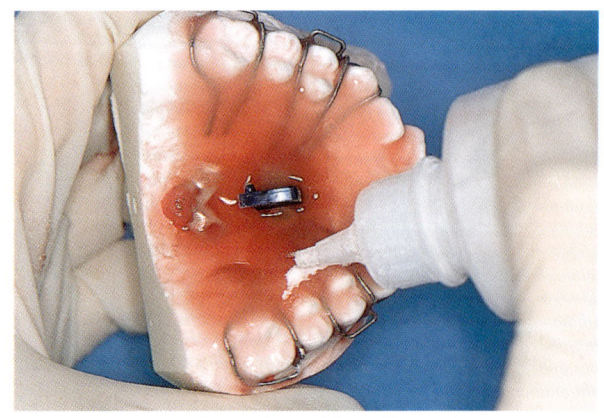

図3-177　できるだけレジンの厚みが均一になるようにし、レジンの成形を終了する。

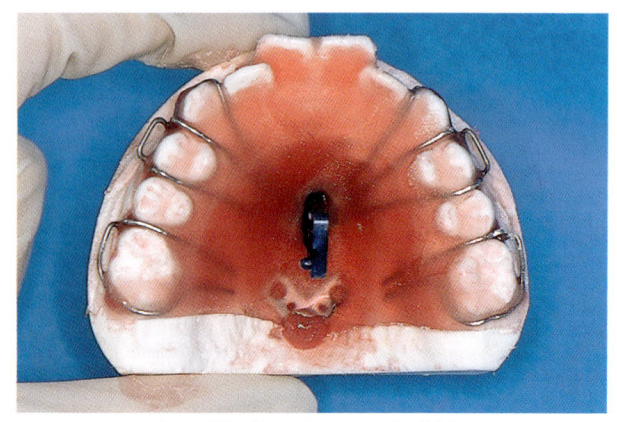

図3-178　レジンの過不足のないことを確認する。

第三章　矯正装置の製作法

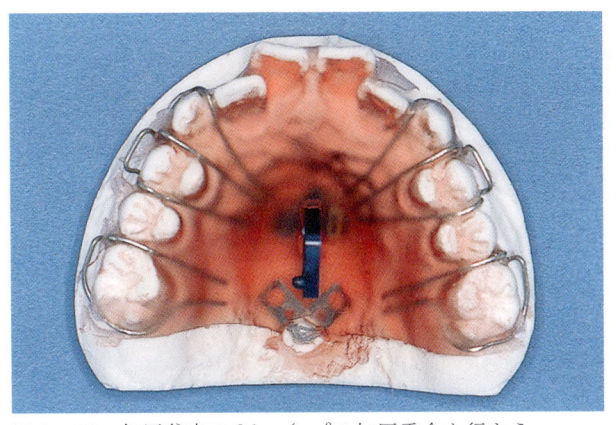

図3-179　加圧釜内で2kg／cm²の加圧重合を行なう。

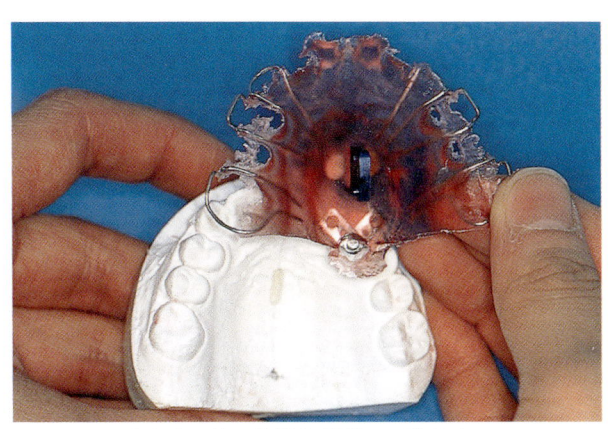

図3-180　重合完了後、装置を模型から撤去する。

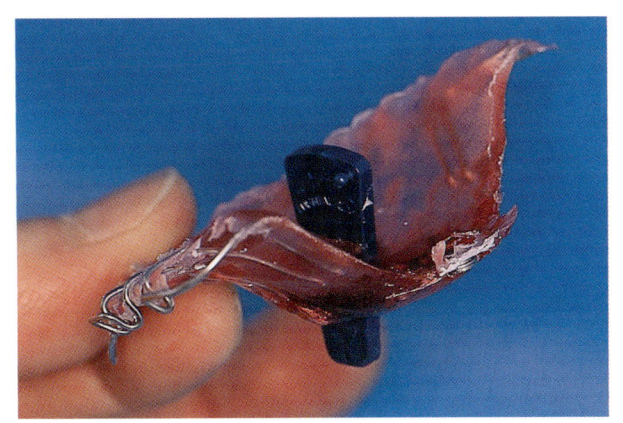

図3-181　この段階では大翼板・小翼板は床についている。

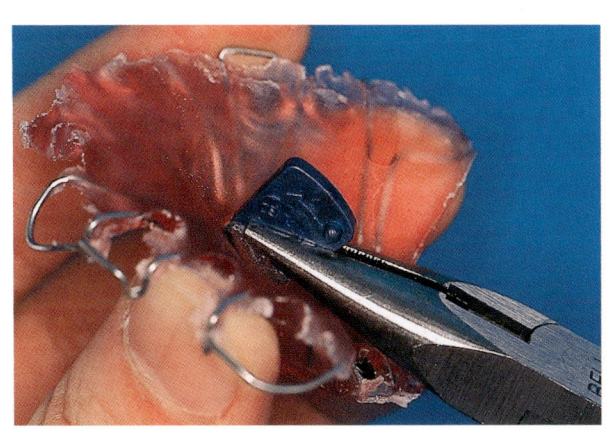

図3-182　プライヤーで大翼板を把持する。

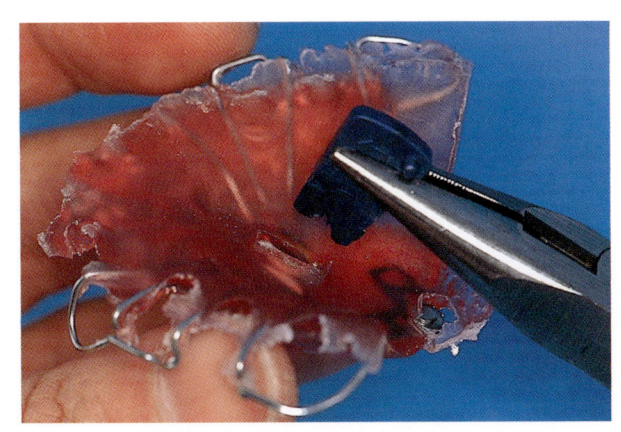

図3-183　大翼板をねじ切る。

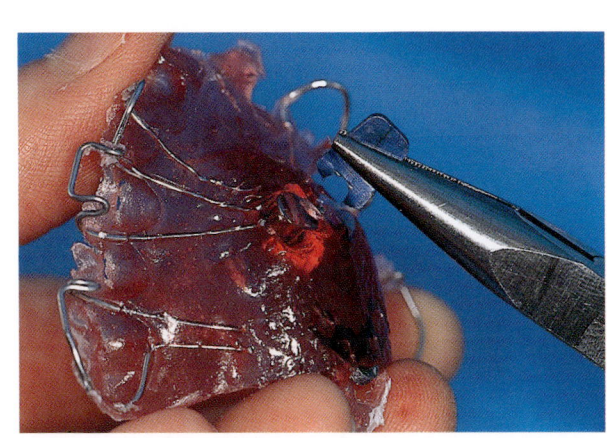

図3-184　小翼板も同様にねじ切る。

79

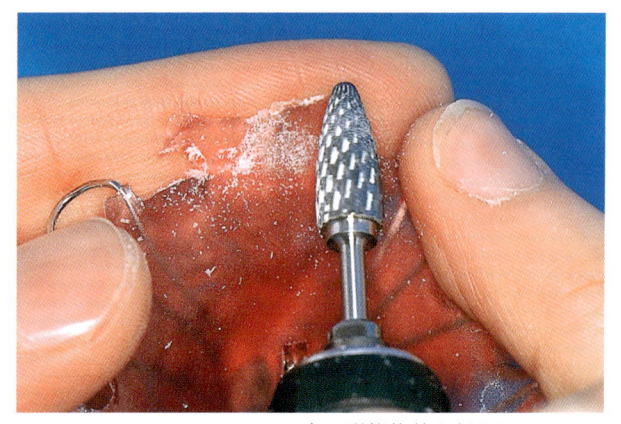

図3-185 カーバイドバーで床の形態修整を行なう。

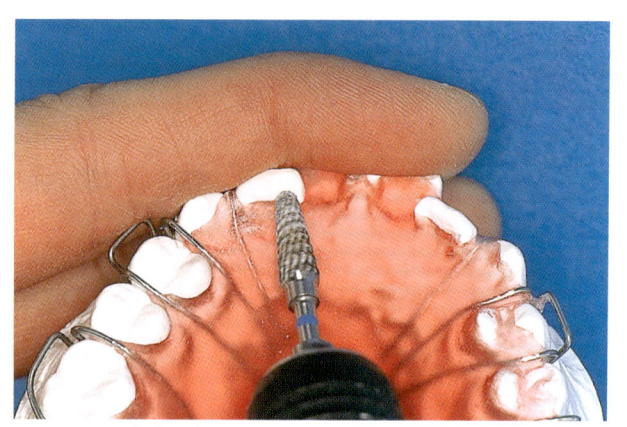

図3-186 歯科医師の承諾が得られれば、歯面との移行部は、模型上で行なったほうが良い。

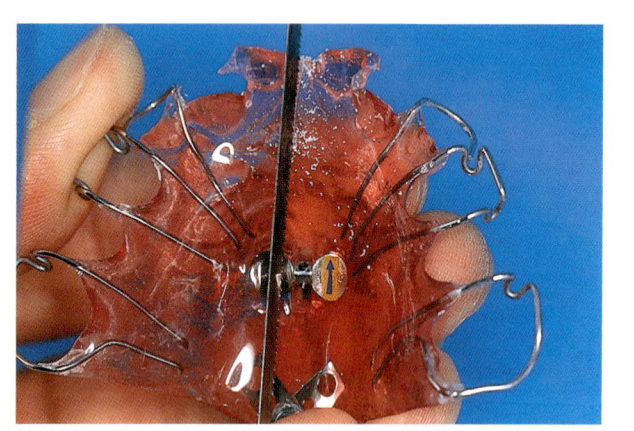

図3-187a、b 通法に従い研磨完成後、糸鋸で装置の分割を行なう。　　a｜b

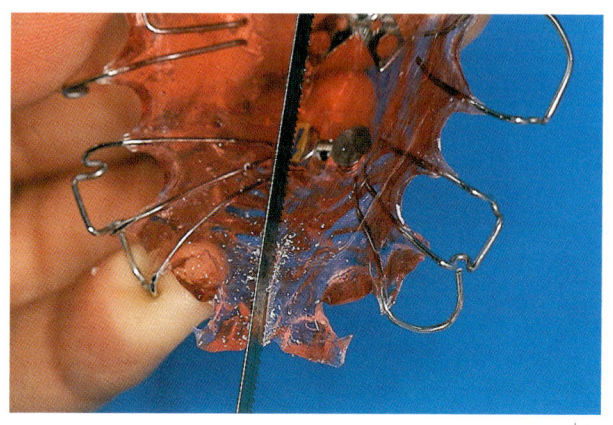

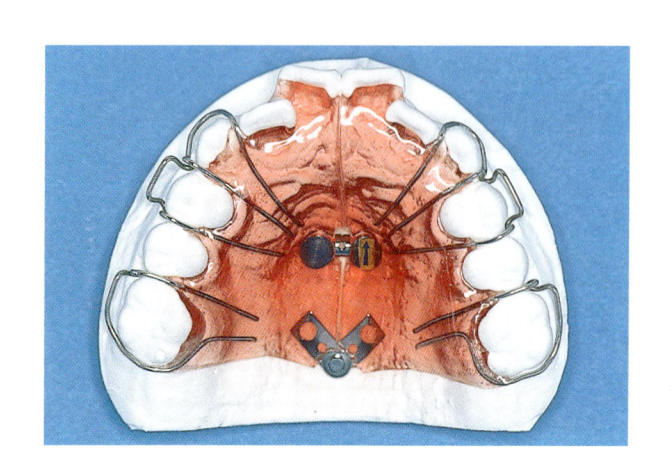

図3-188 分割が完了した装置。

第三章　矯正装置の製作法

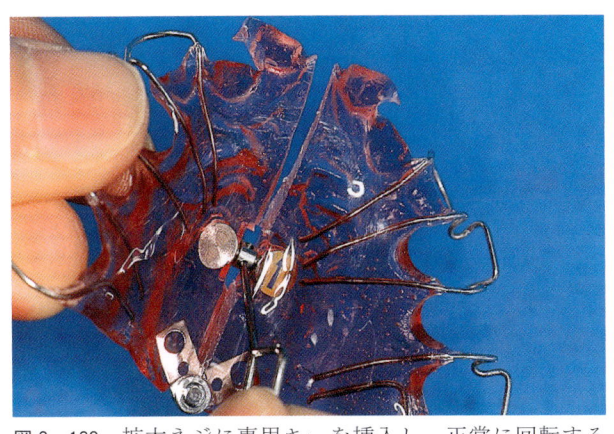

図3-189　拡大ネジに専用キーを挿入し、正常に回転することを確認する。

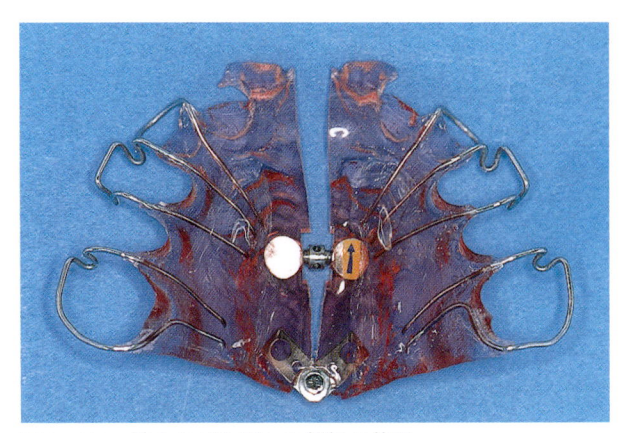

図3-190　拡大ネジを開いた状態の装置。

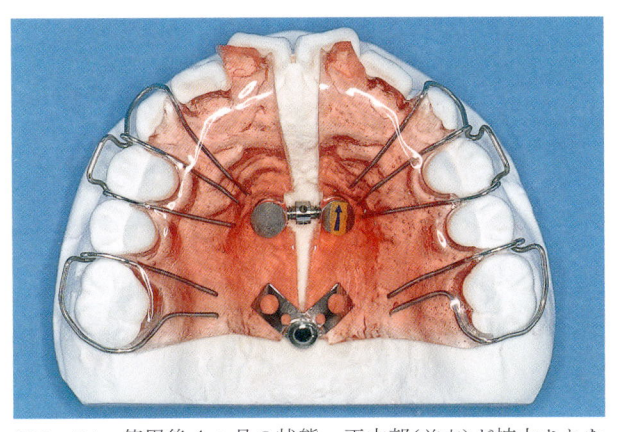

図3-191　使用後4ヵ月の状態。正中部（前方）が拡大されたことがわかる。

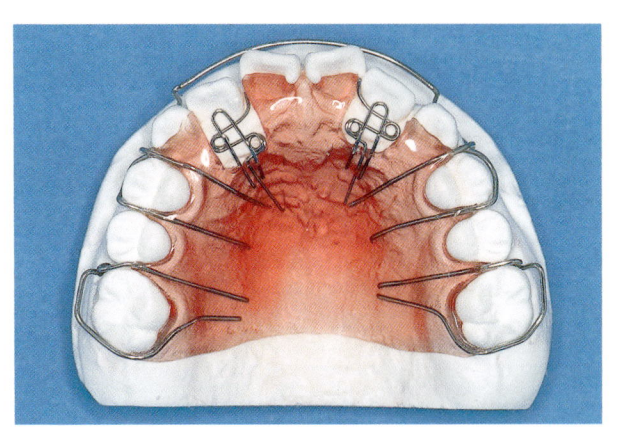

図3-192　本症例はこの後、2|2の唇側移動を行なうために、ヘリカルループを設置した床矯正装置に交換した。

スプリングを応用した場合

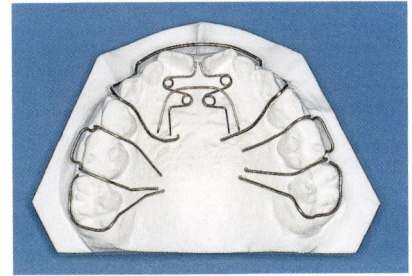

図3-193　スプリングを応用した場合は、維持装置とスプリングの製作を行なう。

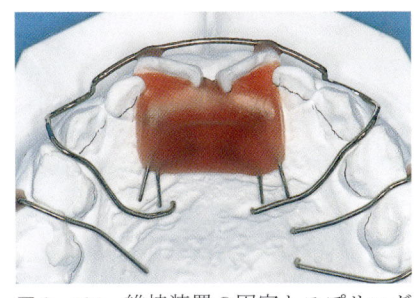

図3-194　維持装置の固定とスプリングの固定を行なう。スプリング部は開放型の床とするため、2〜2.5mmの厚さにワックスを盛り上げる。

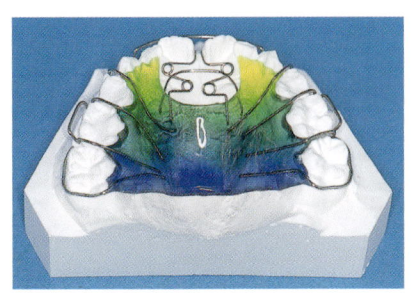

図3-195　通法通りレジンの成形を行ない、研磨する。

81

オクルーザルプレートを用いる場合

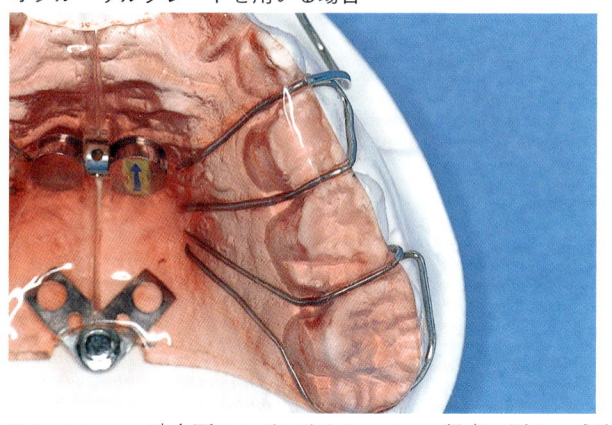

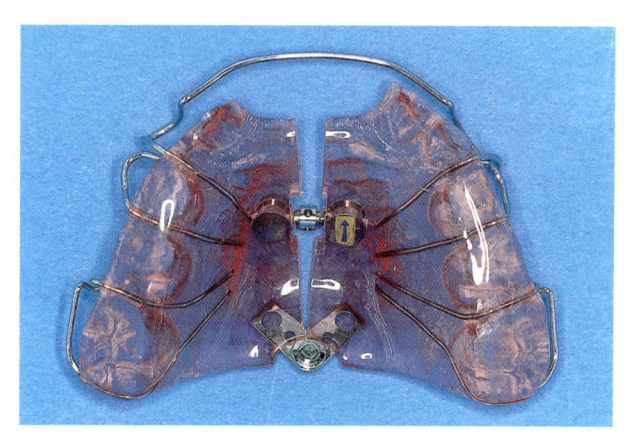

図3-196a、b 咬合面にレジンを0.5〜1.5mm程度の厚さで成形する、オクルーザルプレート付きの装置もある。　a|b

床の色は歯肉色とは限らない。患者（患児）の好みの色を用いたり名前を入れることで、患者（患児）の治療に対する協力が得られやすくなることもある。

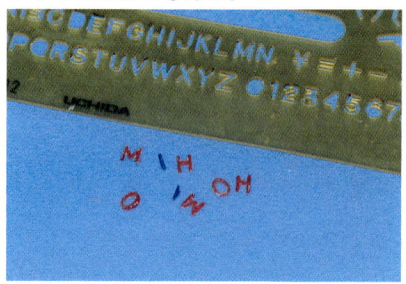

図3-197 名前入れのため、テンプレートを用いてカラーレジンでアルファベットを作っておく。

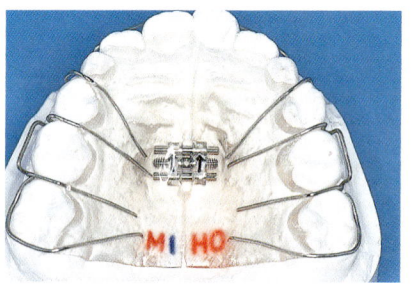

図3-198a、b 患者の名前をレジン成形時に埋め込む。名前が見やすいように、床全体はクリアのレジンで製作した。　a|b

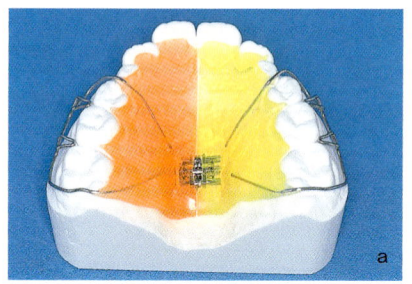

図3-199a、b 正中を拡大する装置では、左右側の色を変えることも可能である。

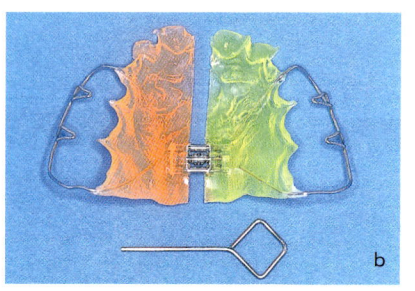

図3-199c 歯肉色とはまったく異なる色を好む患児もいる。

セクショナルスクリューを用いた例

図3-200 左：セクショナルスクリュー。右：通常のスクリュー。セクショナルスクリューは前歯を1歯単位で唇側移動するために用いられる。

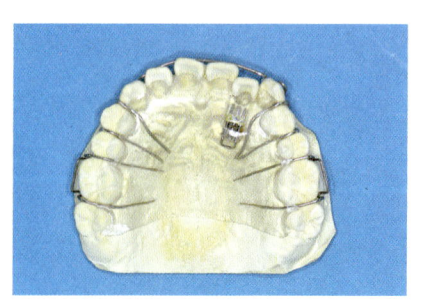

図3-201a セクショナルスクリューを用いて2の唇側移動を行なうための装置。

図3-201b セパレートする時は移動する歯のみが動くように注意して行なう。

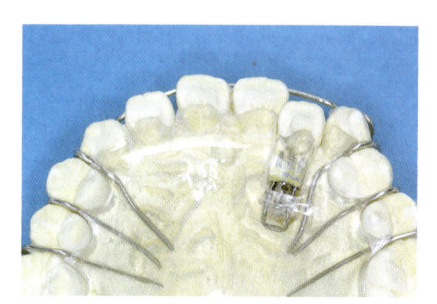

第三章　矯正装置の製作法

4）その他の床型可撤式矯正装置

床型可撤式矯正装置には、拡大ネジやスプリングを用いる器械的矯正装置以外の装置もある。そのうちのいくつかを紹介する。

a．咬合挙上板（オクルーザルプレーン）

咬合挙上板は、アングルⅠ級における過蓋咬合の症例（図3‐202a）に適用される。構成は唇側線と維持装置と床からなり、上顎に装着される。装置を装着することにより、図3‐202bに示すように臼歯部が離開することで挺出する。上下の臼歯部が挺出し、咬合位に達することによって図3‐202cのように過蓋咬合が改善される（図3‐203〜211）。

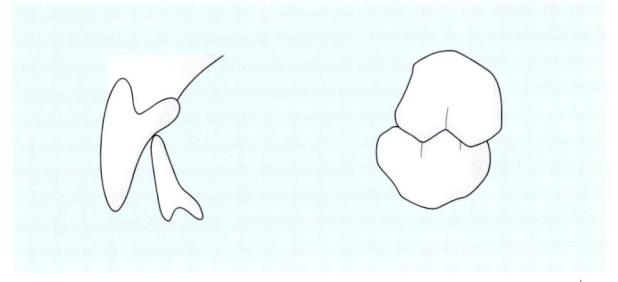

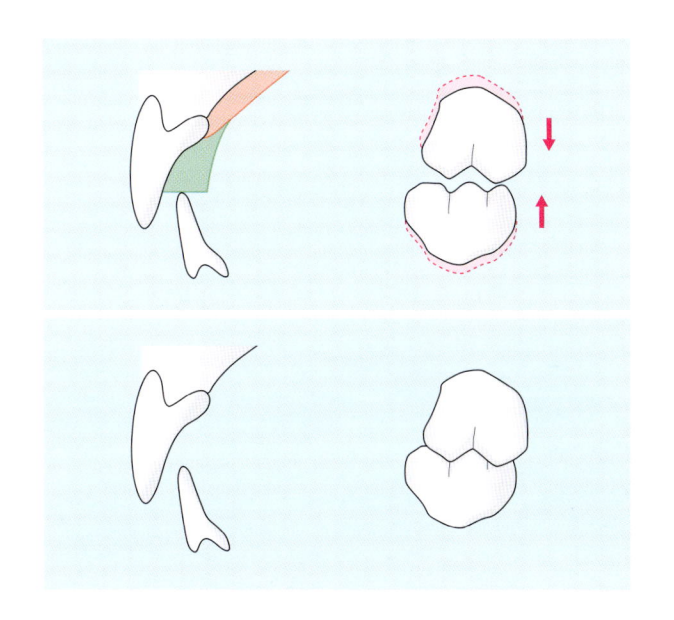

a	b
c	

図3‐202a　アングルⅠ級の過蓋咬合の治療に用いる。
図3‐202b　装置を装着することによって下顎前歯部は装置に接触し、臼歯部は離開し挺出する。
図3‐202c　上下の臼歯部が咬合接触することにより、過蓋咬合が改善される。

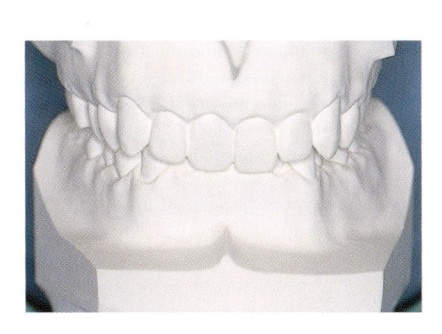

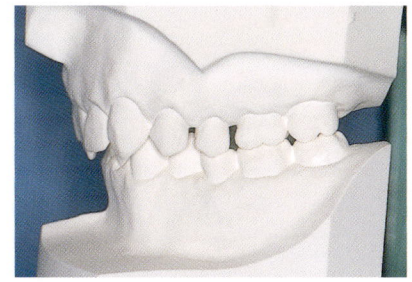

a | b

図3‐203a、b　アングルⅠ級における過蓋咬合の症例に用いる（a：前頭面観、b：矢状面観）。

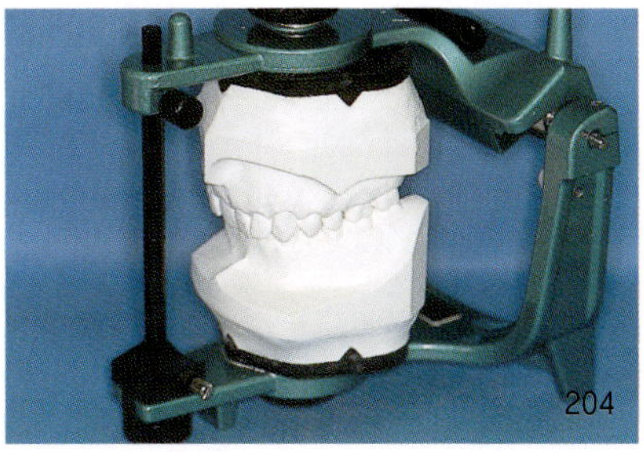

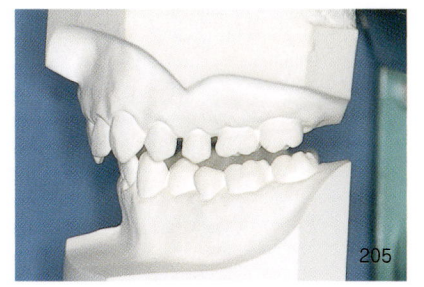

図3‐204　中心咬合位で咬合器へ装着する。
図3‐205　咬合の挙上を咬合器上で行なう。挙上量は症例によって異なるが、通常臼歯部で2〜3mm程度と言われている。前歯部のオーバーバイトが極端に大きい場合は、装着後何度かに分けて、下顎前歯部と接する部分に歯科医師がレジンの添加を行なう。

83

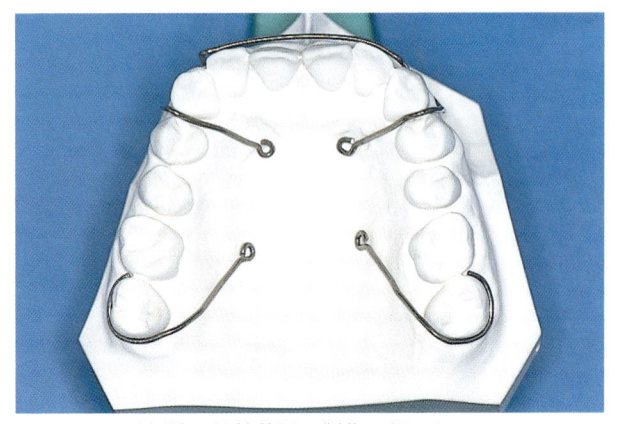

図 3-206　唇側線と維持装置の製作を行なう。

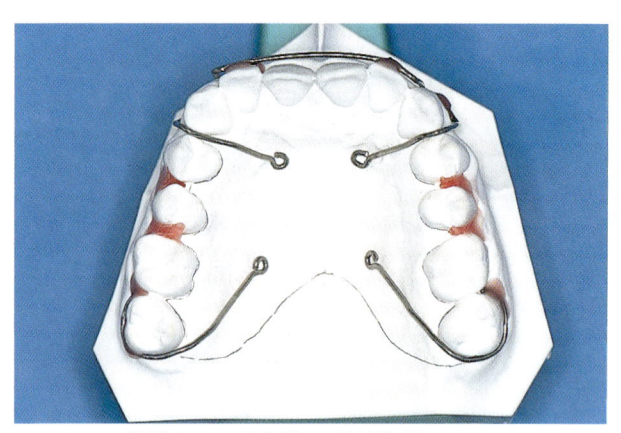

図 3-207　模型上に、唇側線と維持装置をワックスを用いて固定する。

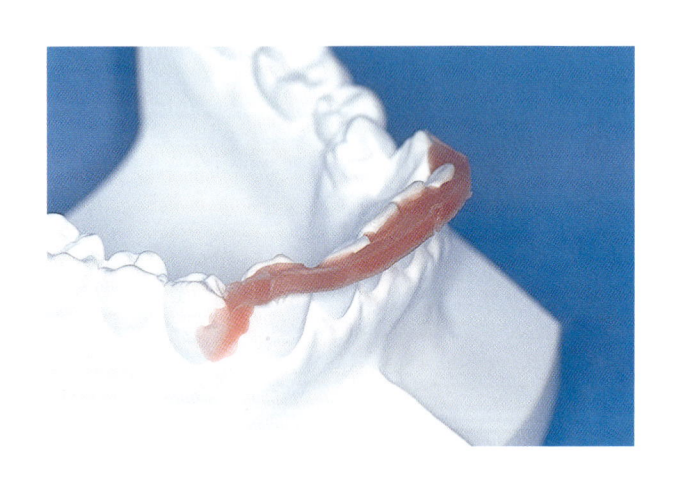

図 3-208　レジン成形時に操作を行ないやすくするため、下顎前歯唇側にパラフィンワックスでテーブルを作っておく。

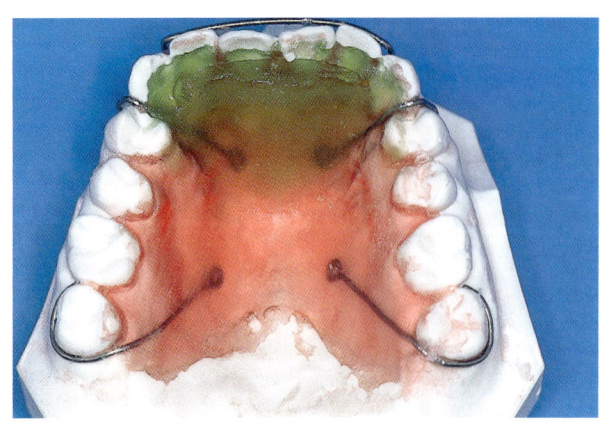

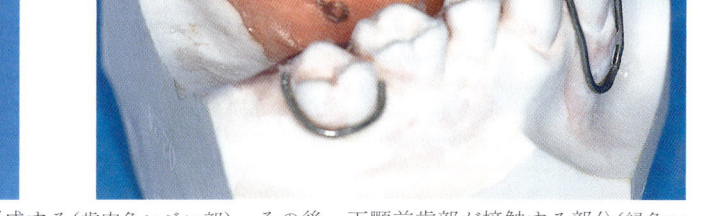

図 3-209a、b　振り掛け法などで1.5〜2.0mm厚の床部を形成する（歯肉色レジン部）。その後、下顎前歯部が接触する部分（緑色レジン部）を混和法などで製作する。

a | b

第三章　矯正装置の製作法

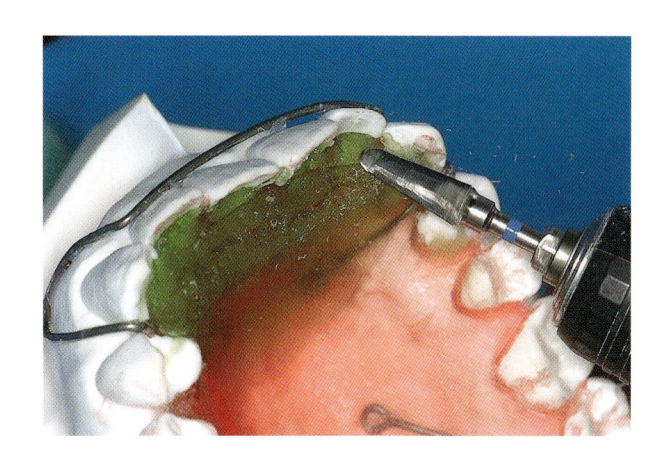

図3-210　カーバイドバーなどを用いて下顎前歯が接触する部分を削合し、平坦にする。

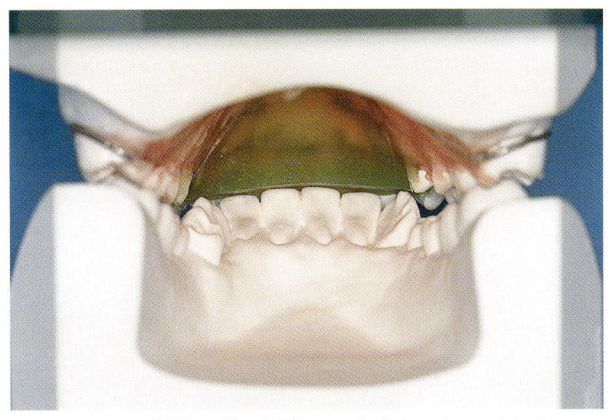

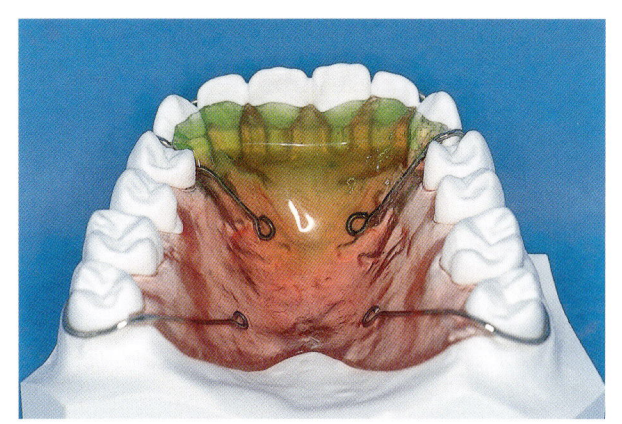

図3-211a、b　通法に従い研磨し、完成する（a：舌側面観、b：咬合面観）。

a|b

b．咬合斜面板（オクルーザルプレート）

咬合斜面板はアングルⅡ級、すなわち下顎遠心咬合を伴う過蓋咬合の症例（図3-212a）に適用される。構成は咬合挙上板と同様である。形態的にも咬合挙上板とほぼ同様であるが、下顎切歯部と接する部分を斜面に形成する。この斜面に下顎前歯が接しながら前方に移動することによって下顎全体が前方移動し（図3-212b）、下顎遠心咬合が改善されることになる。またこの装置は咬合挙上板と同様、臼歯部の挺出によって咬合挙上が行なわれ、オーバーバイトの改善も可能となる（図3-212b、c）。

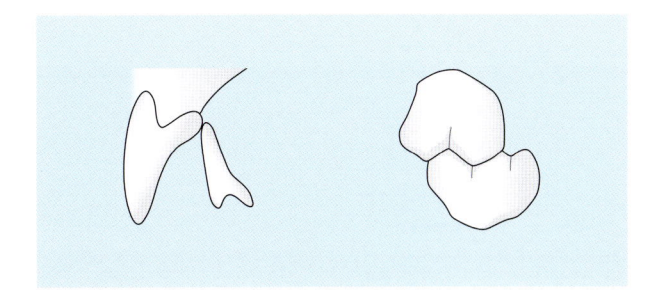

a|b
　|c

図3-212a　過蓋咬合を伴うアングルⅡ級の治療に用いる。
図3-212b　装置を装着することによって、下顎前歯部は斜面に沿って前方へ移動する。このため、下顎全体が前方へ移動し、同時に臼歯部が挺出する。
図3-212c　過蓋咬合と下顎遠心咬合が改善される。

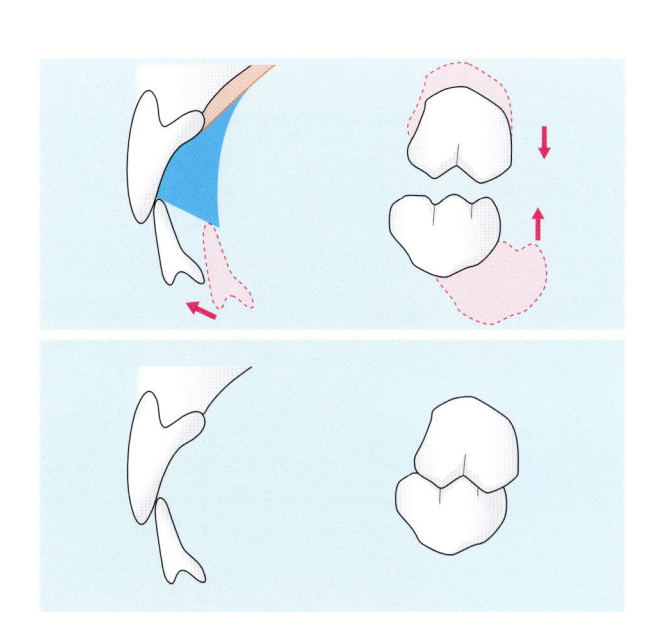

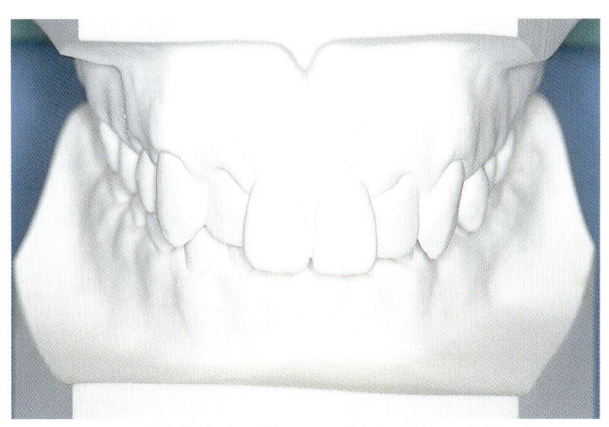

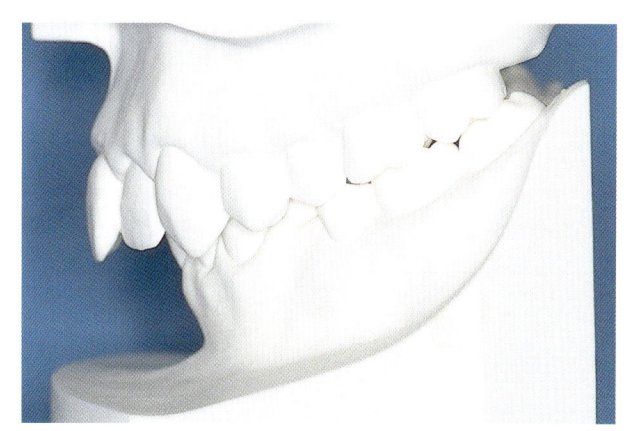

図3-213a、b　過蓋咬合を伴う下顎遠心咬合の症例に用いる（a：前頭面観、b：矢状面観）。　　　　　　　　　　　　　　　　a｜b

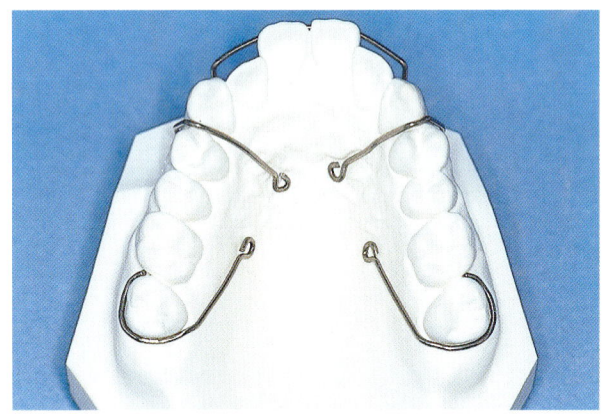

図3-214　唇側線と維持装置の製作を行なう。

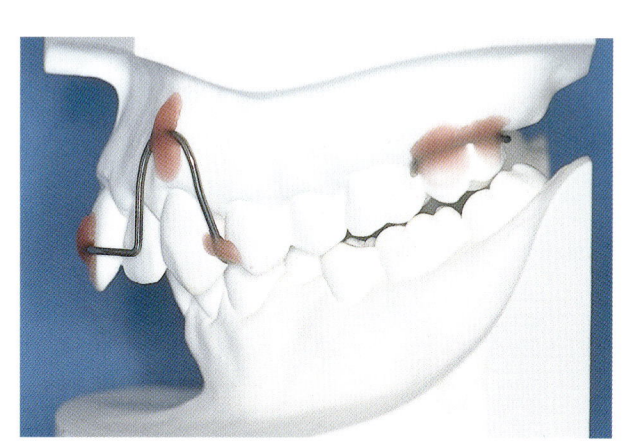

図3-215　模型上に、唇側線と維持装置をワックスを用いて固定する。

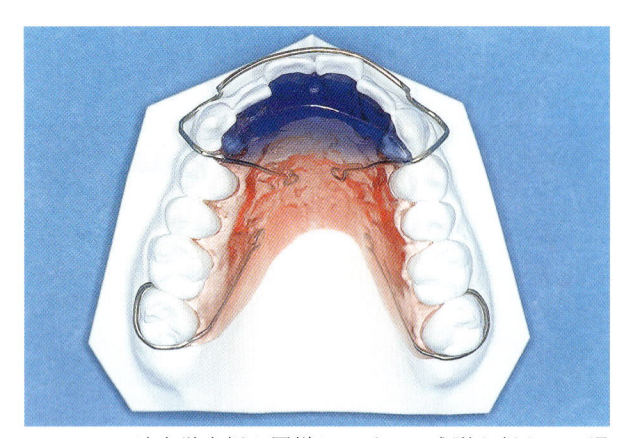

図3-216　咬合挙上板と同様にレジンの成形を行ない、通法に従い研磨する。

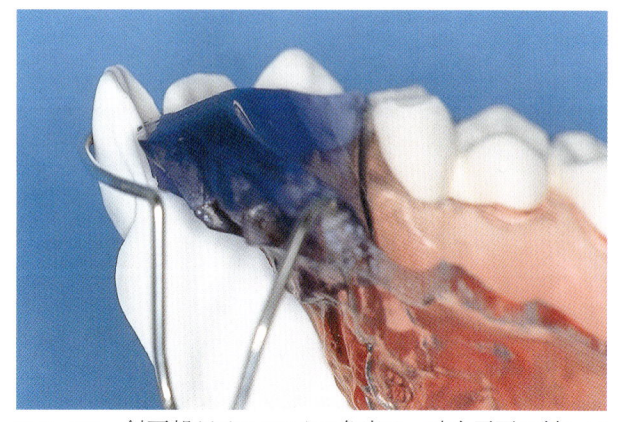

図3-217　斜面部（青色レジン）の角度は、咬合平面に対して45°が良いとされている（わかりやすくするため、模型は正中部から切断してある）。

第三章　矯正装置の製作法

3．アクチバトール（Aktivator）

本装置は Andresen により考案され、Haupl が理論づけた機能的顎矯正装置であり、F.K.O. とも呼ばれる。

1）装置の適応
一般的には、乳歯列期より混合歯列期を対象としている。
①機能的な反対咬合
②下顎の後退を伴う上顎前突
③交叉咬合

アクチバトールは、過蓋咬合に適応するとの考えもあるが、本来咬合挙上のメカニズムがないので適応からは除外したほうが良いと思われる。動的矯正のみでなく、治療後の保定装置として用いることもある。

2）装置の種類
可撤式装置に分類される。また、筋の機能力を矯正力として応用する機能的矯正装置である。

3）装置の構成
本装置の構成は、レジンで製作する床部と矯正用線で製作する誘導線からなる。床部は床翼部（上下顎の粘膜面に接する部分）、誘導面（歯の舌側面に接する部分）、咬面部（上下顎臼歯の咬合面に接する部分）に分けられる。誘導線は $\phi 0.9mm$ の矯正用線を用いて製作され、前歯唇面に接して筋の機能力を歯に伝える役目を担っている。上顎前突症例には上顎唇側誘導線（顎内誘導線）、反対咬合症例には顎間誘導線が用いられる。

4）装置の特徴
本装置は、構成咬合位で構成咬合器に付着された作業模型にて製作される。構成咬合位とは、筋の力を矯正力（機能力）として利用することができる下顎位のことである。アクチバトールを口腔内に装着すると下顎は構成咬合位の状態にあり、顎の周囲筋は装置装着前の状態に顎位を戻そうとする。このときの筋の機能力が床部や誘導線に伝達され、矯正力が発現することになる。

5）装置の製作法（顎間誘導線を用いた症例）
ここでは、構成咬合位の採得可能な反対咬合症例について、製作法を記す（図3-218～241）。

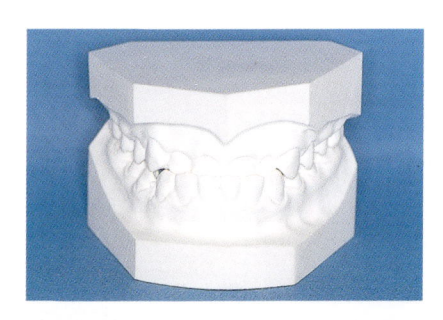

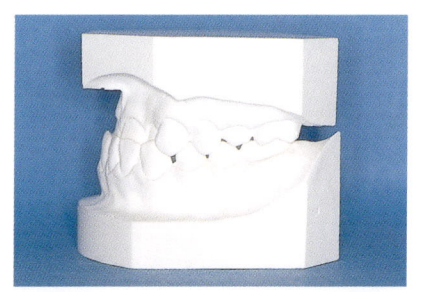

図3-218　反対咬合例。正面観。
図3-219　側面観。
図3-220　歯科医師により構成咬合位の採得が行なわれる。正面観。
図3-221　側面観。

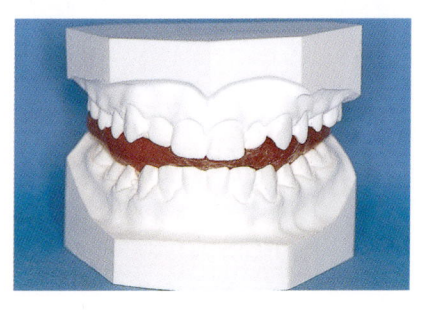

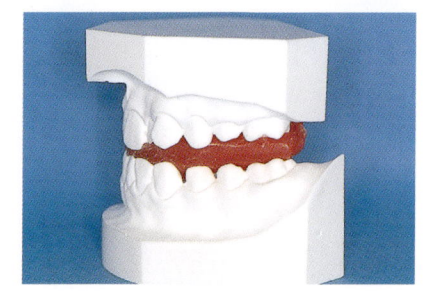

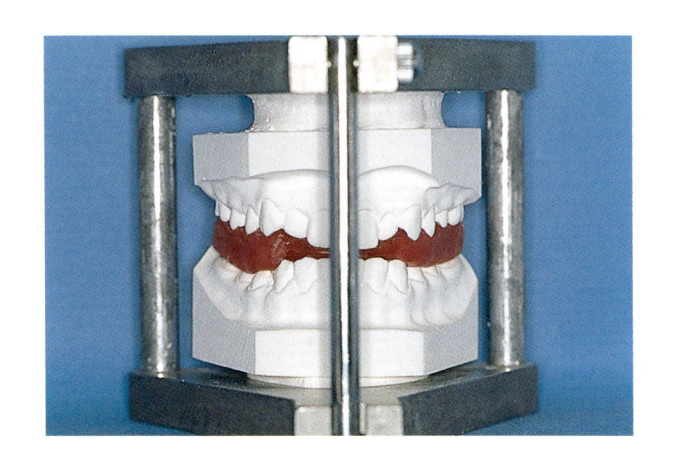

図3-222 上下模型を構成咬合位で構成咬合器に装着する。今回用いた構成咬合器（YDM社）は、後方に2本の支柱がある。このタイプの構成咬合器を用いる場合は、模型を構成咬合器のできるだけ後方に装着すると、後の操作が容易となる。

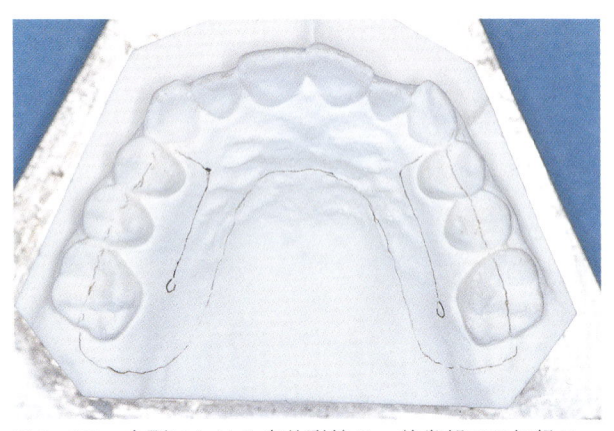

図3-223 上顎における床外形線は、前歯部では切縁に一致させ、臼歯部は中心溝を連ねた位置とする。床翼部は舌側歯頸部から10mm前後とする。後縁は最後臼歯から2〜3mm後方とする。

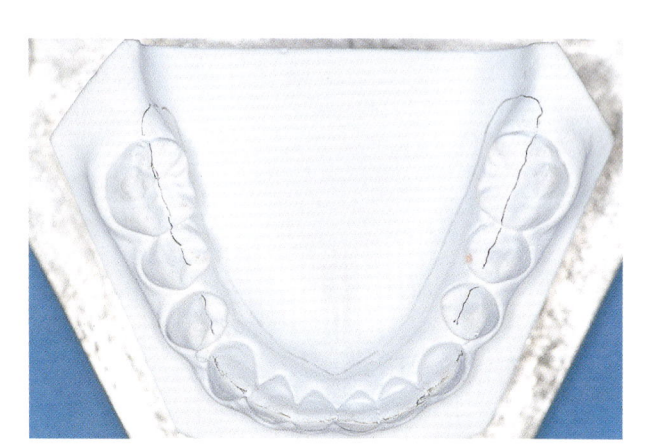

図3-224 下顎における床外形線は、前歯部では上顎同様切縁に一致させる。臼歯部は上顎同様中心溝を連ねるとの考えかたもあるが、交叉咬合ではない場合は上顎の歯列弓よりも下顎の歯列弓の幅径が小さいことを考えると、中心溝と頰側咬頭の中間あるいは頰側咬頭を連ねた位置に設定するのが良い。床翼部は口腔底部から1〜2mm上方とする。後縁は最後臼歯から2〜3mm後方で、上顎の後縁と近遠心的に一致する位置とする。

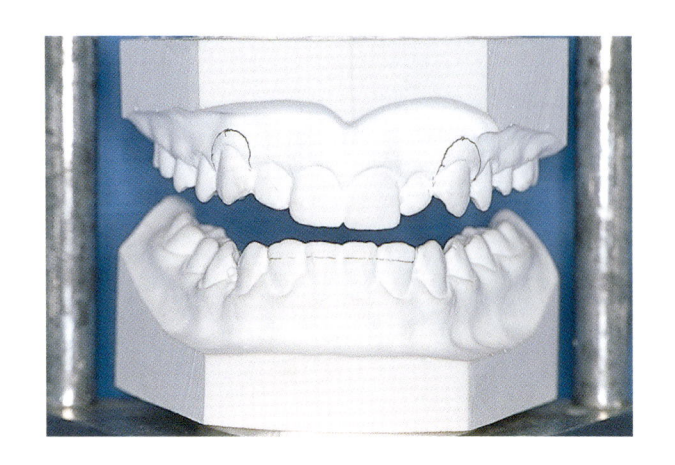

図3-225 誘導線の外形線記入を行なう。本症例は反対咬合症例であるため、顎間誘導線を用いる。下顎側切歯間の4前歯の切縁側1/2〜1/3を通り、下顎側切歯遠心から上顎に向かう。上顎犬歯の歯頸部と歯肉頰移行部の中間でループを描き、第一小臼歯近心を通って上下顎の中間で舌側（口蓋）に向かう。

88

第三章　矯正装置の製作法

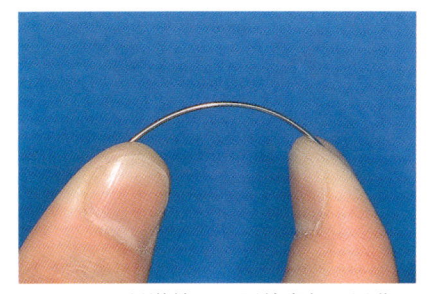

図3-226　誘導線の下顎前歯部の屈曲を行なう。φ0.9mmの矯正用線を、左右の手指でしごきながら屈曲する。

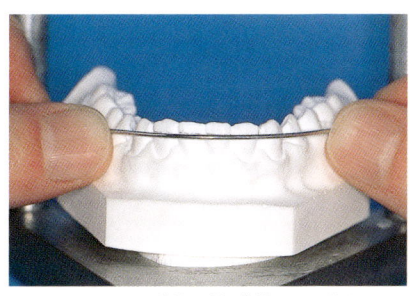

図3-227　正面観。外形線に一致するように直線で屈曲する。

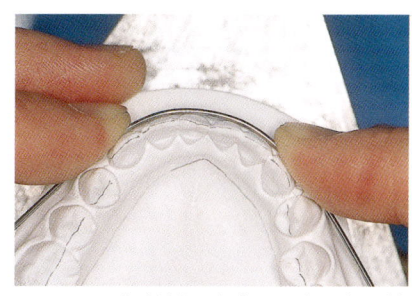

図3-228　切縁観。各歯に1点で軽く接するように屈曲する。

229|230

図3-229　上顎に向かう部分からは、ヤングのプライヤーを用いて屈曲する。

図3-230　左右側とも上顎に向かう部分の屈曲を行なう。

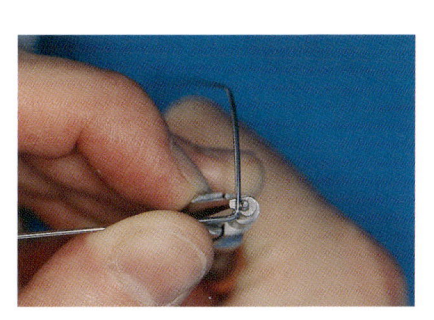

231|232

図3-231　犬歯部のループは、歯肉部に接しないように屈曲する。

図3-232　犬歯部でループとなった誘導線を、上下顎の中間で舌側（口蓋）に向かって屈曲する。

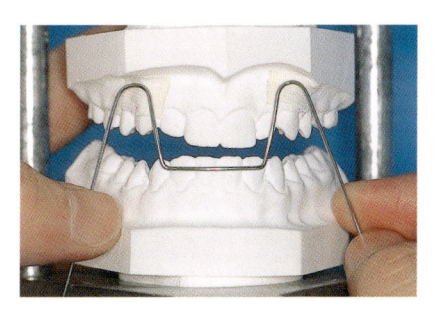

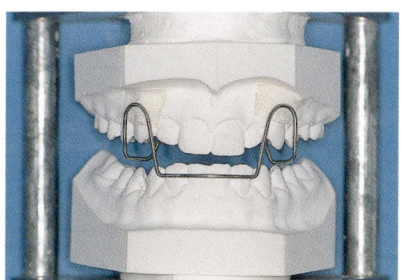

233|234

図3-233、234　口蓋側では歯や粘膜面に接することがないようにして、口蓋面形態に沿わせるように屈曲し、ループ状の維持を作り、誘導線の屈曲を終える。誘導線が下顎4前歯以外の歯や粘膜面に接していないことを確認する。

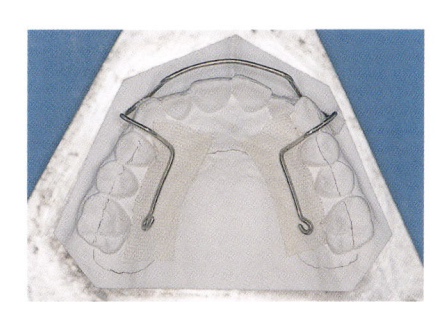

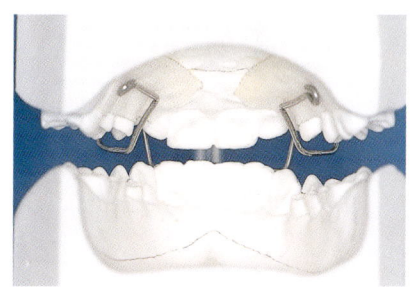

235|236

図3-235　顎間誘導線を、上顎模型上の唇側部でワックスで固定。スラリーウォーターに浸漬し、模型に水分を吸収させる。その後、石膏分離剤を模型に塗布し、レジンの添加を行なう。上下顎とも咬面部・誘導面の部分を、振り掛け法にて行なう。

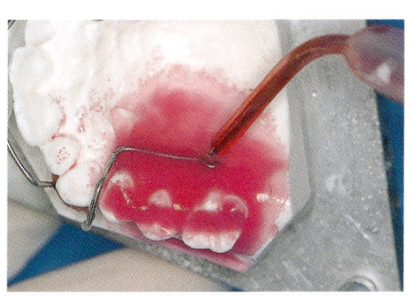

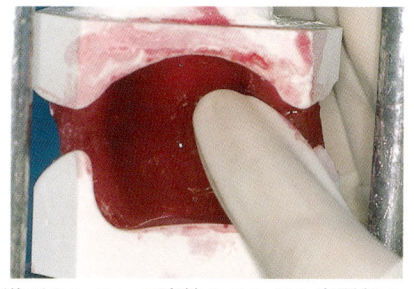

図3-236　咬合器上で上下顎の咬面部・誘導面をレジンで連結させながら床翼部の製作を行なう。スプレッド法などを用いながら、グローブをはめた手指で床翼部の形成を行なう。この操作は咬合器後方から手指を用いて行なうこととなる。このため、前述したように上下顎模型を咬合器の後方に装着していることが有効となる。

89

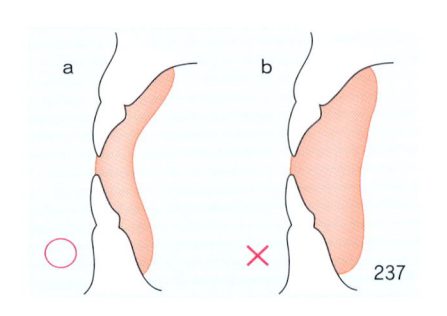

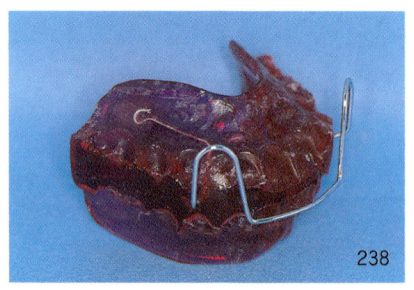

図3-237 床翼部の成形時には、aのように舌感および舌の運動を考慮した形態に仕上げる。

図3-238 通法に従い、レジン部の研磨を行なう。舌が触れる床翼部の舌側面の研磨は十分に行なう。咬面部や誘導面は、装置装着時に歯科医師により調整が行なわれるときの基準となるので、研磨時に形状を損なってはならない。

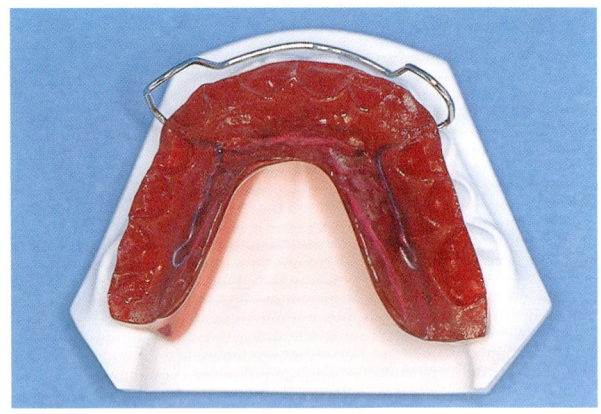

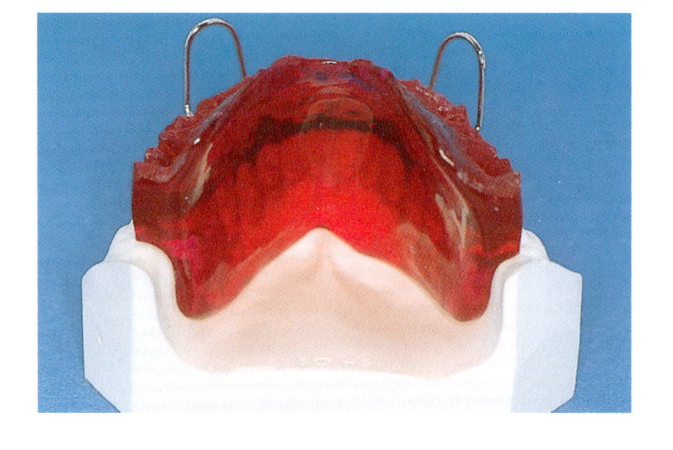

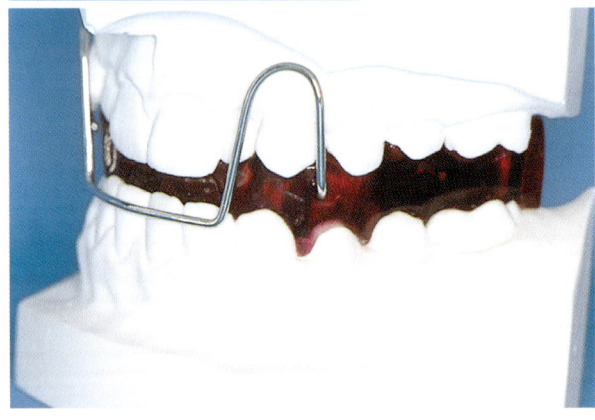

239	240
241	

図3-239 研磨完成したアクチバトール。下顎模型に装着した状態。
図3-240 後方面観。
図3-241 側方面観。

6) 上顎唇側誘導線を用いた症例

本症例は軽度の上顎前突と叢生症例である。拡大ネジを加えて顎の側方への成長発育を促すことを目的として治療を行なった（図3-242～246）。

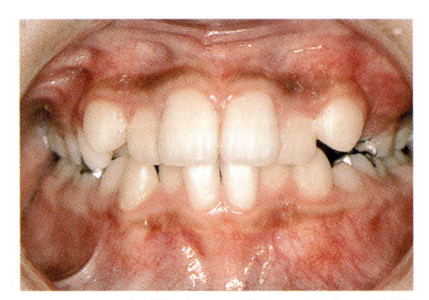

図3-242 初診時の口腔内。軽度の上顎前突と叢生が認められる。

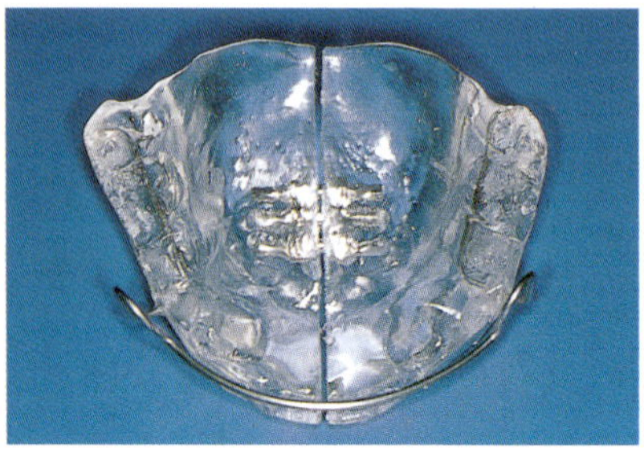

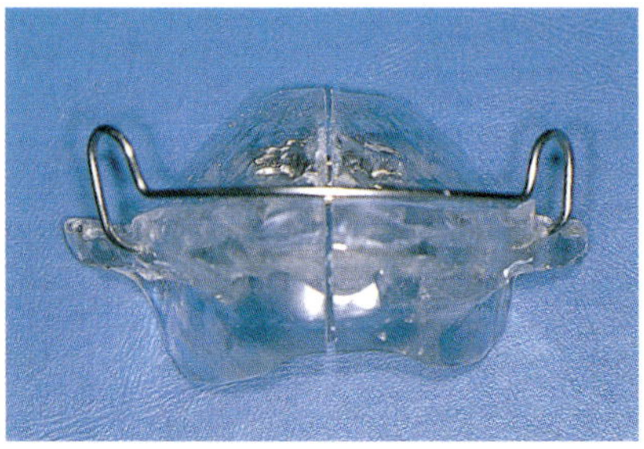

図3-243、244 上顎誘導線を用いたアクチバトールの正中部に、拡大ネジを埋入した装置の製作を行ない装着した。

243 | 244

90

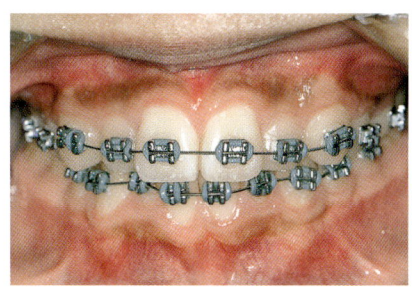

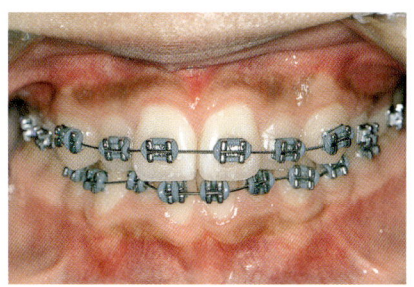

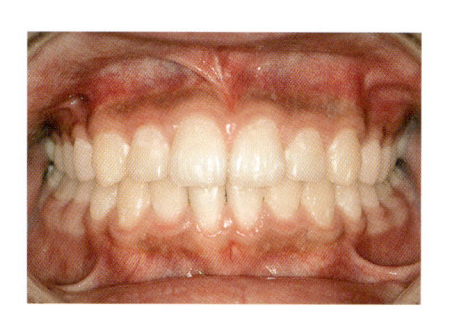

図3-245 アクチバトールにて治療後、装置をマルチブラケットに変更した。
図3-246 5ヵ月後。叢生が改善された。

4．バイオネーター(Bionator)

　バイオネーターはアクチバトールと同様に筋の機能力を応用した装置であり、製作は構成咬合位で行なわれる。Balter の原型には、どの型にも Vestibular wire が設置されているが、最近使用されているタイプには設置されていない。ここでは、現在多用されているタイプのバイオネーターの製作方法について述べる（図3-247～256）。

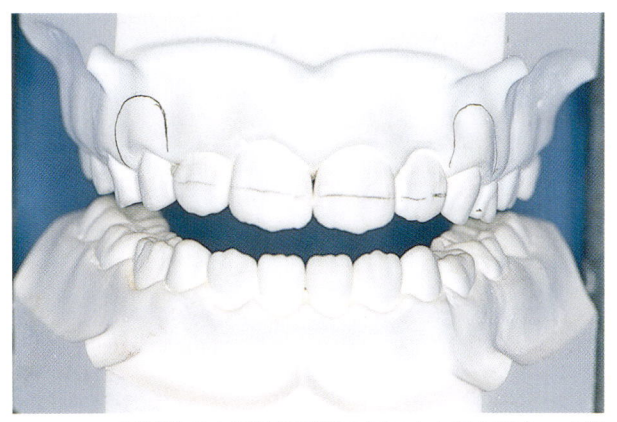

図3-247 唇側線は上顎側切歯間の歯冠中央部を通り、犬歯部でループを作り、犬歯遠心部から口蓋に入る。φ0.9mm の矯正用線を用いて屈曲する。

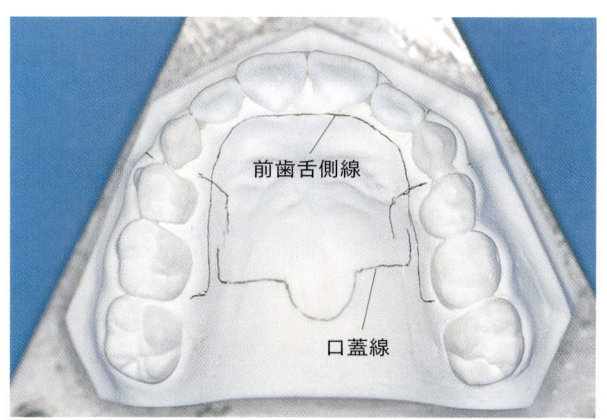

図3-248 口蓋線は大臼歯部で両側の床を連結する。屈曲はφ1.2mm の矯正用線を用いて行なう。前歯舌側線は、前歯の基底結節に接するように屈曲する。屈曲はφ0.8～0.9mm の矯正用線を用いて行なう。

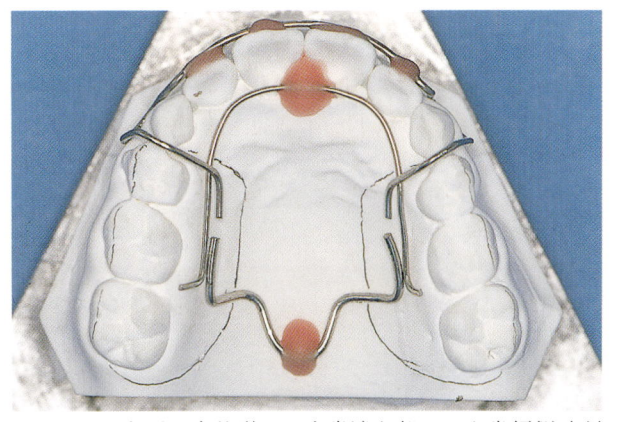

図3-249 上顎の床外形は、犬歯遠心部から臼歯頬側咬頭を連ねた位置とし、口蓋側は歯頸部から5～10mm の範囲で、あまり広くしない。屈曲は、すべて上顎模型上で行なわれる。屈曲の終了した各矯正用線をワックスで固定する。口蓋線が口蓋部から1～2mm 離れていることを確認する。

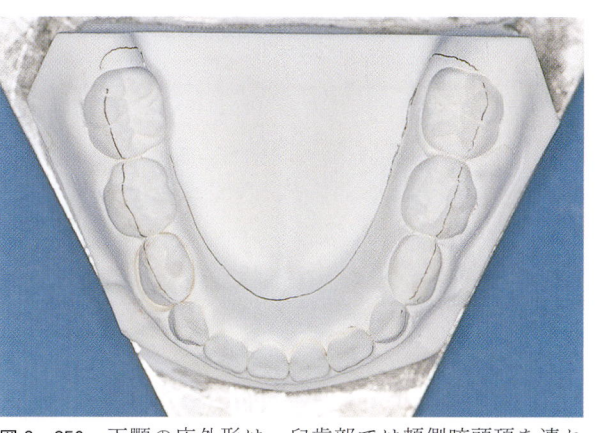

図3-250 下顎の床外形は、臼歯部では頬側咬頭頂を連ねた位置とし、前歯部では切縁をわずかに覆う。

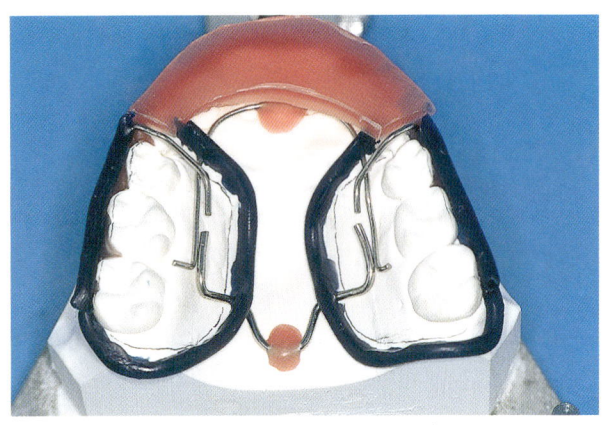

図3-251 床外形に沿ってキャスティングワックスなどを用いて堤状の形成を行なう。また前歯部においては上顎切歯切縁の口蓋側に3〜5mm幅に板状にしたパラフィンワックスを設置する。これは、後のレジン操作を行ないやすくするためである。

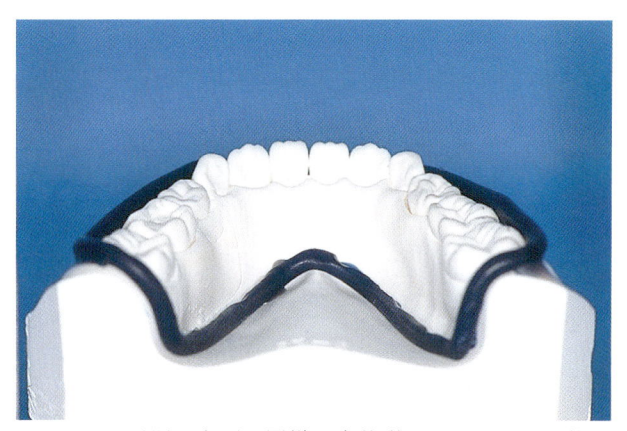

図3-252 下顎も上顎と同様に床外形をワックスで堤状に囲む。

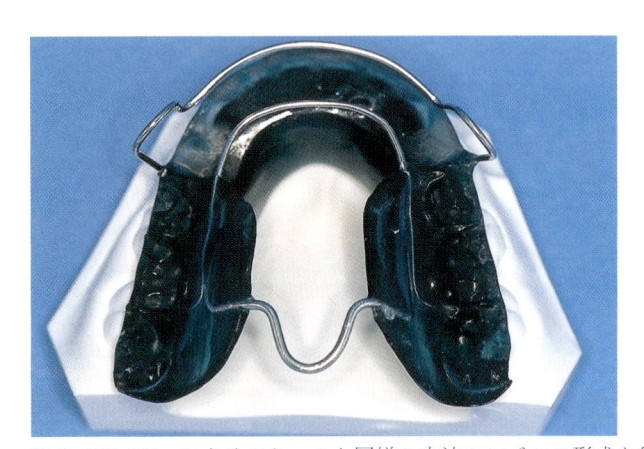

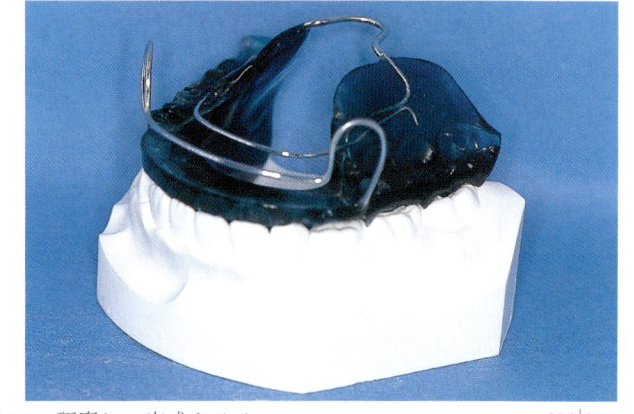

図3-253、254 アクチバトールと同様の方法でレジンの形成を行ない、研磨し、完成させる。

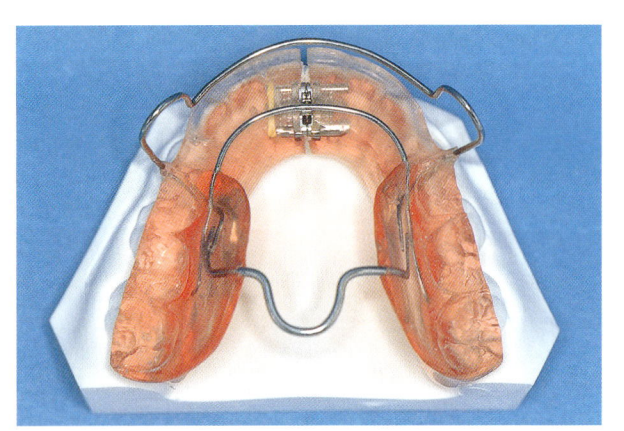

図3-255、256 正中部に拡大ネジを入れて製作する症例もある。

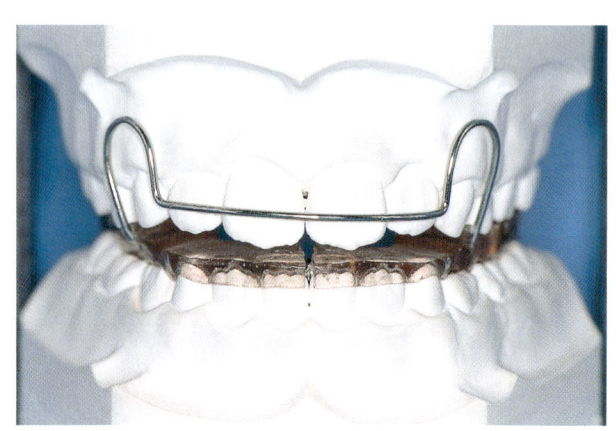

5．エラスティッシェ オフェネ アクチバトール(Elastische Offene Aktivator)

　Elastische Offene Aktivator(以下 E.O.A. と略す)、すなわち弾性開放型アクチバトールは、1969年 Klammt によって発表された装置である。

1) 装置の適応
①上顎前突を伴った下顎遠心咬合
②前歯部反対咬合
③交叉咬合
などである。

2) 装置の種類
　アクチバトールと同様、可撤式で機能的矯正装置であるが、症例によって構成の一部である弾線をアクチベイト(活性化)することもある。

3) 装置の構成
　基本的構成は以下の通りである。
①上顎舌側誘導線
②口蓋弧線
③下顎舌側誘導線
④上顎唇側誘導線
⑤下顎唇側誘導線
⑥筋圧排除装置(Pellotten)
⑦床部

4) 装置の特徴
　前歯部に床がないので舌の運動を妨げない。また、口呼吸がしやすく、口呼吸・鼻疾患を伴う症例に使用できる。アクチバトールと異なり、食事・運動時などを除けば1日中使用できるため、矯正力の作用が効果的である。

5) 装置の製作法
　適用例によっては床の外形や口蓋弧線の形状が異なる。ここでは、反対咬合の症例の製作法について記す(図3-258〜282)。

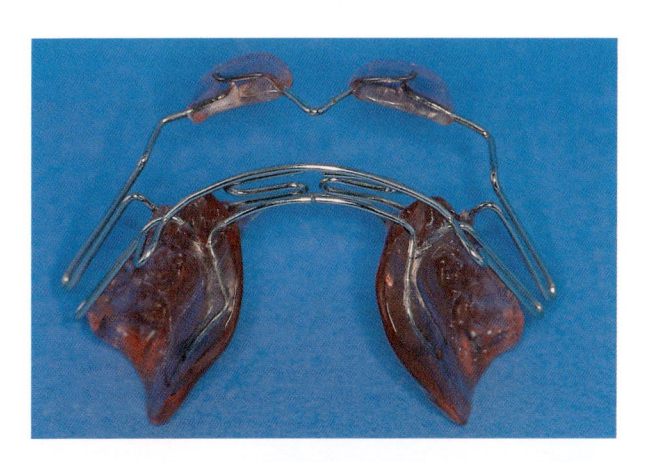

図3-257　E.O.A.。

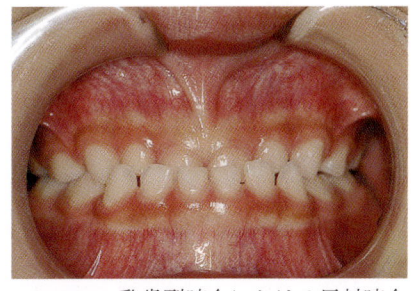

図3-258　乳歯列咬合における反対咬合の症例。正面観。

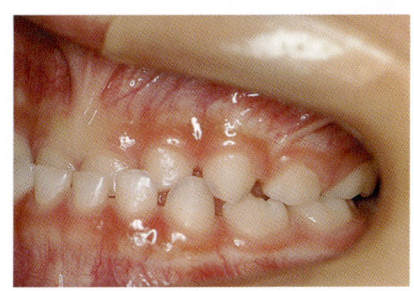

図3-259　側面観。

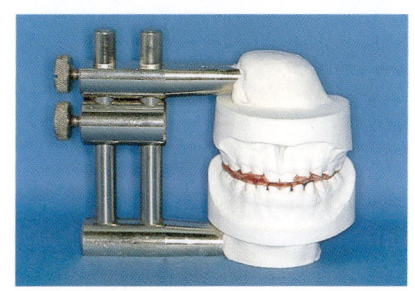

図3-260　構成咬合位で、構成咬合器(オーソデントラム)に装着する。

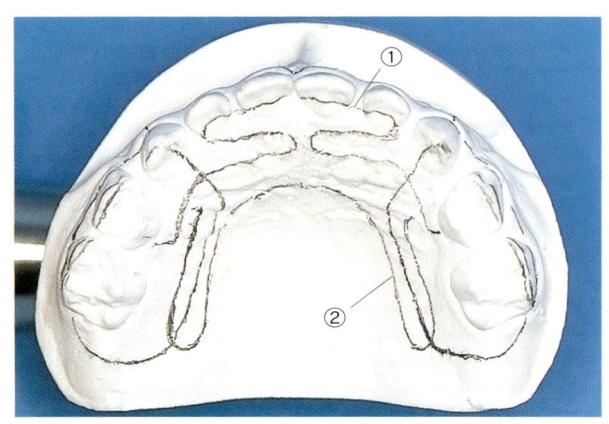

図3-261　①上顎舌側誘導線は、歯冠の上下的中央で乳中切歯近心から乳側切歯遠心に向かいループを作る。正中付近でさらにループを作り床内に入る。②口蓋弧線は反対咬合の症例においては、近遠心的には左右乳犬歯遠心部を結んだ位置で正中を最凸部とする放物線を描き、最後方臼歯後縁でループを作り床内に入る。上顎の床外形は乳犬歯尖頭から頬側咬頭頂を連ねた線と一致させ、最後方臼歯後縁から2〜3mm後方までとする。口蓋側は舌側歯頸部から5〜7mm程度とする。

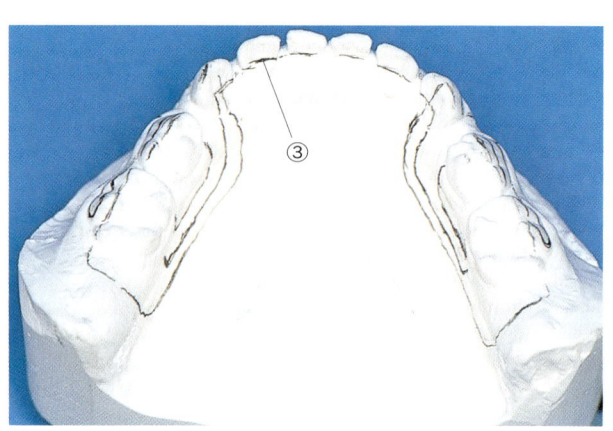

図3-262　③下顎舌側誘導線は乳中切歯近心から乳犬歯遠心まで歯冠の上下的中央を通り、乳犬歯遠心で床内に入る。下顎の床外形は乳犬歯尖頭から頬側咬頭頂を連ねた線と一致させ、最後臼歯後縁から1〜2mmまでとする。舌側は口腔底最深部から2〜3mm上方とする。

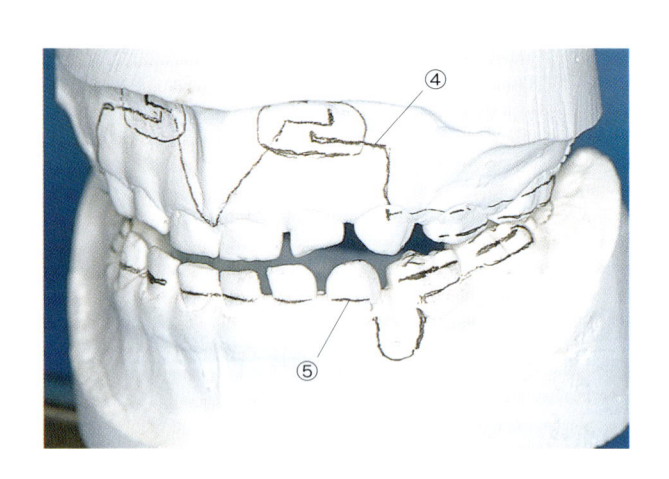

図3-263　④上顎唇側誘導線は正中部から左右側にそれぞれ歯肉頬移行部最深部へ向かい、乳犬歯中央部から臼歯歯頸部を通り、最後方臼歯部でループを作り近心へ戻り、第一乳臼歯近心部から舌側へ向かい床内に入る。⑤下顎唇側誘導線は前歯の歯頸部を通り、最後方臼歯遠心部で近心に向かい、第一乳臼歯近心部から舌側へ向かい床内に入る。原型にはループはないが、調整のために乳犬歯遠心部にループを設定する。筋圧排除装置(Pellotten)は、左右ともに唇側歯肉頬移行部最深部をカーバイドバーなどで5mmほど深く設定しておくと筋圧の排除が確実となる。

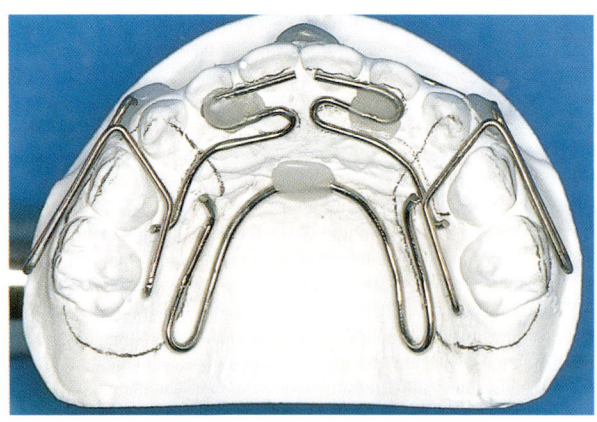

図3-264　口蓋弧線はφ1.2mm、上顎舌側誘導線・上顎唇側誘導線はφ0.9mmの矯正用線で屈曲する。ただし上顎舌側誘導線は、アクチベイトさせて積極的に唇側移動を行なう場合はφ0.8mmの矯正用線を用いることもある。

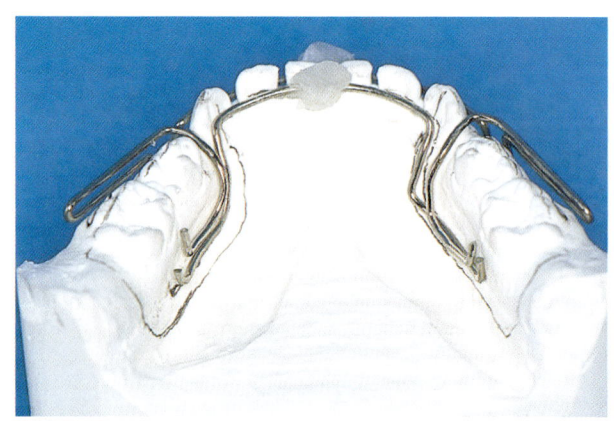

図3-265　下顎舌側誘導線はφ0.9mmの矯正用線を用いる。下顎舌側誘導線は舌圧の排除を行ない、切歯の舌側傾斜の妨げとならないように前歯部舌側とはわずかに離して屈曲する。

第三章　矯正装置の製作法

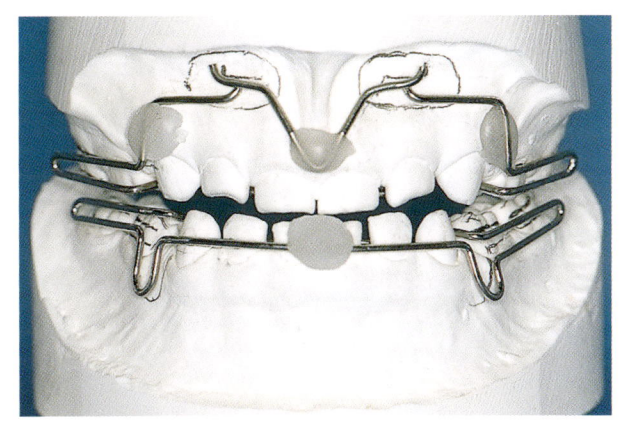

図3-266　上顎唇側誘導線・下顎唇側誘導線とも0.9mmの矯正用線を用いる。上顎唇側誘導線は筋圧排除が目的であるため、歯や粘膜面相当部に接することがないように屈曲する（図3-264参照）。とくに上顎誘導線の唇側部は、粘膜面相当部から1.5〜2.5mm程度離して屈曲する。下顎唇側誘導線は、前歯部は歯頸部に接し、他の部分は上顎唇側誘導線同様筋圧排除が目的であるため、歯や粘膜面相当部とは離して屈曲する。

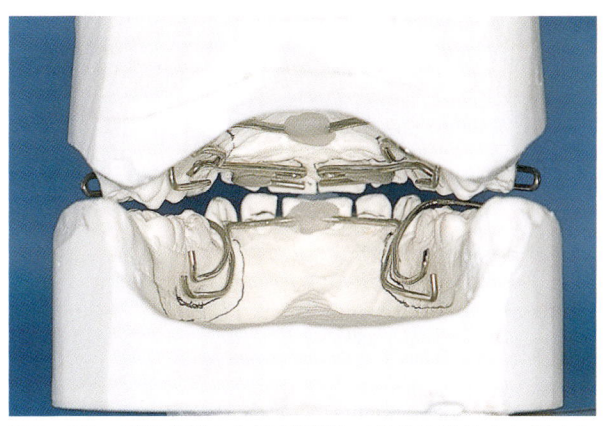

図3-267　屈曲を終えた舌側面観。床が必要以上に厚くならないように、床内で矯正用線が重ならないようにする。

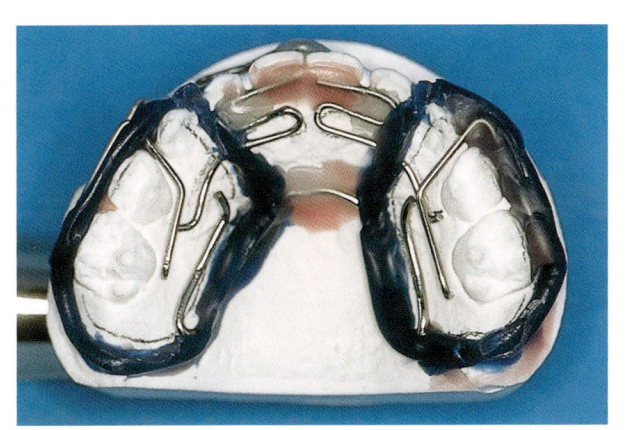

図3-268　屈曲を終えた矯正用線をワックスで固定する。床外形に沿ってレジンが流出しないための堤を作る。

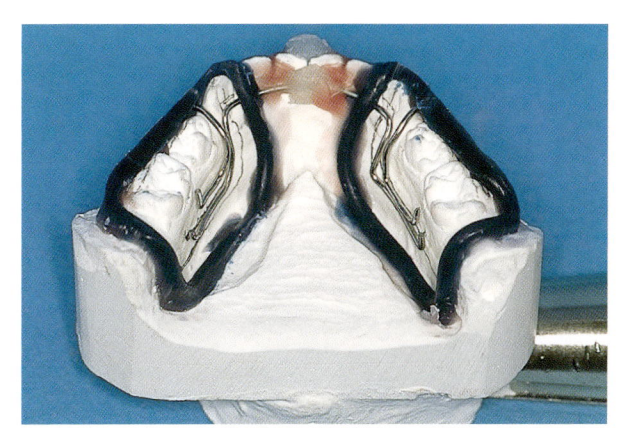

図3-269　下顎も同様にワックスで堤を作る。

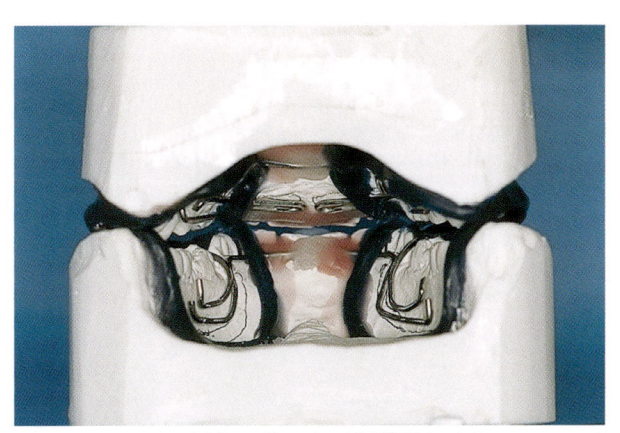

図3-270　レジン添加の前に上下顎模型を咬合させ、レジン流出防止のための堤の高さを確認する。

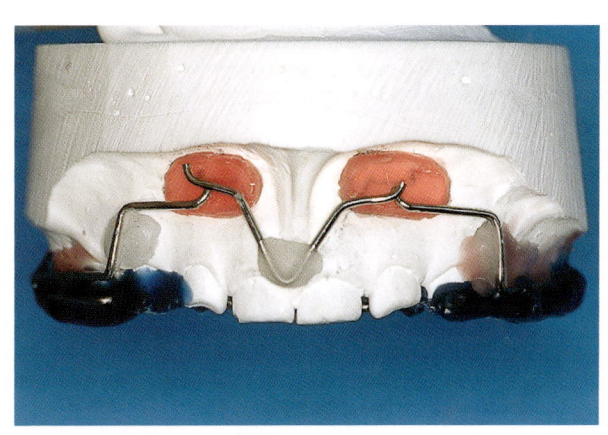

図3-271　Pellottenの部分に、パラフィンワックスをブロックアウトとリリーフの目的で圧接する。

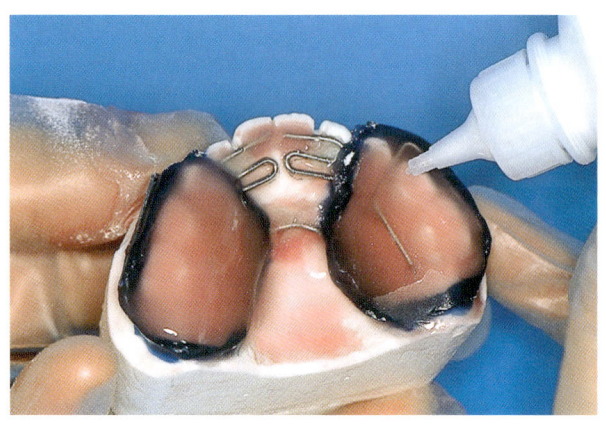

図3-272 上下顎模型をスラリーウォーター内に浸漬後、分離剤を塗布しレジンの成形を行なう。レジンは床内に多くの矯正用線が埋入されるので、気泡が入らないよう注意してその部分から添加を行なう。模型が隠れる程度まで上下顎別々にレジンの成形を行なう。

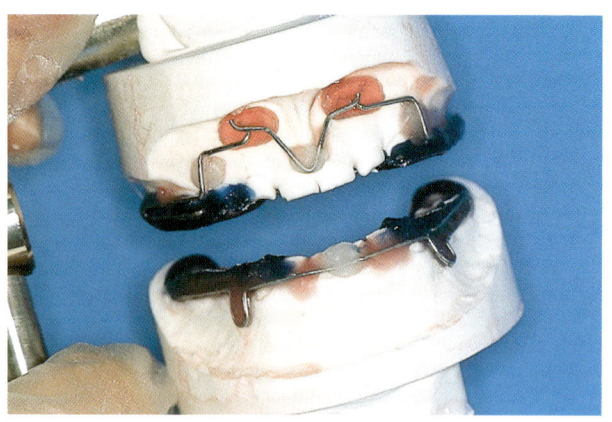

図3-273 上下顎を構成咬合器上で適合させ、上下顎のレジン床部を接合させる。

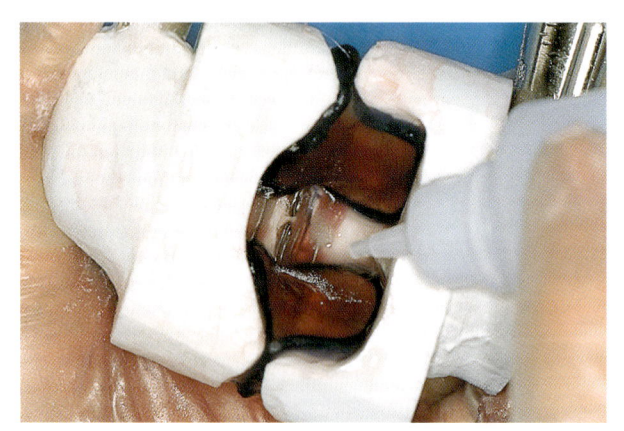

図3-274 舌側の床部のレジン成形を行なう。

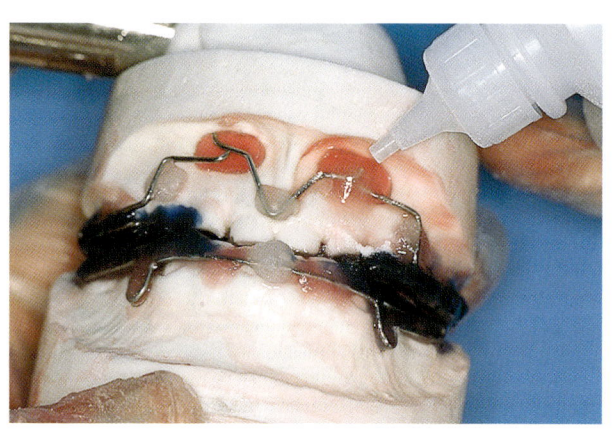

図3-275 Pellottenの部分にも、レジンを添加する。

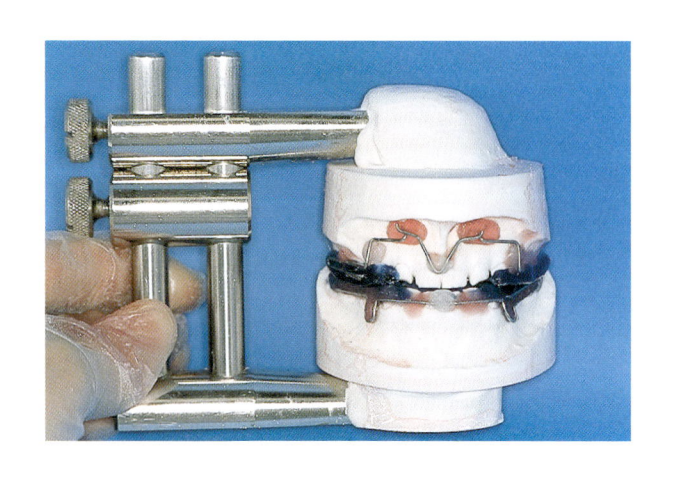

図3-276 レジン成形終了後、加圧釜内において重合を完了させる。

第三章　矯正装置の製作法

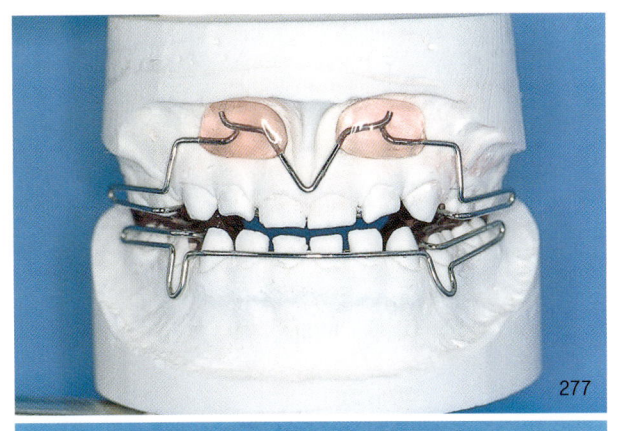

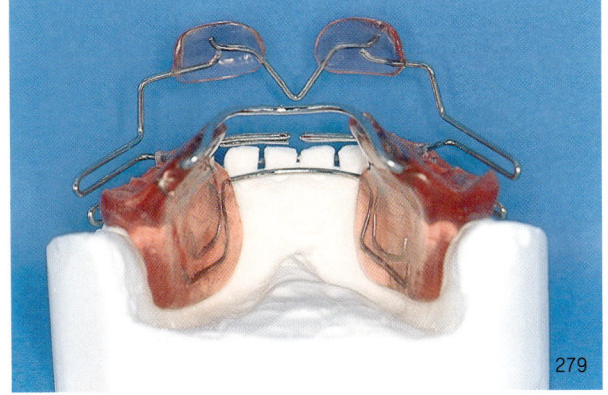

図3-277〜280　通法に従い、レジンの研磨を行ない完成させる。

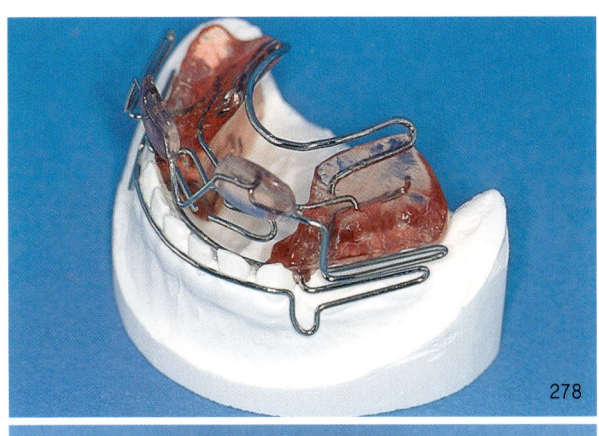

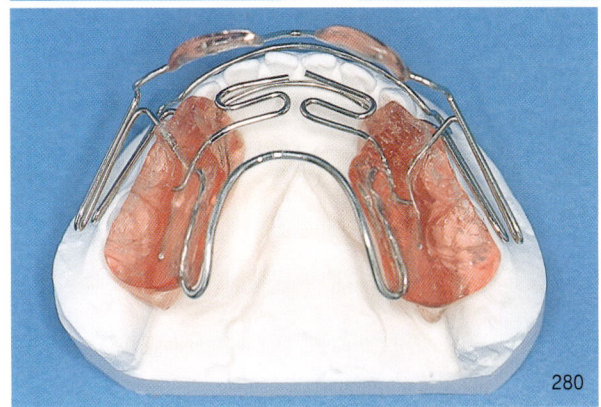

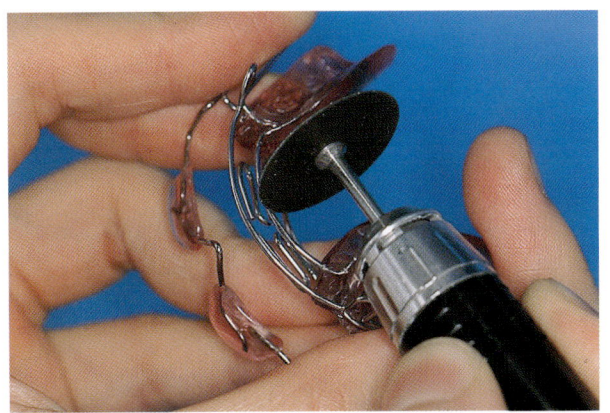

図3-281　下顎舌側誘導線を1本の矯正用線で屈曲した場合は、レジンディスクを用いて正中部で切断する。

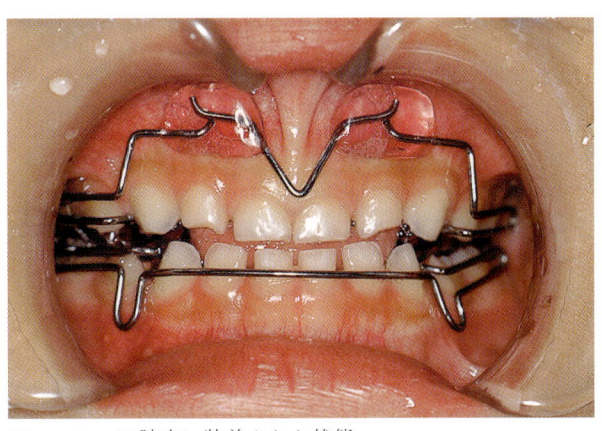

図3-282　口腔内に装着された状態。

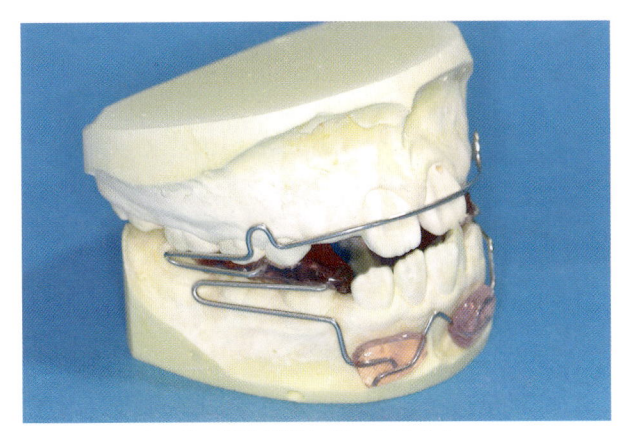

図3-283　アングルⅡ級症例に用いたE.O.A.。

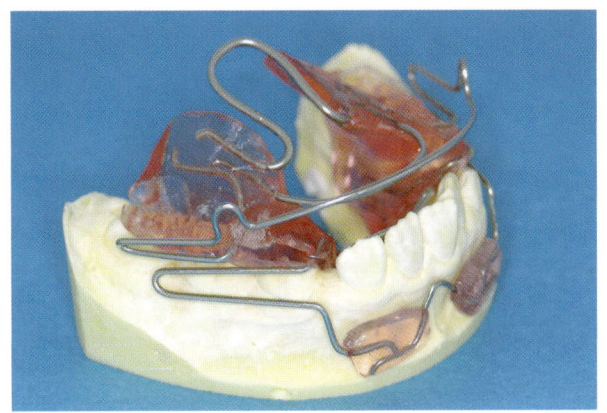

図3-284　アングルⅡ級に用いたE.O.A.。口蓋弧線の向きがⅢ級の場合と逆になっているのがわかる。

97

6．固定式拡大装置

固定式拡大装置は、拡大ネジを応用する急速拡大タイプと矯正用線の弾性を応用する緩徐拡大タイプに大別できる。

1）急速拡大装置（Rapid expansion）

固定式のみではなく、「2．床型可撤式矯正装置」で示した可撤式のものもある。さらに固定式のものは、スケルトンタイプとプレートタイプに分類できる。以下、スケルトンタイプの固定式拡大装置を紹介する。

a．装置の適応

上顎に用いられ、主に顎または狭窄歯列弓の拡大に適応される。

b．装置の構成

バンド（主として両側の第一小臼歯と第一大臼歯）と拡大ネジから構成される。片側の第一小臼歯と第一大臼歯のバンドを連結する金属線を構成に入れることもある。

c．装置の特徴

他の固定式矯正装置と同様に、可撤式矯正装置に比較して確実に拡大効果を得ることができる。後述する他の固定式拡大装置とは異なり、矯正力が歯や歯根膜のみならず顎骨にまで及ぶ。すなわち、拡大ネジによる矯正力は正中口蓋縫合部を離開させる力として作用する。このため、他の固定式拡大装置が、歯軸の傾斜移動を主とするのに対し、本装置では歯軸をほとんど変化させず、歯列や顎骨の拡大が行なわれる。

d．装置の製作法

本症例は上顎歯列弓の狭窄である（図3-285～293）。

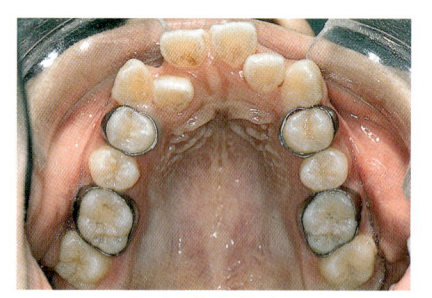

図3-285　上顎の狭窄歯列弓において、第一小臼歯と第一大臼歯にバンドの適合を口腔内で行なう。

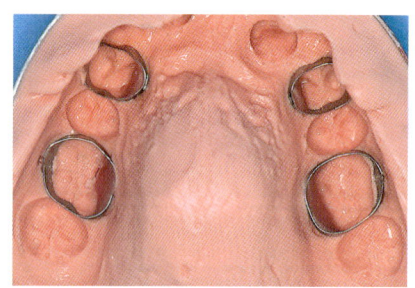

図3-286　印象採得後、印象内にバンドを戻し、後の技工操作（ろう付）を容易にするために、すべてのバンドの舌側内面にワックスを流す。

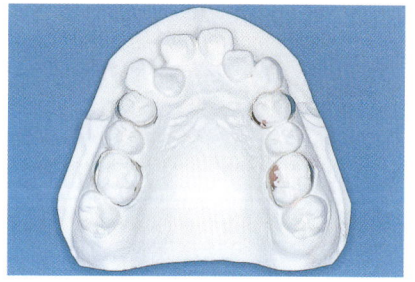

図3-287　硬質石膏で作業模型を製作する。

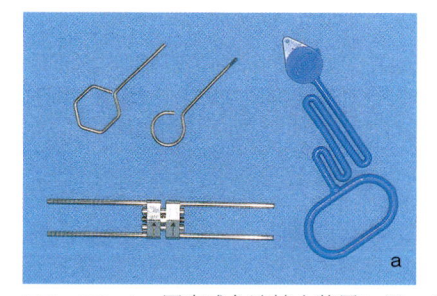

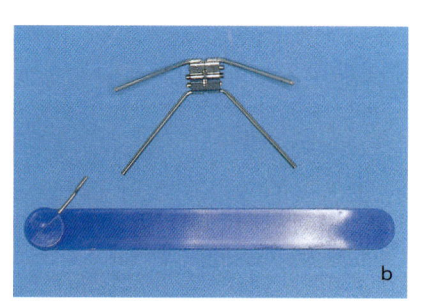

図3-288a、b　固定式急速拡大装置に用いられる拡大ネジは、多くのメーカーから市販されている。可撤式床型拡大装置とは異なり、ネジ本体にバンドをろう付するための脚が4本付いているのが特徴である。また、キーは口腔内で直接患者が操作するので、誤飲を避けるための工夫がされている。a：キーに付属品を付け、その付属品の端を指にはめるタイプ（Leone社製）。b：キー本体がハンドルのような形になっているタイプ（デントラム社製、拡大ネジはLeone社製）。

第三章　矯正装置の製作法

図3-289　模型上の正中口蓋縫線を印記し、拡大ネジを正中口蓋縫線上で第二小臼歯相当部に設定する。患者は、口腔内に固定された拡大ネジのキーホールにキーを挿入し回転させることになるため、ネジの回転方向に注意する。拡大ネジの脚部を口蓋に沿わせるように屈曲し、バンドとろう付できるようにする。第一小臼歯と第一大臼歯のバンドを連結するため、第一小臼歯のバンドとろう付する脚を第一大臼歯に向けて屈曲する。

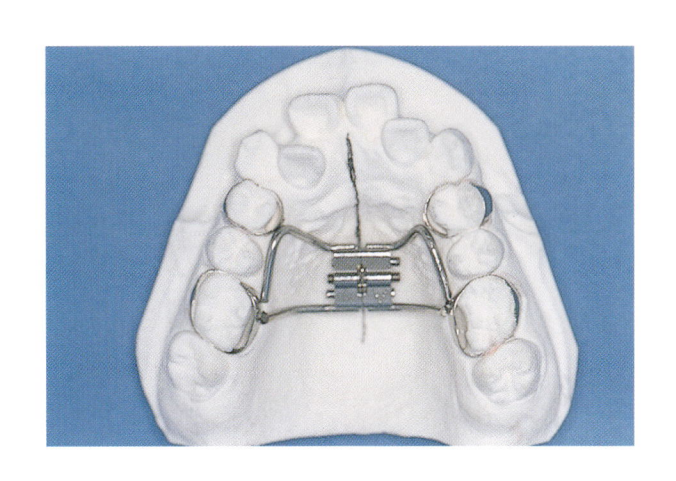

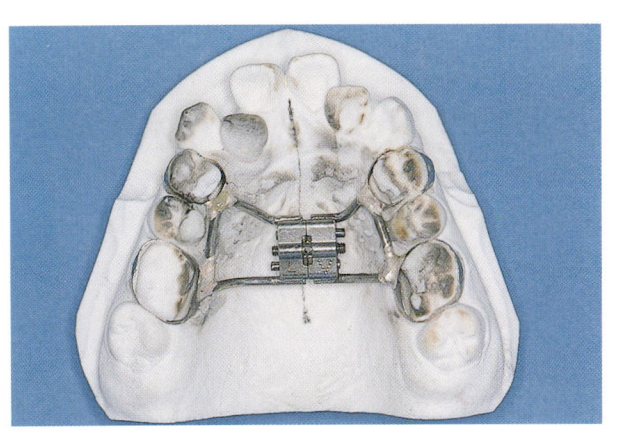

図3-290　拡大ネジの位置がずれないように注意して、4つのバンドと脚のろう付を行なう。

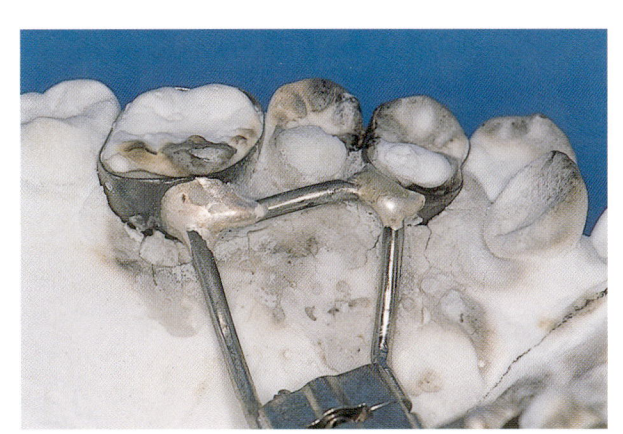

図3-291　治療に伴い装置には大きな力が加わるので、ろう付は強固に行なう。

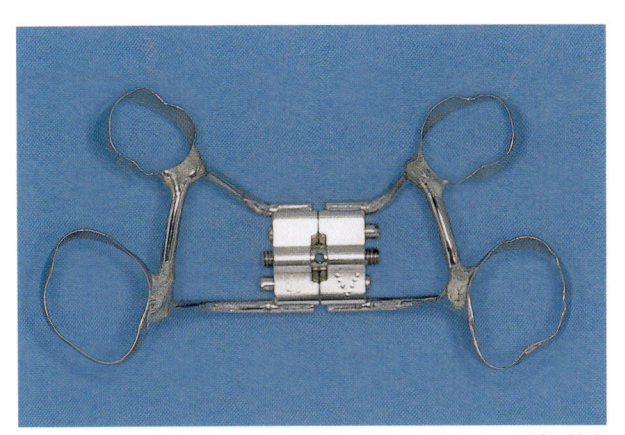

図3-292　研磨完成。電解研磨を行なう場合は、電解質液中に拡大ネジを入れないようにする。電解研磨を行なわない場合はサンドブラスト処理を行ない、酸化膜を除去し、その後通法に従い研磨する。

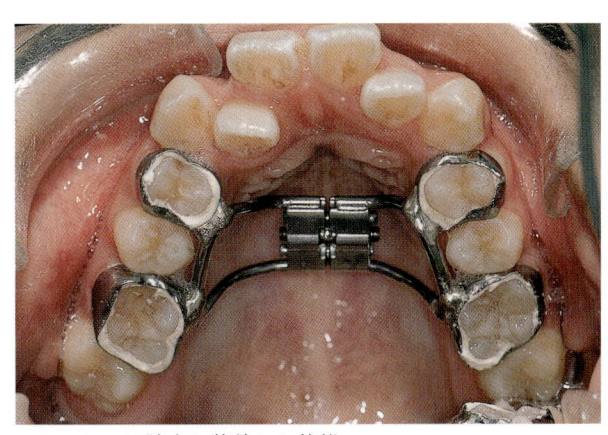

図3-293　口腔内に装着した状態。

99

2）クオドヘリクス（Quad Helix）

Ricketts によって考案された装置である。

a．装置の適応

主に上顎の狭窄歯列弓に用いられる。また、唇顎口蓋裂にも適応されることがある。

b．装置の構成

左右の第一大臼歯に付与するバンドと、4つのヘリカルループをもつ矯正用線（φ0.9mm）によって構成される。

c．装置の特徴

前述した急速拡大装置とは異なり、矯正用線の弾性による緩徐拡大（Slow expansion）である。このため、歯の移動は傾斜移動となる。マルチブラケット装置と併用されることも多い。

d．装置の製作法

混合歯列における上顎の拡大例を用いて製作法を記す（図3-294～311）。

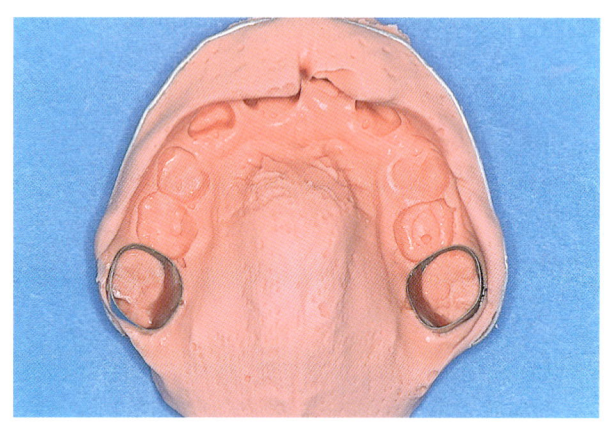

図3-294　歯科医師により口腔内で左右の第一大臼歯にバンドを適合させた後、印象採得が行なわれる。印象内にバンドを正確に戻し、バンド舌側内面にワックスを流しておく。

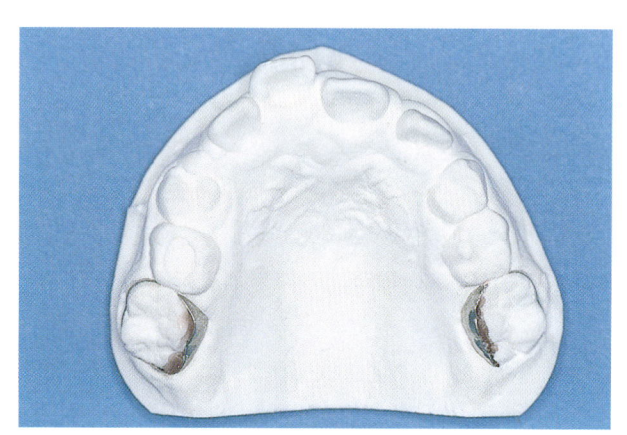

図3-295　硬質石膏でバンドの付いた状態の作業模型を製作する。

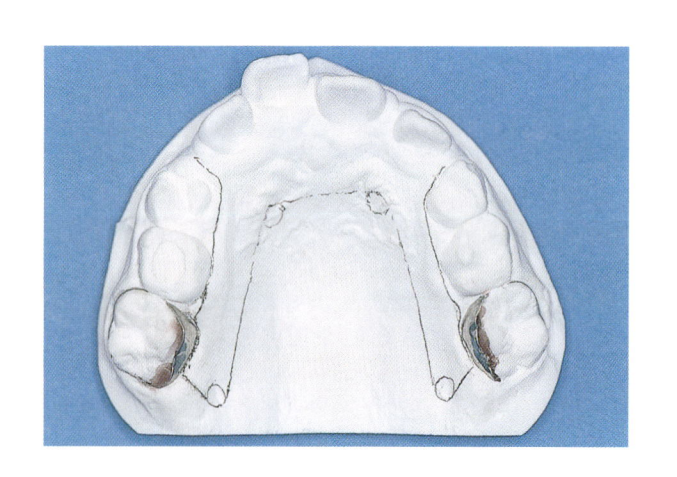

図3-296　外形線の記入を行なう。前方のヘリカルループ（アンテリアルヘリカルループ）は、第一小臼歯近心付近とする。後方のヘリカルループ（ポステリアルヘリカルループ）は、第一大臼歯の遠心に設定する。

第三章　矯正装置の製作法

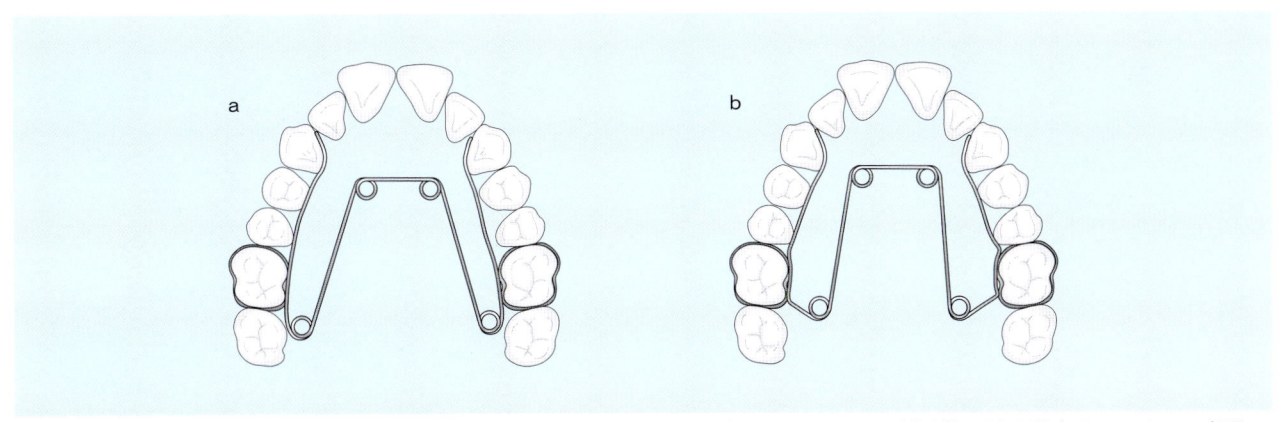

図3-297　後方のヘリカルループの位置は、aのように第一大臼歯の後方とし、バンドと頬舌的に近く設定することが一般的であるが、筆者らはヘリカルループが可動粘膜上に設定されないようにすることと、後のろう付操作を考慮して、bの位置に設定している。

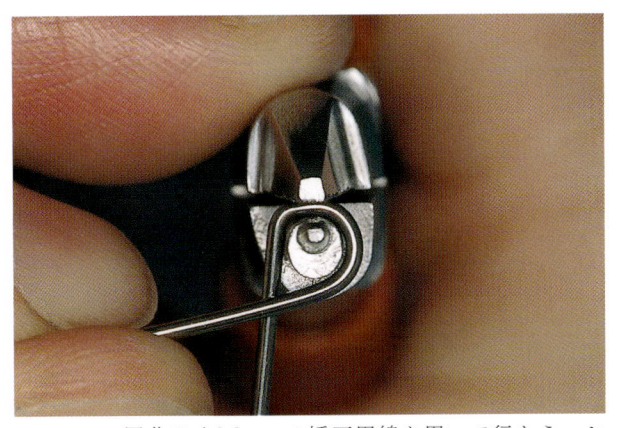

図3-298　屈曲はφ0.9mmの矯正用線を用いて行なう。ヤングのプライヤーを用いて前方のヘリカルループの屈曲を行なう。

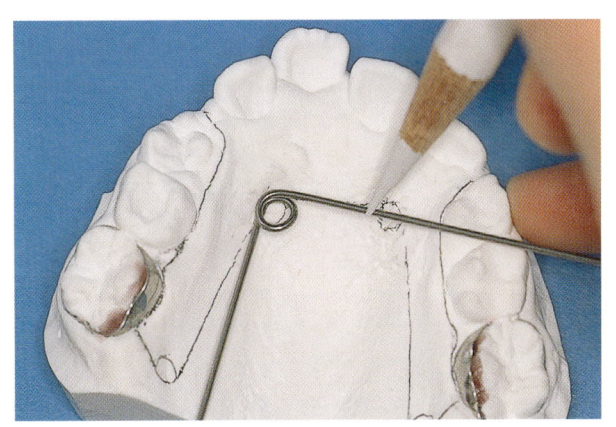

図3-299　前方の2つのヘリカルループ（アンテリアルヘリカルループ）の屈曲から行なう。一方のヘリカルループを屈曲した後、他方のヘリカルループの位置をマークする。

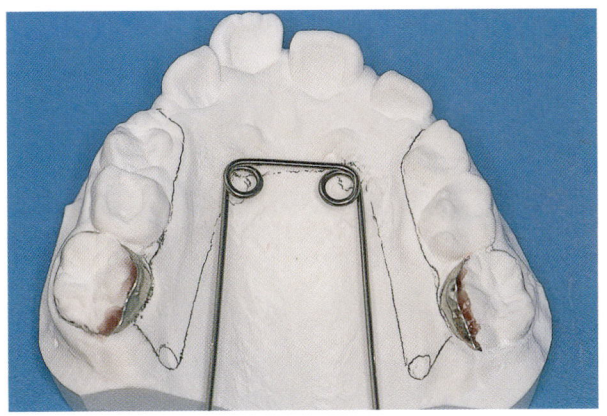

図3-300　前方の2つのヘリカルループを屈曲する。

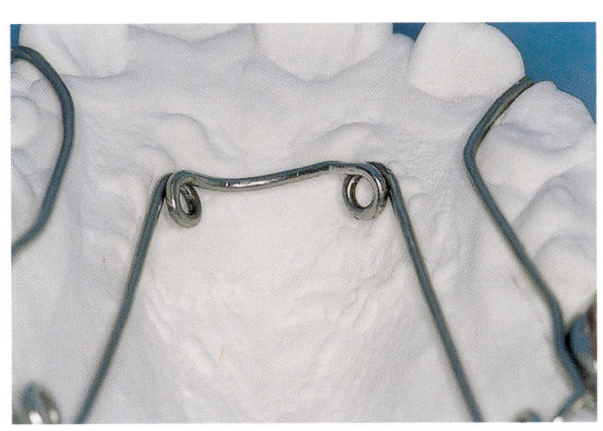

図3-301　前方の2つのヘリカルループの間の矯正用線（アンテリアルブリッジ）が口蓋面と極端に離れている場合は、密着させない程度に口蓋に沿わせる。

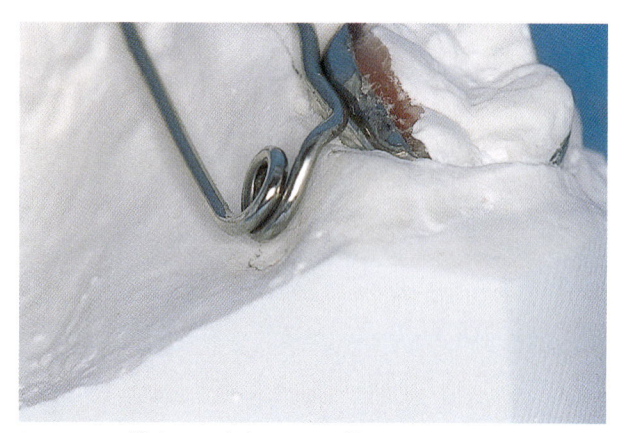

図3-302　後方のヘリカルループ(ポステリアルヘリカルループ)の屈曲を行なう。

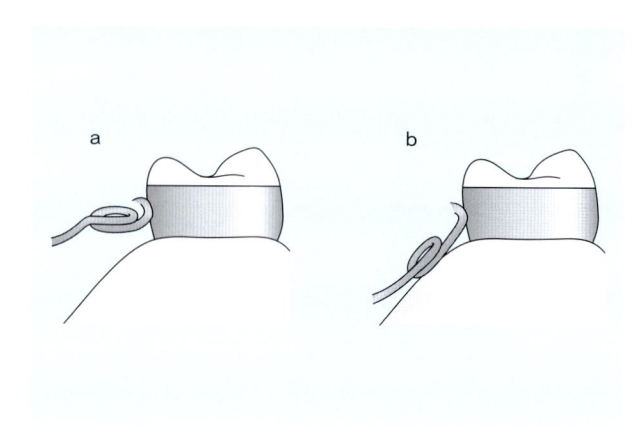

図3-303　後方のヘリカルループは、粘膜面形態に沿わせて屈曲する。aのように粘膜面から浮かせ、歯の移動方向と一致させる(咬合平面と平行)方法もあるが、異物感が大きくなるので、筆者らはbのように粘膜面形態に沿わせている。

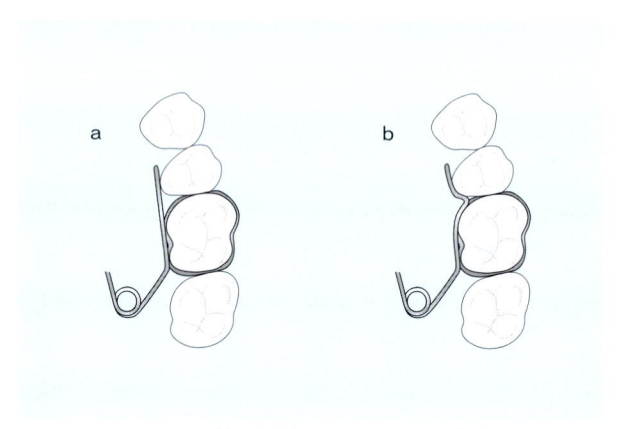

図3-304　バンドと矯正用線は、aのように直線で接するのではなく、bのように曲線で接するように屈曲し、ろう付する。これはろう付面積を広くするとともに、口腔内でろう付部に腐蝕が生じた場合、ろう内で矯正用線が回転することを防止するためである。

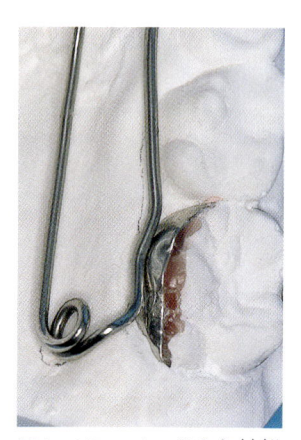

図3-305　バンドろう付部の屈曲。

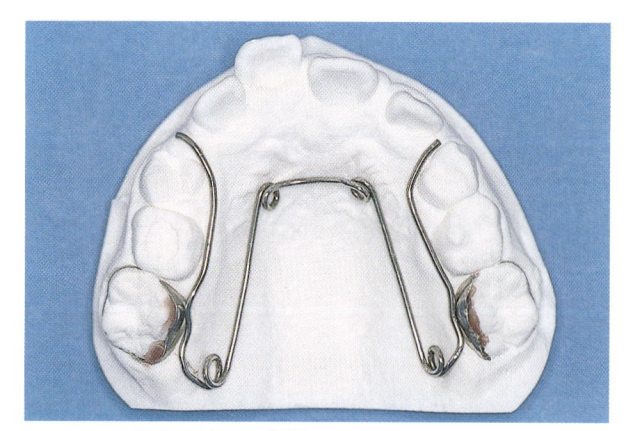

図3-306　屈曲を終えた状態。

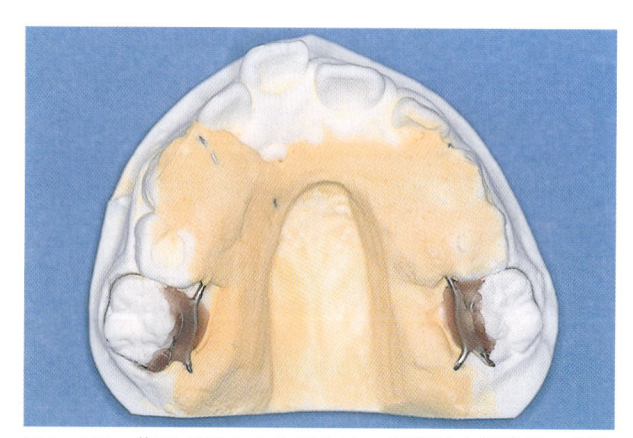

図3-307　萌出が不十分な場合は、舌側歯肉相当部の削除を行なう。ろう付時に矯正用線の位置が移動しないことと、矯正用線が軟化再結晶(焼きなまし)しないことを目的として、面倒でも石膏による固定を行なう。

第三章　矯正装置の製作法

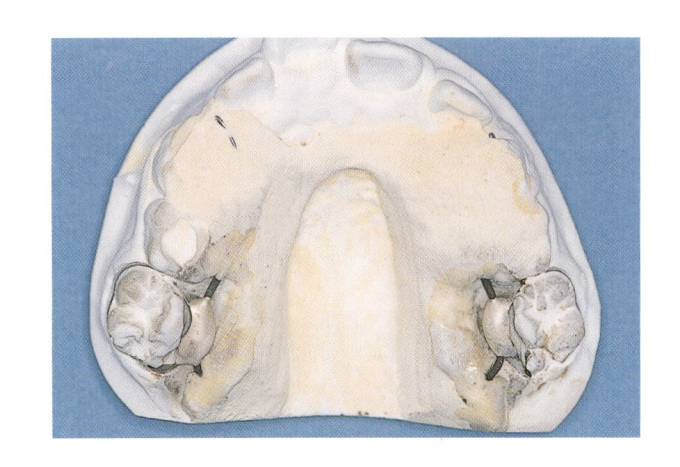

図3-308　ろう付を終了した状態。ろう付部ではろうが矯正用線を完全に覆っている必要がある。

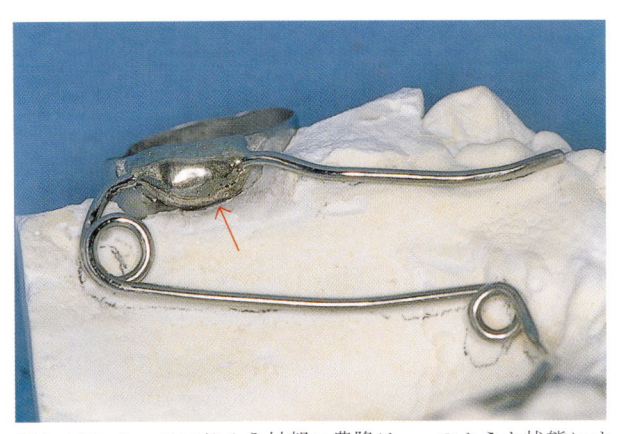

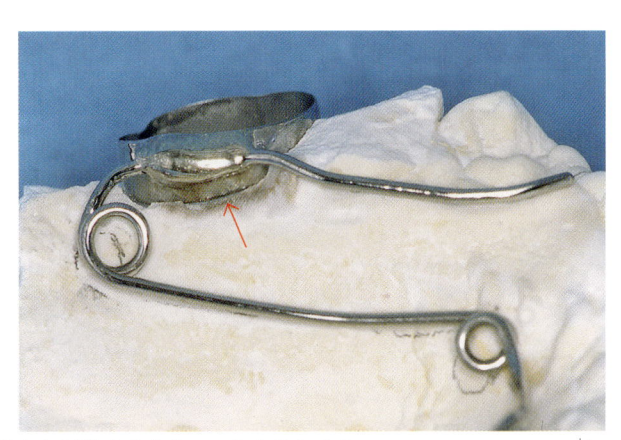

図3-309a、b　バンドろう付部の豊隆は、aのような状態にすると歯肉を圧迫するため、bのようにする。　a|b

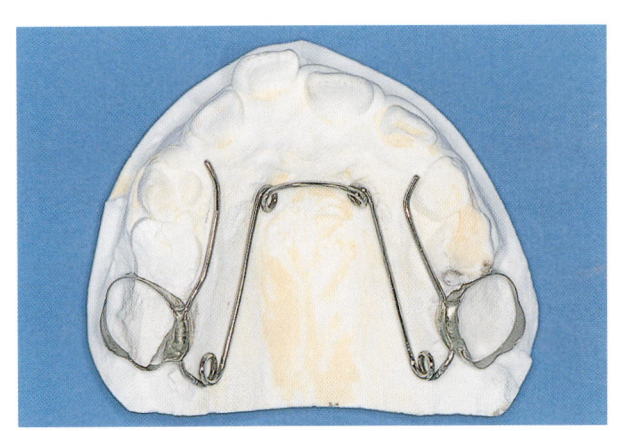

図3-310　通法に従い研磨、完成する。

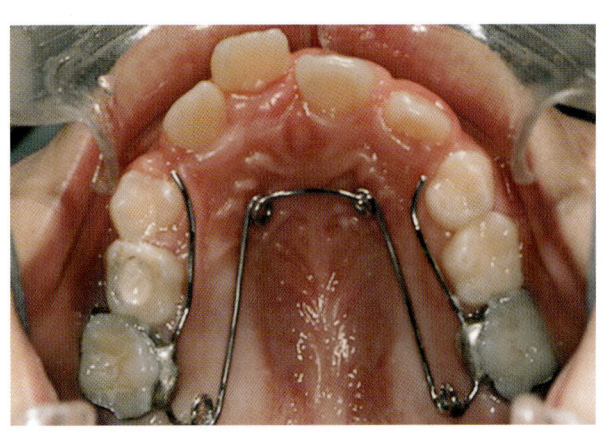

図3-311　口腔内に装着した状態。

103

3) バイヘリクス（Bi Helix）

a. 装置の適応
主に下顎の狭窄歯列弓に用いられる。

b. 装置の構成
左右の第一大臼歯に付与するバンドと、2つのヘリカルループをもつ矯正用線（φ0.9mm）によって構成される。

c. 装置の特徴
クオドヘリクスと同様、緩徐拡大により傾斜移動を行なう装置である。マルチブラケット装置と併用されることが多い。

d. 装置の製作法
上顎に対し下顎の歯列弓が極端に狭窄した、いわゆる「すれ違い咬合」の症例での製作法について記す（図3-312～323）。

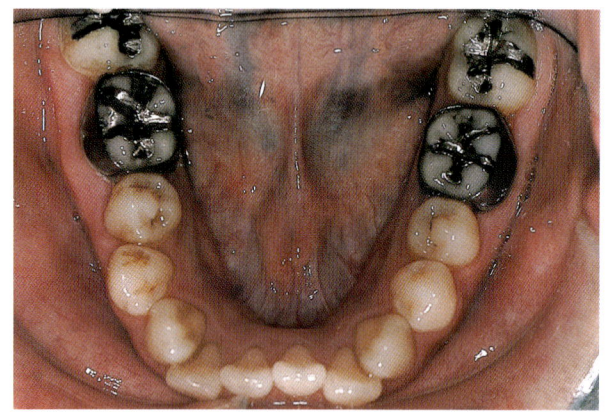

図3-312 バンド適合時の口腔内。

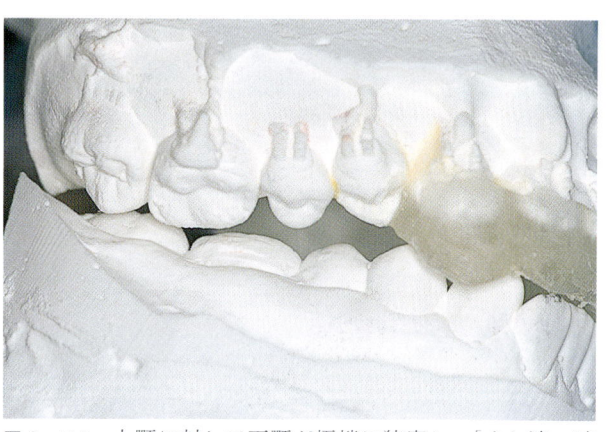

図3-313 上顎に対して下顎が極端に狭窄し、「すれ違い咬合」になっている。

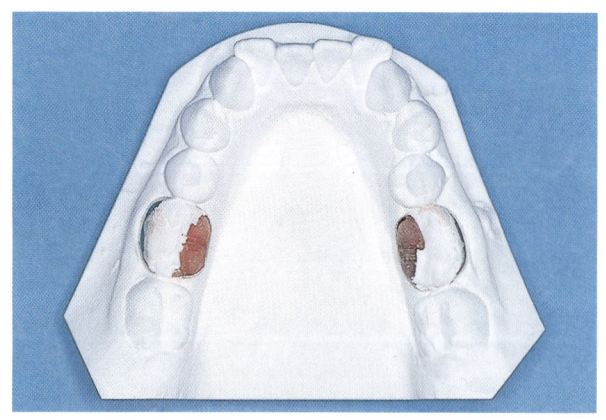

図3-314 バンド内面にワックスを流した状態で製作された作業模型。

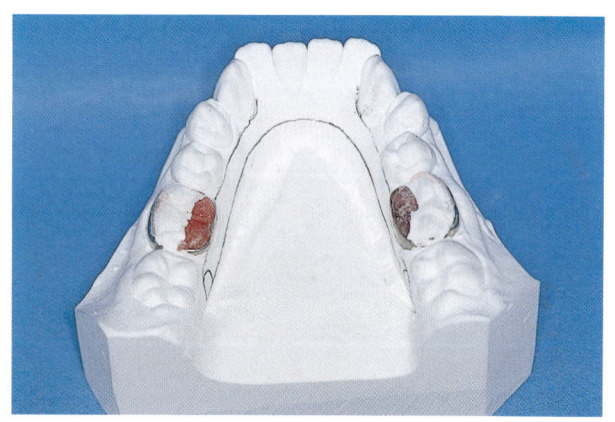

図3-315 外形線の記入を行なう。外形は、前方では前歯歯頸部と口腔底との中間部を通り、第二大臼歯近心舌側咬頭付近でヘリカルループを作り、バンド舌側を通過し、小臼歯・犬歯の歯頸部に接し、犬歯近心部に終わる形状とする（本症例では、第一小臼歯歯頸部には接触させていない）。

第三章　矯正装置の製作法

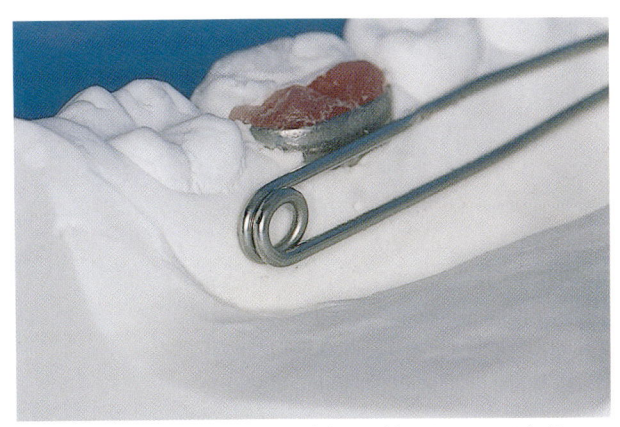

図3-316　屈曲はφ0.9mmの矯正用線を用いて正中部から屈曲する。ヘリカルループは粘膜面形態に沿わせて屈曲する。

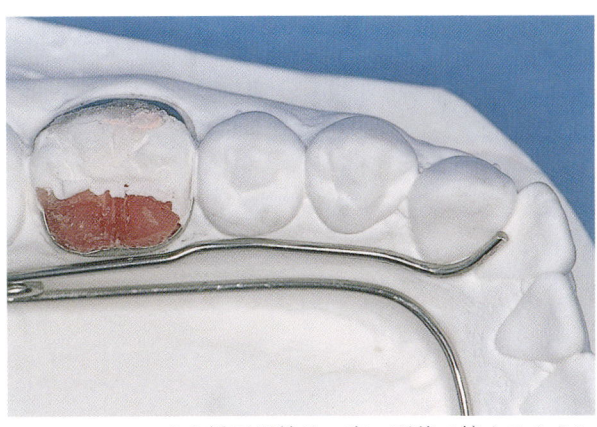

図3-317　バンドと矯正用線は、広い面積で接するように屈曲する。

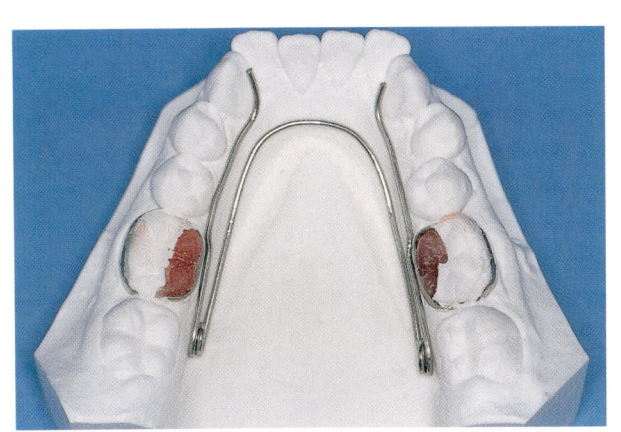

図3-318　屈曲を終えた状態。

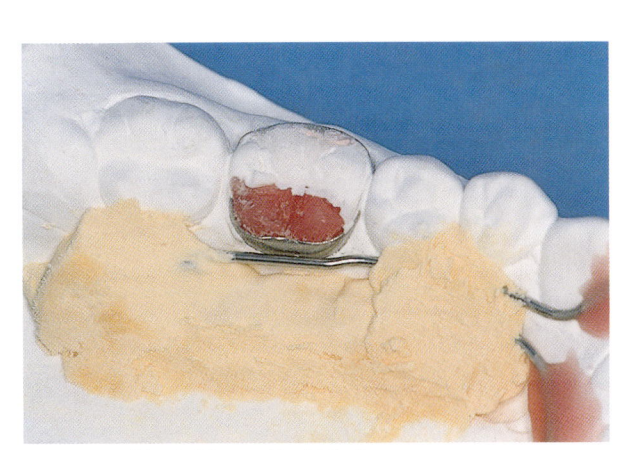

図3-319　矯正用線を石膏で固定する。

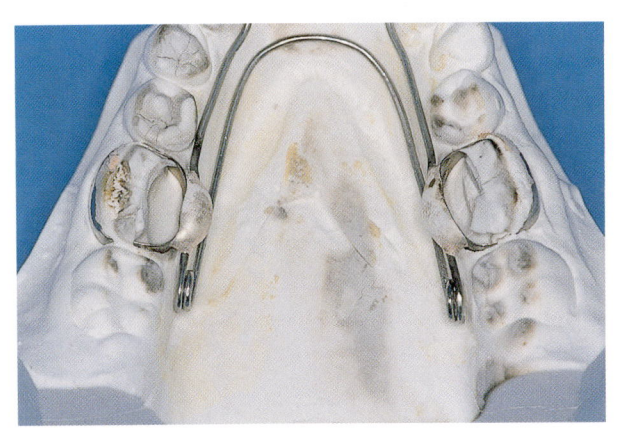

図3-320　ろう付を終えた状態。

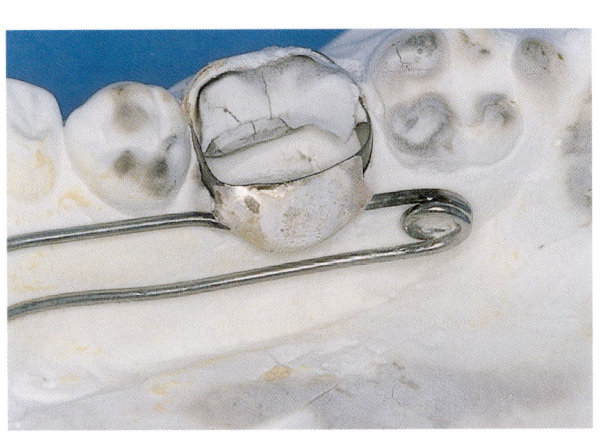

図3-321　バンドと矯正用線のろう付は強固に行なう。

105

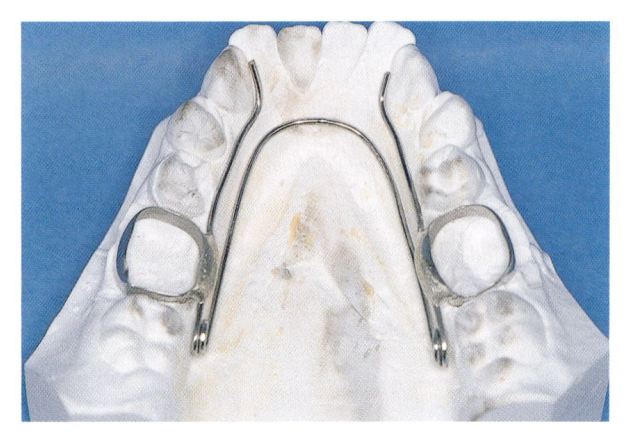

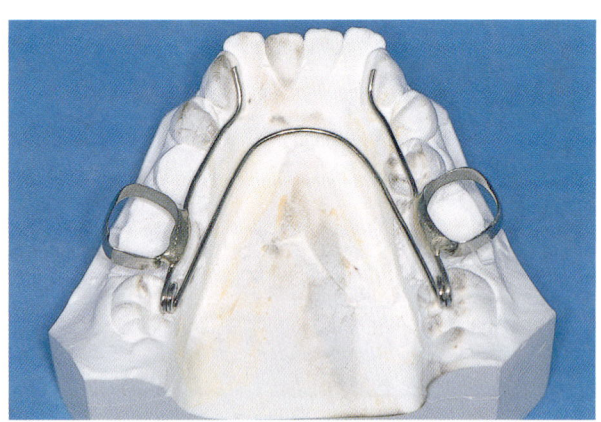

図 3 - 322　通法に従い研磨、完成する。

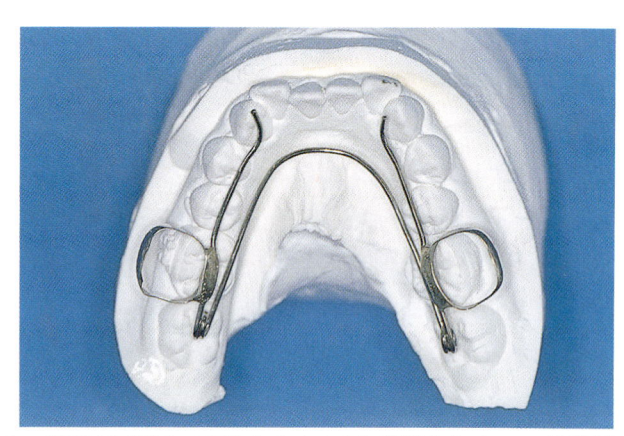

図 3 - 323a、b　本装置は固定式であるため、装着前に歯科医師により、装置が口腔内で活性化するように調整される。a：作業模型上。b：スタディモデル上。
a｜b

7．インダイレクトボンディングシステム

　マルチブラケット装置(Multibracket appliance)は主として永久歯列を対象に用いられる装置で、全顎的にブラケットやバッカルチューブを装着し、矯正用線の弾性を活用して歯の移動を三次元的に行なう装置の総称である。ただし日常臨床では、固定源にはバンドを合着することのほうが多い。エッジワイズ法・ベッグ法・ジャラバッグ法・ストレートアーチワイヤー法など種々のテクニックがあり、それぞれ不正咬合のほとんどのタイプに適用されている。

　このマルチブラケット装置を口腔内に装着するにあたり、ブラケットやチューブをフリーハンドで直接歯面に接着させる方法をダイレクトボンディングシステム(以下 D.B.S. と略す)と称し、現在の矯正治療の主体となっている。この方法は直接法とも呼ばれ、ポジショニング(ブラケットの位置決め)に熟練を必要とする。

　これに対し、口腔模型上でブラケットのポジショニングを行ない、ブラケットを包み込んだコアを製作し、そのコアを口腔内で適合させて複数ブラケットを同時に装着する方法を間接法：インダイレクトボンディングシステム(以下 I.D.B.S. と略す)と呼ぶ。

　マルチブラケット装置では、装置装着時のブラケットの位置がその後の歯の移動に大きく影響を及ぼすことになる。とくに I.D.B.S. では、技工指示書に記載されたポジショニングを誤ることなく、正確に作業模型上に再現し、製作することが強く求められる。

　I.D.B.S. の特徴は以下の通りである。

①正確なブラケットの位置の決定を行なうことができる。

②チェアタイムを短縮できる。

③フリーハンドでは、ポジショニングの困難な部位に利用できる(舌側矯正法など)。

　これらの特徴から、I.D.B.S. を用いるケースが増

第三章　矯正装置の製作法

加しつつある。このため I.D.B.S. を歯科技工士が十分理解し、製作する必要性が生じてきている。

ここでは、この I.D.B.S. のコアの製作法についていくつかの方法を記述する。また、コア材はシリコーン印象材のヘビーボディタイプを用いることが多いが、松風製のエミルマ（一次コア）とシリコーン板（二次コア）による方法を紹介する。

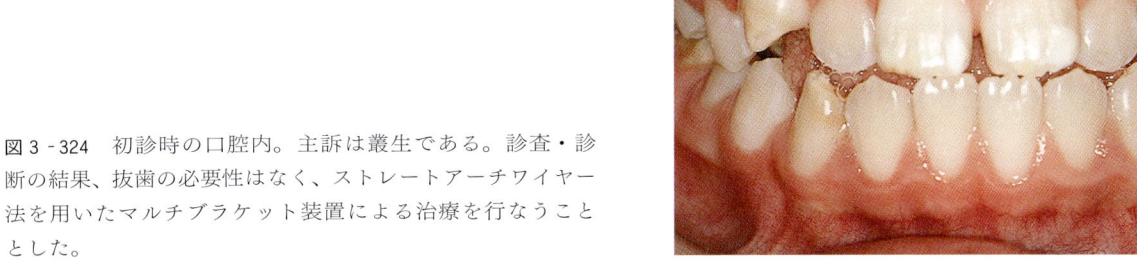

図 3 - 324　初診時の口腔内。主訴は叢生である。診査・診断の結果、抜歯の必要性はなく、ストレートアーチワイヤー法を用いたマルチブラケット装置による治療を行なうこととした。

1）作業模型のみで行なう方法

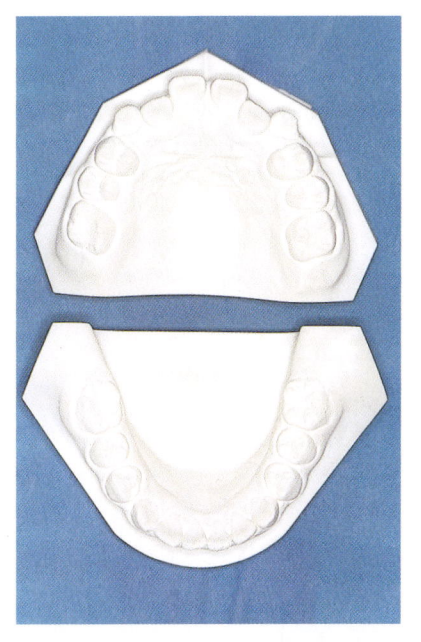

図 3 - 325　作業模型の製作を行なう。

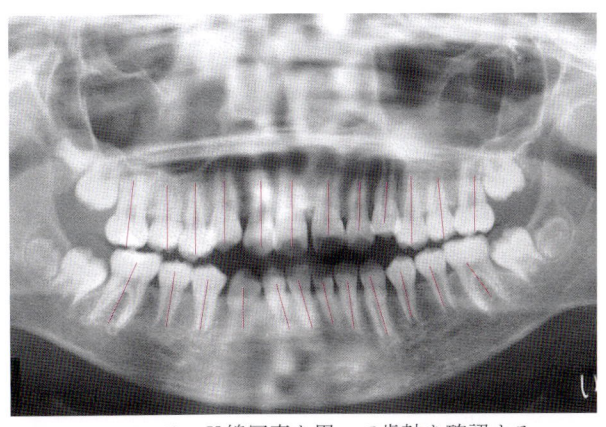

図 3 - 326　パノラマＸ線写真を用いて歯軸を確認する。

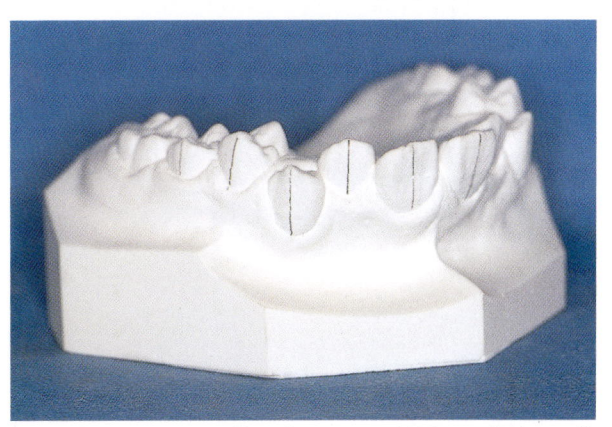

図 3 - 327　パノラマＸ線写真によって判断した歯軸を、模型に印記する。

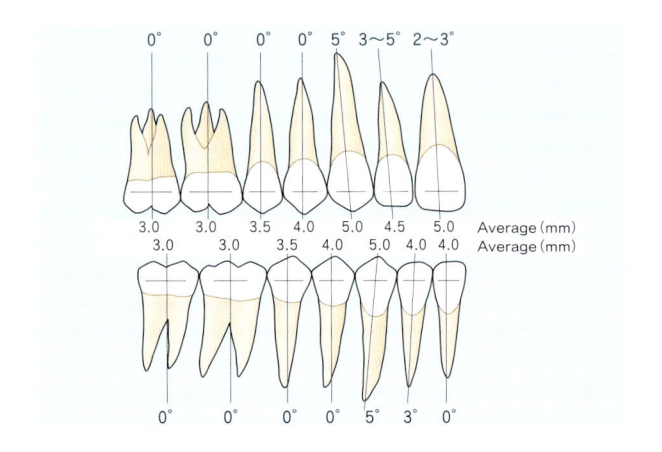

図3-328　一般的な、ブラケットハイトおよびアンギュレーションを図示する。ブラケットハイトとは、歯の切縁あるいは頬側咬頭頂からブラケットのスロット(ワイヤーが装着される溝、図3-331参照)までの長さを表わし、アンギュレーションとは歯軸の近遠心的傾斜を表す。前歯は通常の場合、わずかに歯冠が近心に傾斜する。歯科医師からの技工指示書に、これらのブラケットハイトおよびアンギュレーションの設定を明記してもらうことが望ましい。

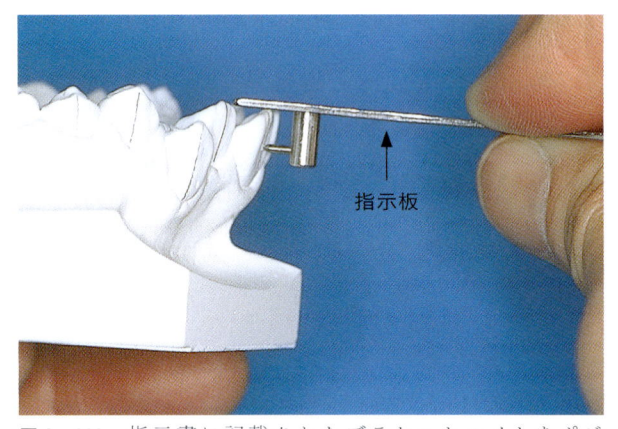

図3-329　指示書に記載されたブラケットハイトをポジショニングゲージを用いて設定する。このときゲージの指示板が咬合平面と平行になるよう注意して行なう。

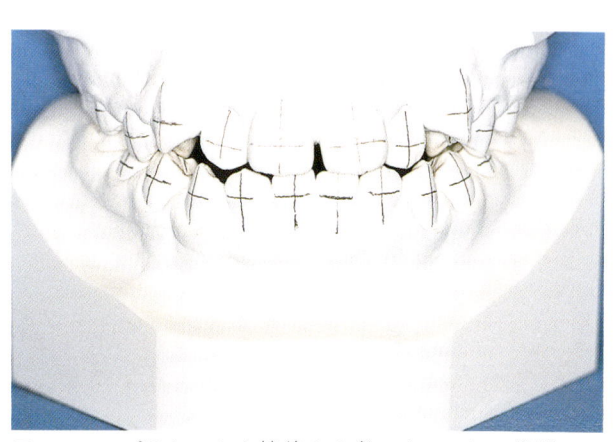

図3-330　ブラケットを接着する歯のすべてに、歯軸およびブラケットハイトを記入する。

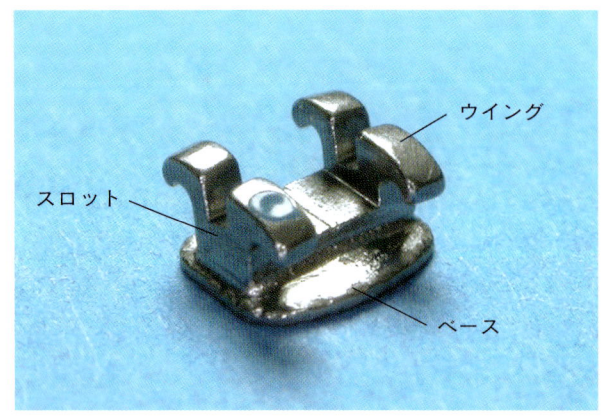

図3-331　ブラケットは、術式やメーカーによって形状が異なるが、図に示すようにウイング・スロット・ベースなどから構成されている。

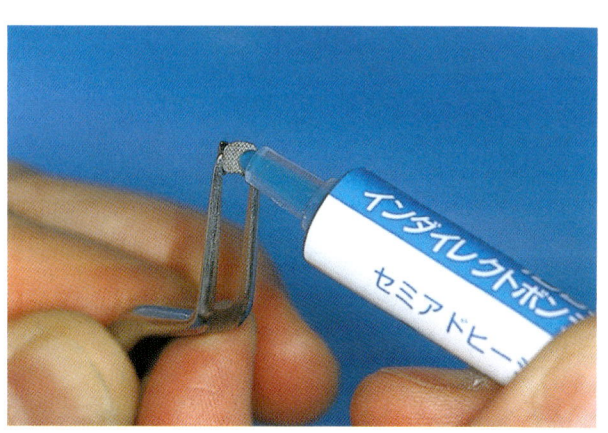

図3-332　ブラケットベースの裏面に水溶性の接着剤(セミアドヒーシブ，松風)を塗布する。

第三章　矯正装置の製作法

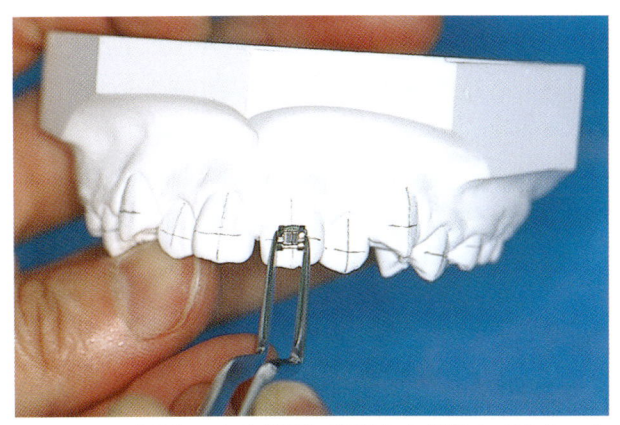

図3-333　ブラケットを模型に印記した歯軸とブラケットハイトを基準に接着する。

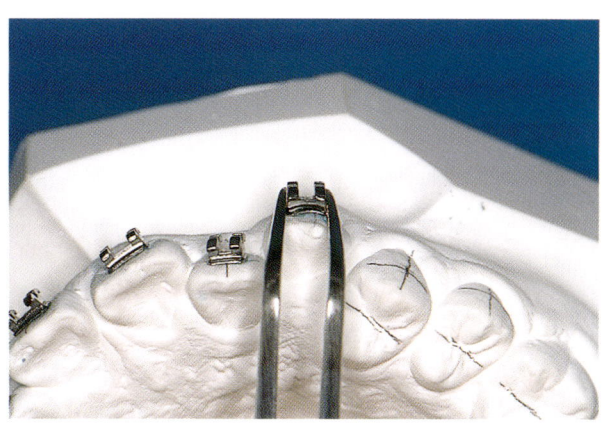

図3-334　咬合面からもブラケットの接着方向を確認する。

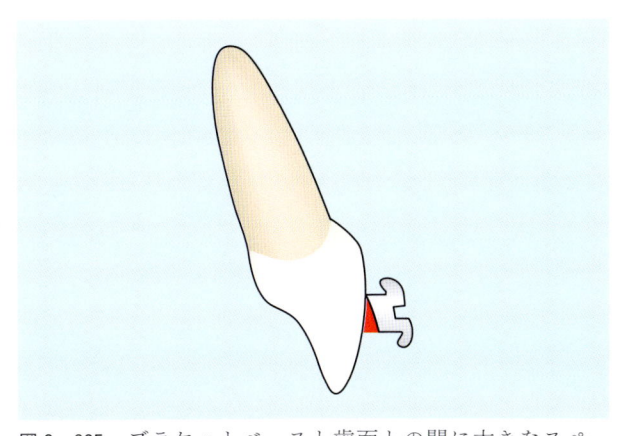

図3-335　ブラケットベースと歯面との間に大きなスペースが生じる場合は、光重合レジンなどを用いてベース面を修正することもある。舌側矯正法では、よく行なわれる。

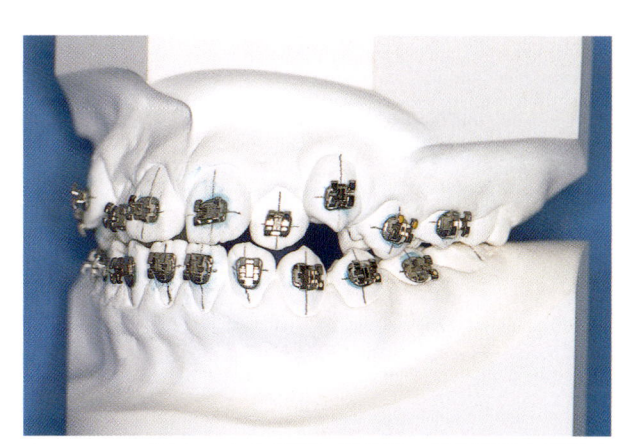

図3-336　ブラケットを模型に接着後、対合関係を確認する。

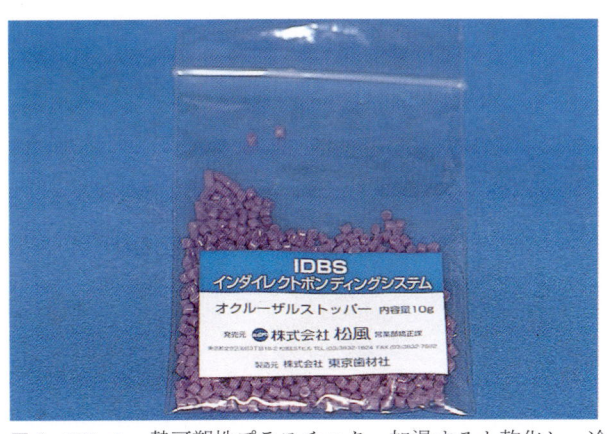

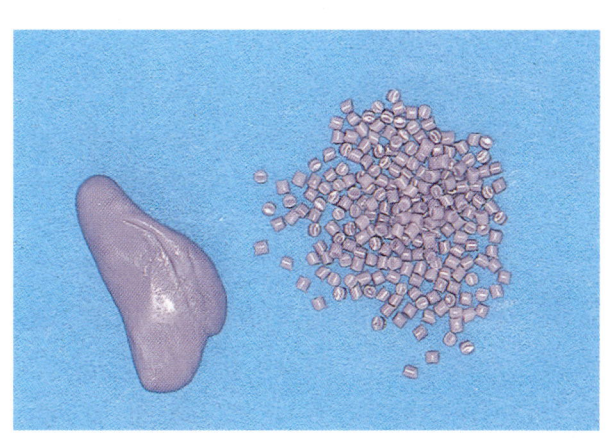

図3-337a、b　熱可塑性プラスチック。加温すると軟化し、冷却すると常温付近で硬化する。

a｜b

109

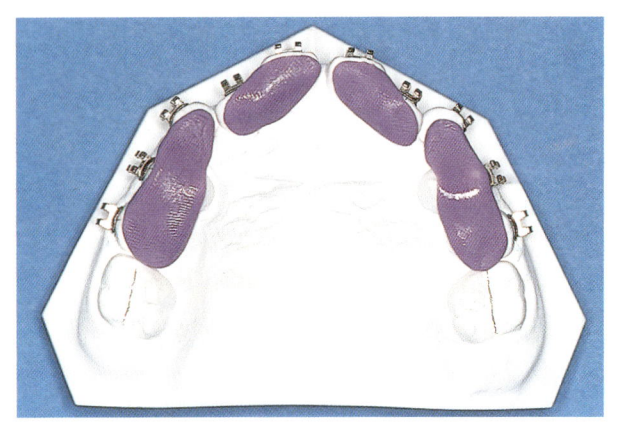

図3-338 軟化した熱可塑性プラスチックを用いて、オクルーザルストップを製作する。これを用いることによって、コアに圧を加えるときに圧力ムラを防止でき、ブラケットポジションの精度が高まる。

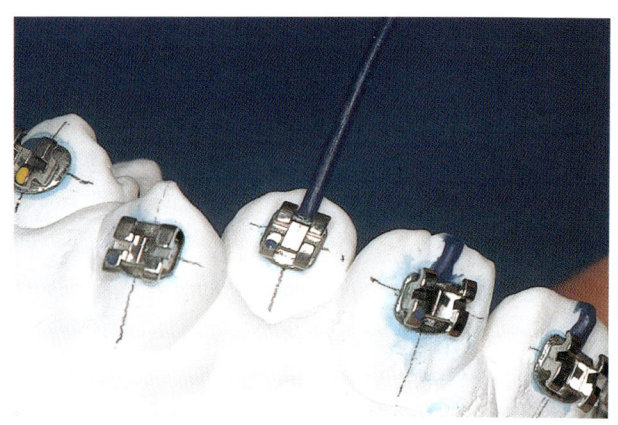

図3-339 ブラケットの上縁より切端方向にラインワックスを置き、口腔内セット時の接着剤の逃げ道(通路)を製作する。

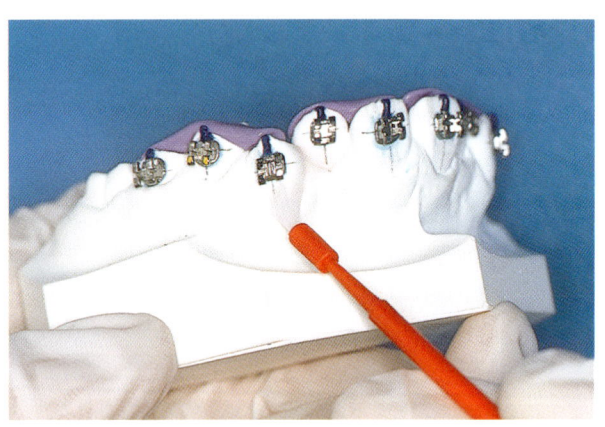

図3-340 歯面に分離剤(エミルマ用分離剤，松風)を塗布する。

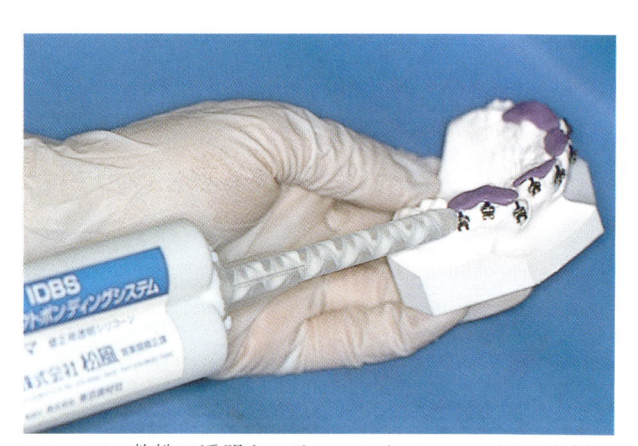

図3-341 軟性で透明なシリコーン(エミルマ，松風)を用いて一次コアを製作する。

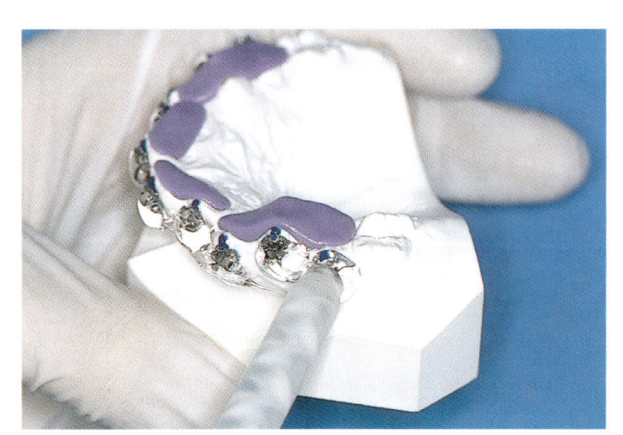

図3-342 一次コアは、すべてのブラケットの全面を覆うようにする。

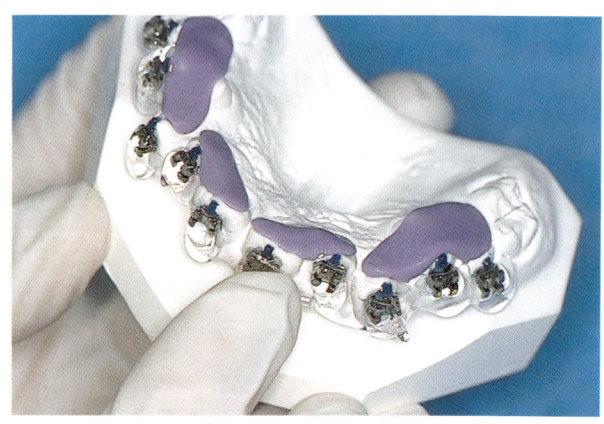

図3-343 グローブをはめた手指に分離剤を塗布し、細部まで印象材が均一となるように調整する。

第三章 矯正装置の製作法

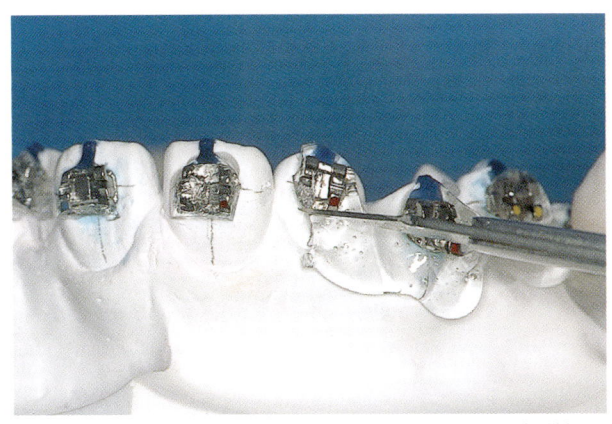

図3-344 デザインナイフなどを用いて一次コア余剰部の形態修正を行なう。

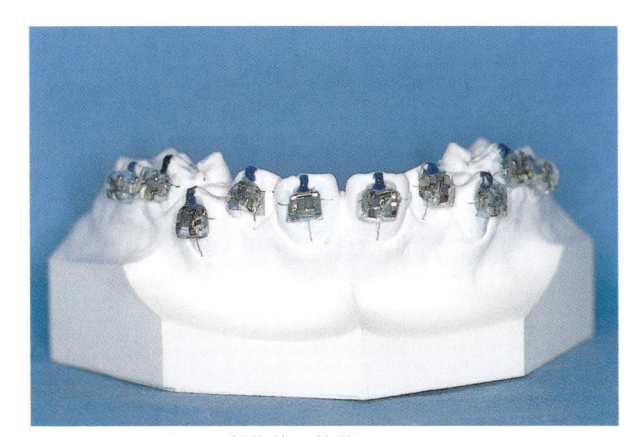

図3-345 一次コア製作後の状態。

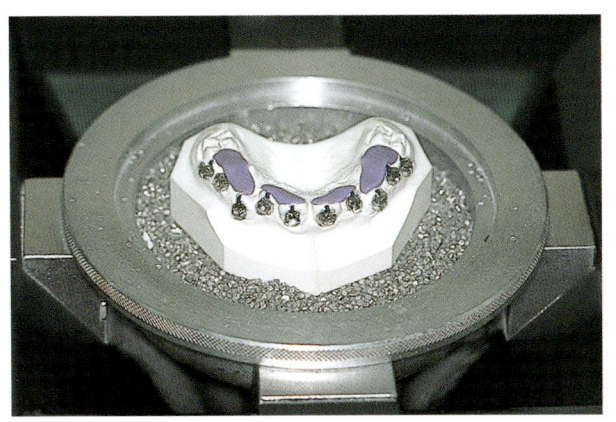

図3-346 吸引成型器や加圧成型器を用いてシリコーンプレートなどの圧接を行なう。可能であれば、圧接直後にエアなどを用いて冷却する。冷却できない場合は、オクルーザルストップや遁路としてのラインワックスが変形してしまうことがある。

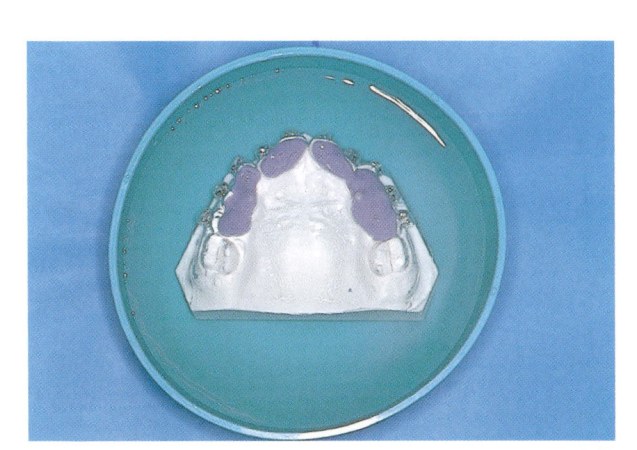

図3-347 水中にて30分程度放置する。これによって水溶性の接着剤は溶け、模型とブラケットは分離できる状態となる。

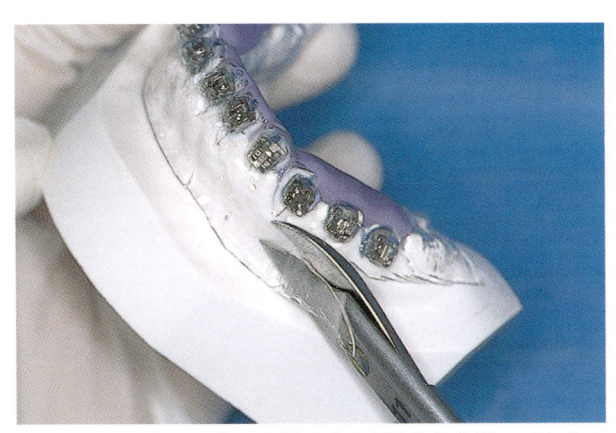

図3-348 二次コアを、金冠バサミ（曲）などを用いておおまかにトリミングする。

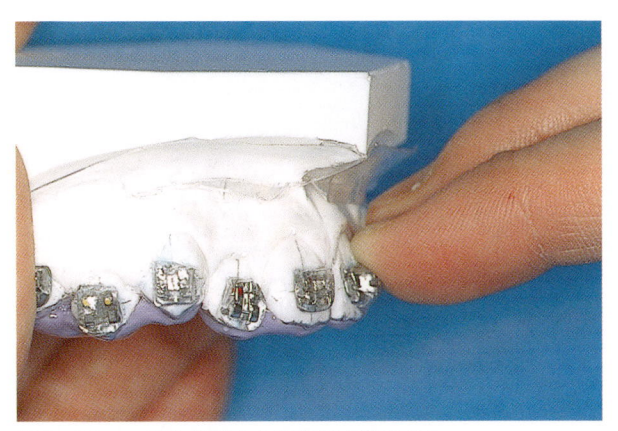

図3-349 コアを模型より注意深く撤去する。

111

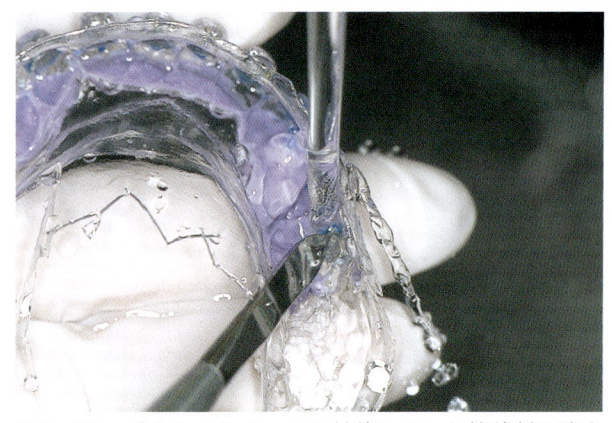

図3-350 ブラケットベースに付着している接着剤を流水下で除去する。このとき遁路としてのラインワックスも除去する。

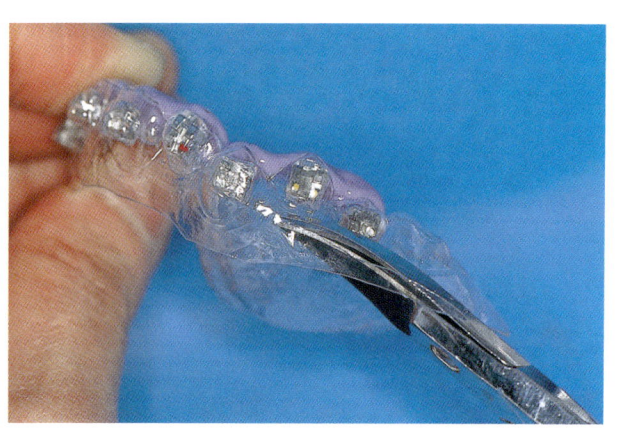

図3-351 細部を金冠バサミ（曲）などを用いて形態修正する。

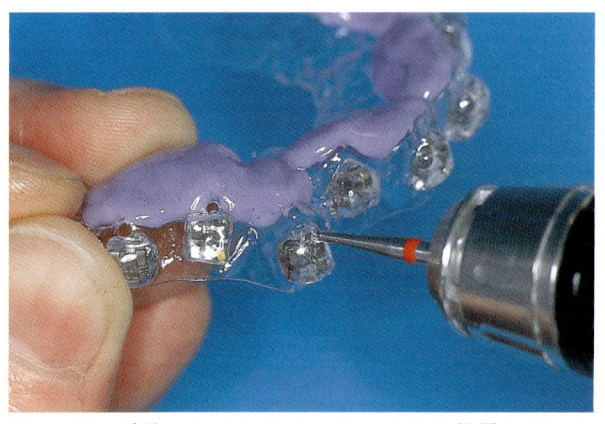

図3-352 遁路としてのラインワックスを設置していなかった場合は、この段階でブラケットベース上縁にラウンドバーなどで穴を開ける。一次コア、二次コアともに透明であるため、作業は容易である。

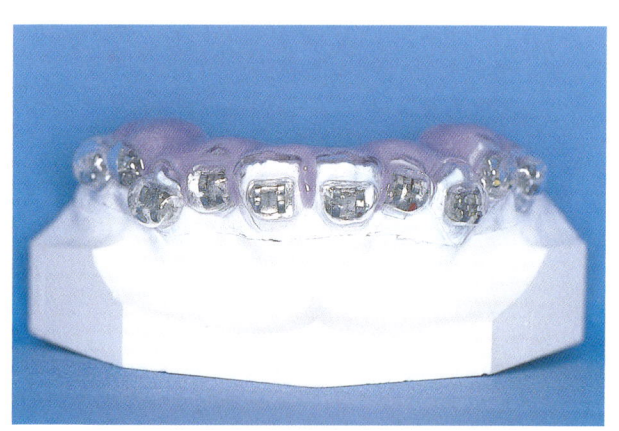

図3-353 完成したI.D.B.S.用ブラケット付コア。

2）セットアップモデルを製作して行なう方法

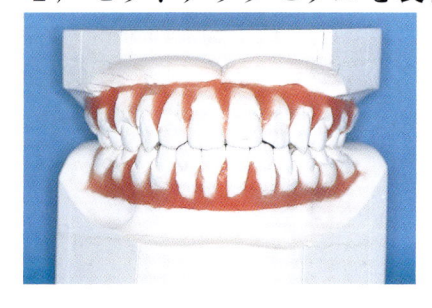

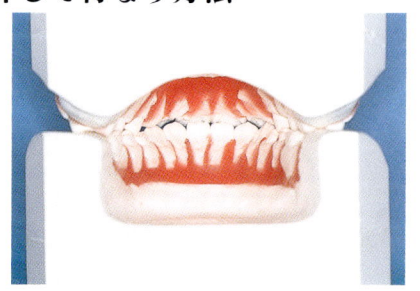

a | b

図3-354a、b セットアップモデルの製作を行なう。

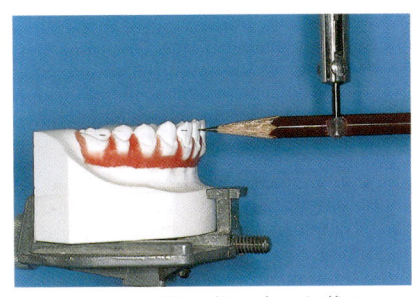

第三章　矯正装置の製作法

図3-355　歯科技工指示書に記載されたリファレンスラインを設定する(写真はサベーヤーに鉛筆を付けた自家製のものを用いている)。

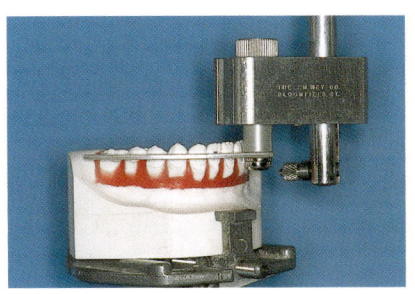

図3-356　リファレンスラインの平面性を確認する(写真は平面板を使用した自家製のものを用いている)。

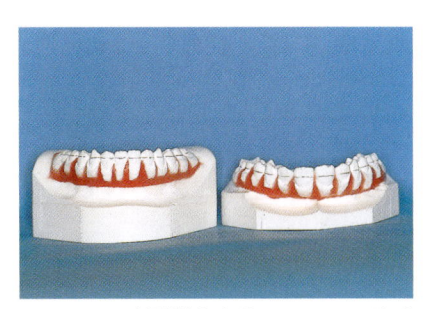

図3-357　上下顎ともリファレンスラインの記入を行なう。

a．リファレンスラインの記入方法

この作業には2つの方法がある。すなわちブラケットの仮着およびコアの製作を、術前模型のみを用いて行なう方法、セットアップモデルと術前模型を用いる方法、にするという2つである。

術前模型のみを用いて行なう方法

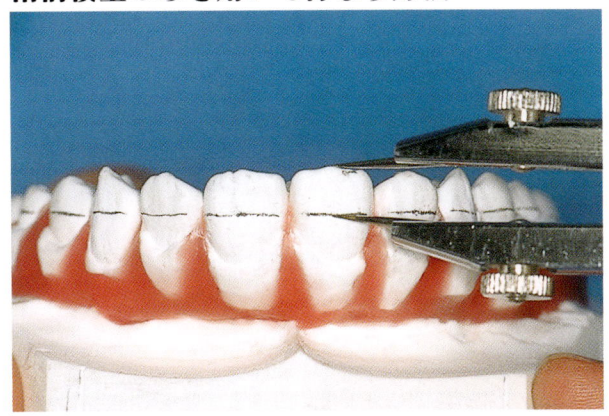

図3-358　基準線の位置を、1歯ずつセットアップモデル上でディバイスを用いて計測する。

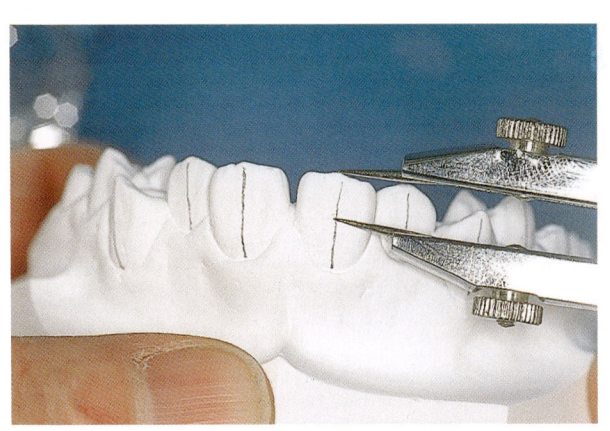

図3-359　計測した歯を1歯ずつ術前模型に印記する。

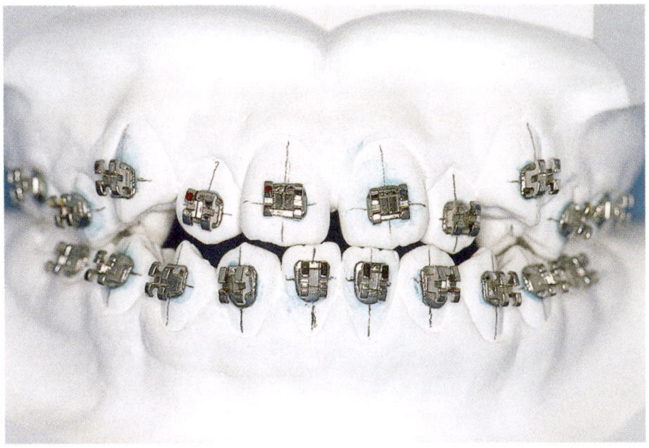

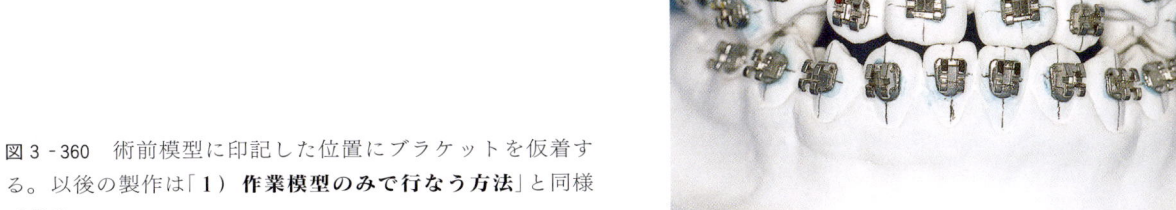

図3-360　術前模型に印記した位置にブラケットを仮着する。以後の製作は「1）**作業模型のみで行なう方法**」と同様である。

セットアップモデルと術前模型を用いる方法

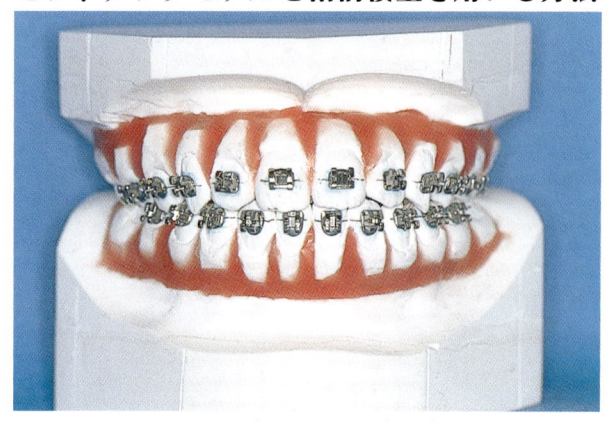

図3-361 セットアップモデル上の基準線にブラケットを仮着する。

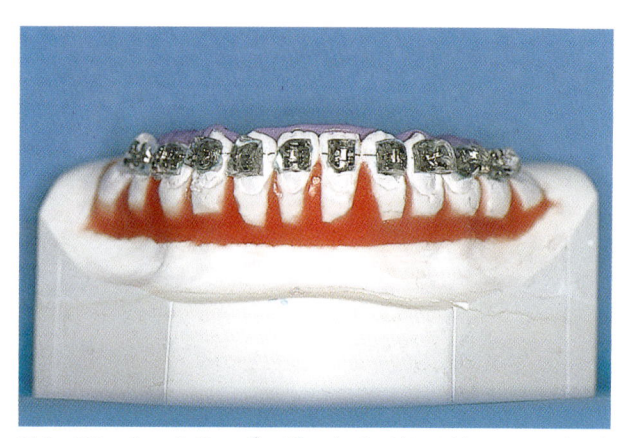

図3-362 セットアップモデル上で一次コア(エミルマ,松風)の製作を行なう。

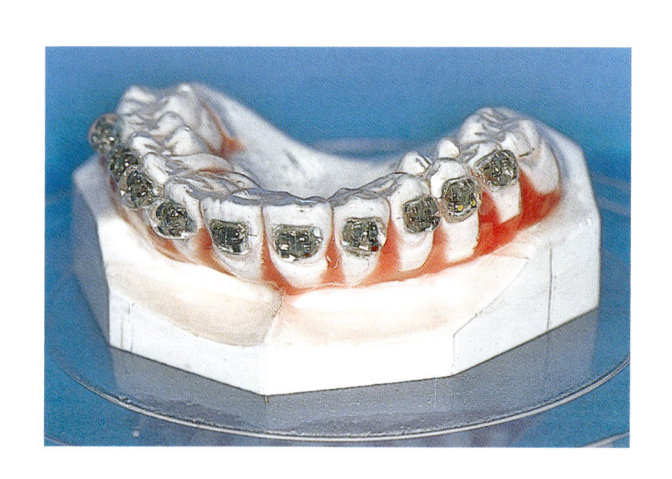

図3-363 吸引または加圧成型器を用いて二次コアの製作を行なう。

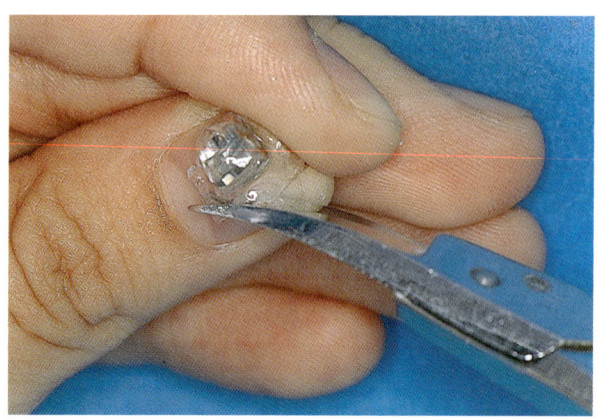

図3-364 二次コアの製作後、コアを金冠バサミ(曲)などを用いて1歯ずつ分離し、個歯コア(一次コアと二次コアの2層構造)を作る。

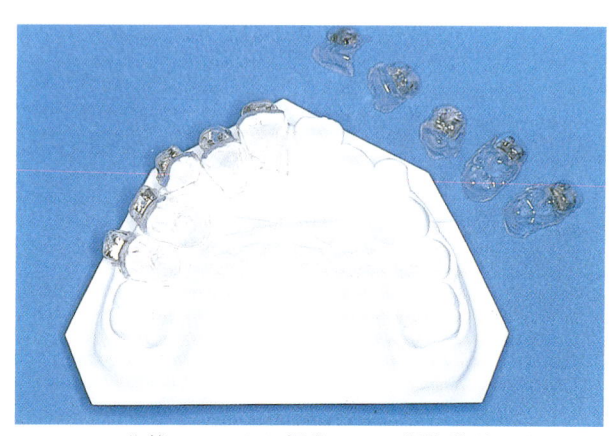

図3-365 分離してできた個歯コアを術前模型に適合するか確認する。適合しない場合は余剰部を除去する。

第三章 矯正装置の製作法

図3-366a〜c 水溶性接着剤を個歯コア内のブラケットベースに塗布し、術前模型に戻す。オクルーザルストッパーを製作後、再び吸引または加圧成型器を用いて三次コアの製作を行なう。以後の製作は、「1) **作業模型のみで行なう方法**」と同様である。

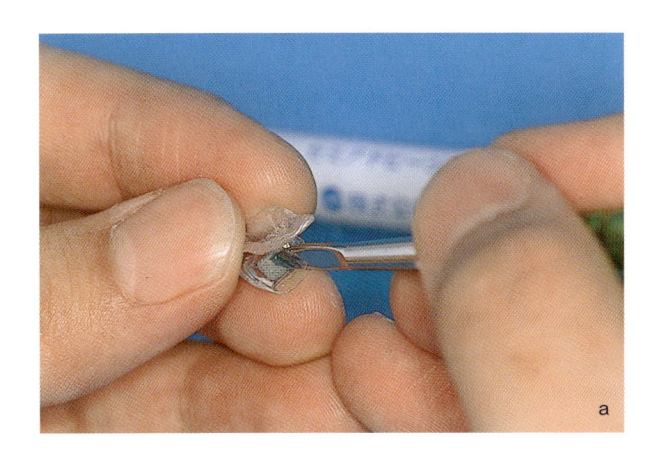

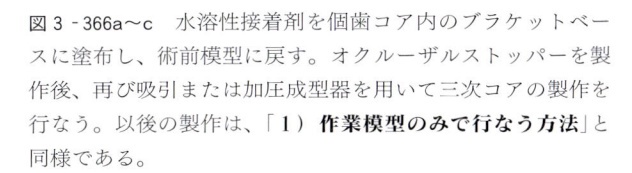

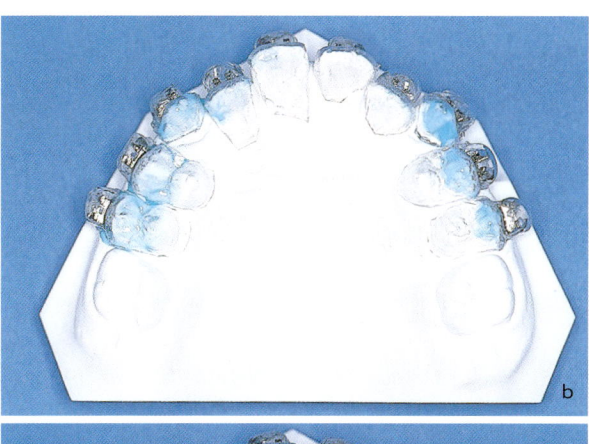

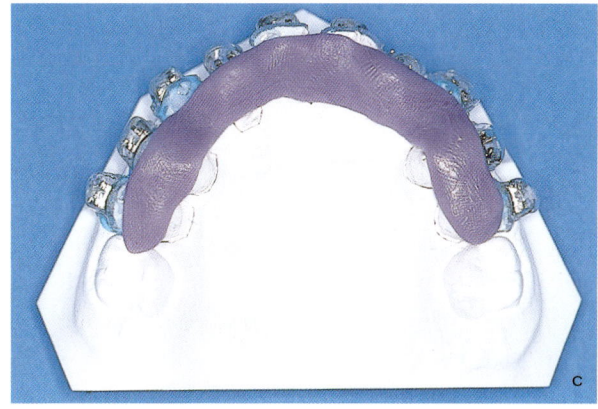

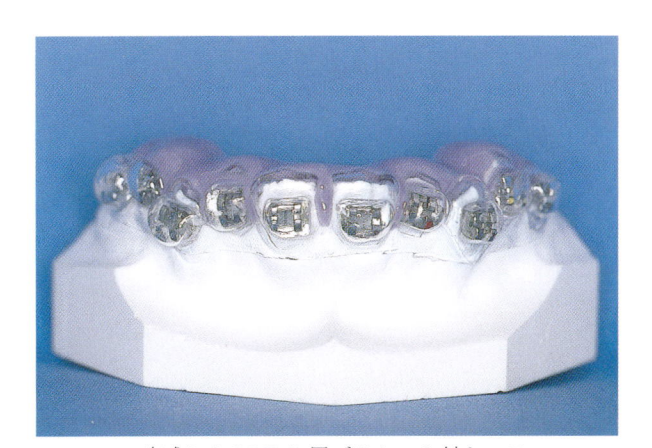

図3-367 完成したI.D.B.S.用ブラケット付きコア。

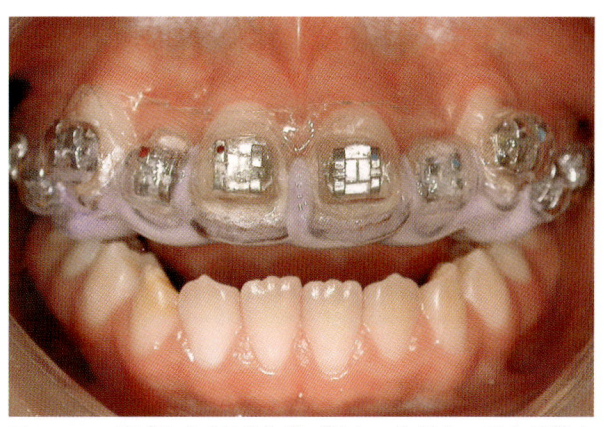

図3-368 完成したI.D.B.S.用ブラケット付きコアを口腔内に試適したところ。

III. 保定装置の特徴と製作法

1. ホーレーの保定装置(Hawley's type Retainer)

本装置は Hawley により考案された可撤式の保定装置で、応用範囲の広い装置である。

1) 装置の適応
①数歯(1～2歯)～多数歯の動的矯正治療(主として前歯部の叢生、唇舌側移動など)後に用いる。
②混合歯列期および永久歯列期に用いる。
③唇側線および維持装置が、対合歯と接触しないスペースを確保できる場合に用いる。

2) 装置の構成
①唇側線：左右切歯間または左右犬歯間のすべての歯の唇側に接するように、$\phi 0.8～0.9mm$ の矯正用線を用いて屈曲する。
②維持装置：単純鉤、アダムスのクラスプ、ボールクラスプなどが用いられる。
③床：レジンにて製作する。

3) 装置の特徴
上下顎いずれにも用いる。製作は容易であるが、可撤式であるため患者の協力が必要である。

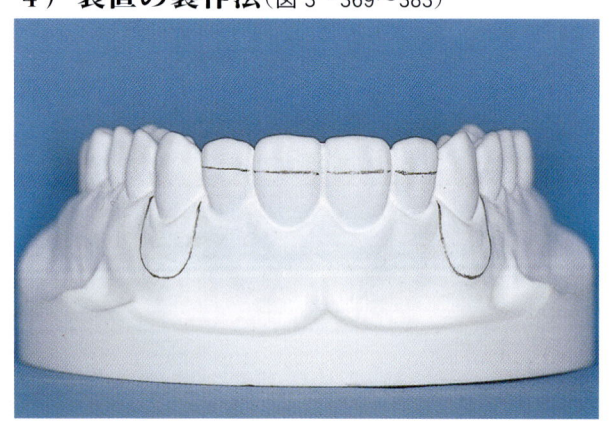

4) 装置の製作法(図3-369～383)

図3-369 唇側線の外形を記入する。唇側線は4前歯(または6前歯)の歯冠の切縁より1/2～1/3(筆者らは隣接面接触点の高さにしている)のところを通り、犬歯の近心面より歯肉方向に向かい、歯頸部と歯肉頬移行部との中間でループを描いて、犬歯の遠心面に至り、犬歯(混合歯列期では乳犬歯)と第一小臼歯(第一小臼歯抜歯症例では第二小臼歯)の上部鼓形空隙を通り口蓋側に至る。

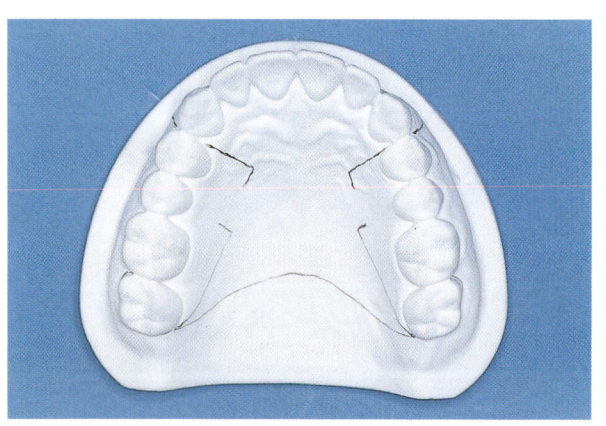

図3-370 唇側線、維持装置の脚部および床の後縁外形を記入する。

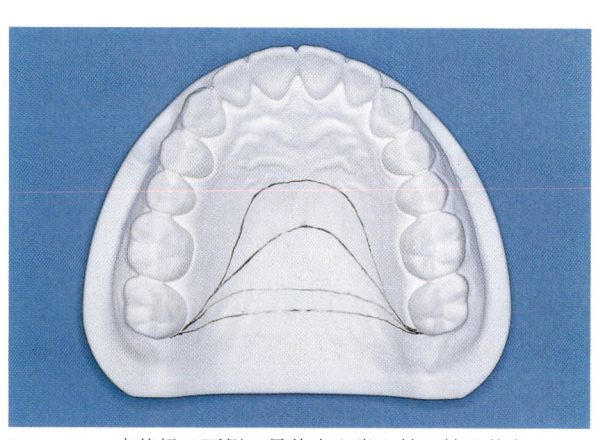

図3-371 床後縁は両側の最後方臼歯を結ぶ線を基本とし、種々の形態が用いられる。床面積が広ければ装置の安定性は大きく、床面積が小さければ舌感が良好になる。

第三章 矯正装置の製作法

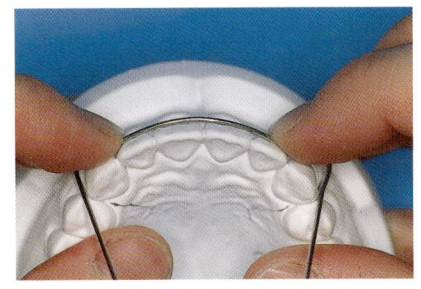

図3-372 唇側線の屈曲はφ0.8〜0.9mmの矯正用線を用いて行なう。屈曲は前歯部から行ない、個々の歯の唇側面に軽く1点で接するようにし、できるだけプライヤーを用いず、左右の手指で行なう。

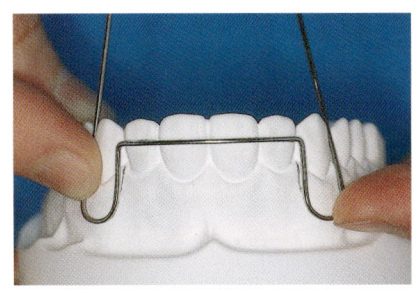

図3-373 ループの屈曲は、ヤングのプライヤーを用いて左右が対称になるように行なう。

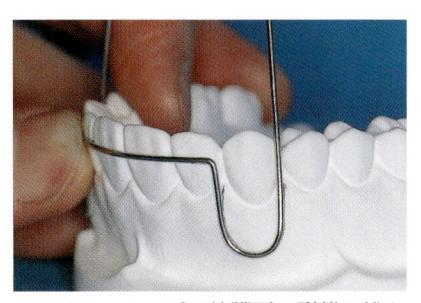

図3-374 ループは粘膜面の形態に沿わせて屈曲するが、粘膜面相当部からわずかに浮かせた状態とする。粘膜面は必要に応じてリリーフを施す(浮かせすぎると上唇内面に接触し、炎症を起こしたり、装置の脱落を起こす要因ともなる)。

375│376

図3-375 犬歯と第一小臼歯の上部鼓形空隙を通り、口蓋側へ屈曲する。
図3-376 対合歯との接触防止のため、鼓形空隙から口蓋側へは模型面に沿わせて屈曲する。

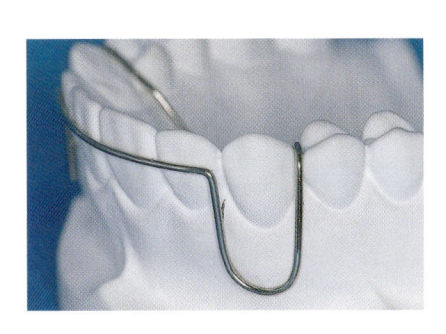

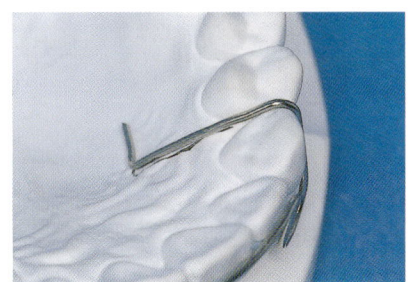

a│b
図3-377a、b 屈曲を終えた唇側線。

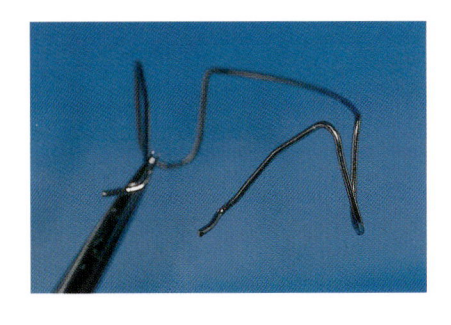

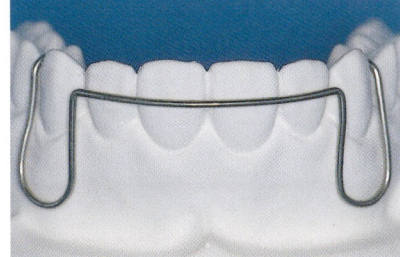

a│b
図3-378a、b 維持装置の屈曲を行なう。ここでは最後方臼歯に単純鉤を用いた。

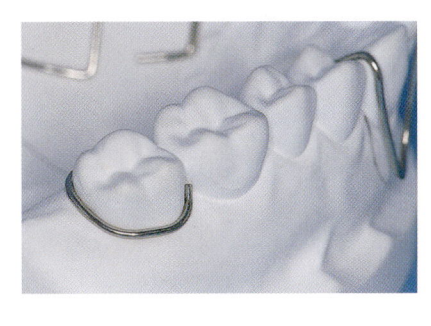

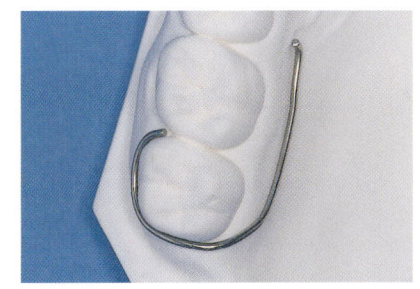

117

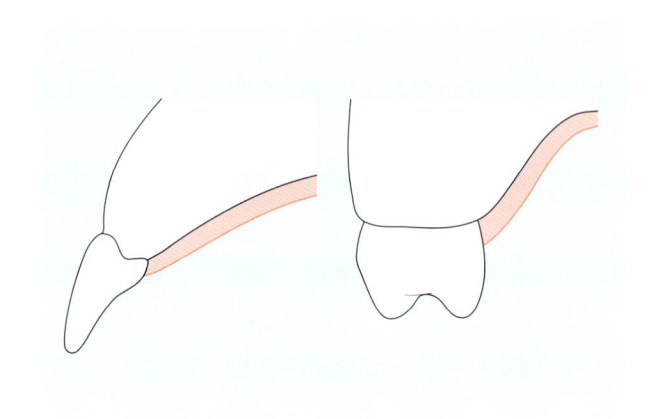

図3-379 唇側線・維持装置屈曲後、通法に従いレジンの成形を行なう。レジン床縁はレジン床の厚さと同じ厚さ(1.5mm前後)とする。

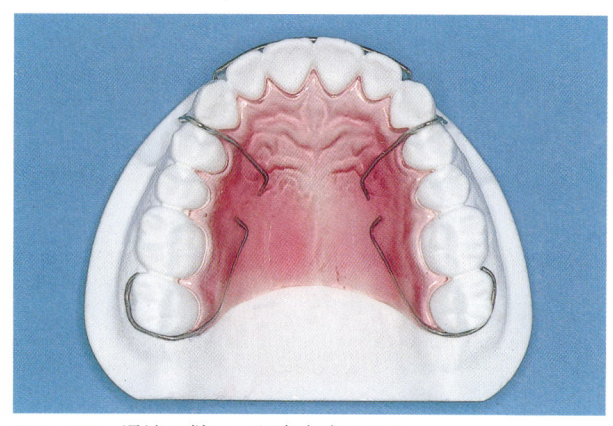

図3-380 通法に従い、研磨完成させる。

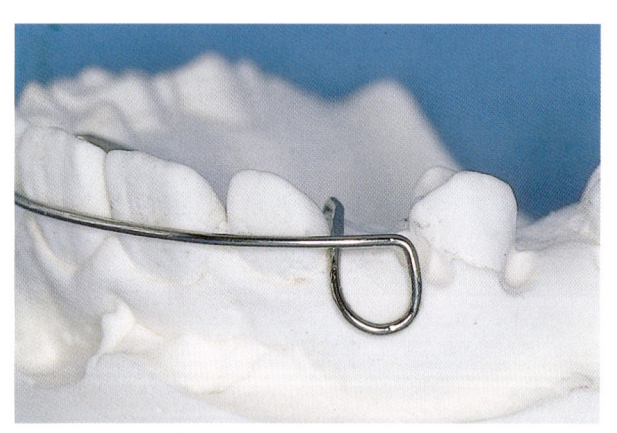

図3-381 唇側線はクローズドタイプと呼ばれるものもあり、混合歯列期に多く用いられる。

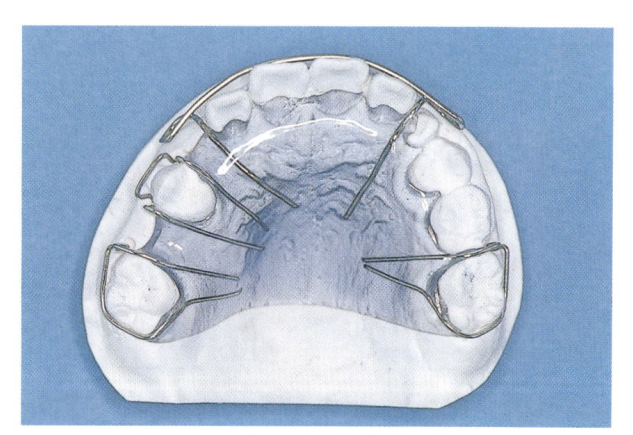

図3-382 クローズドタイプの唇側線を用いた症例。維持装置にはアダムスのクラスプを用いた。

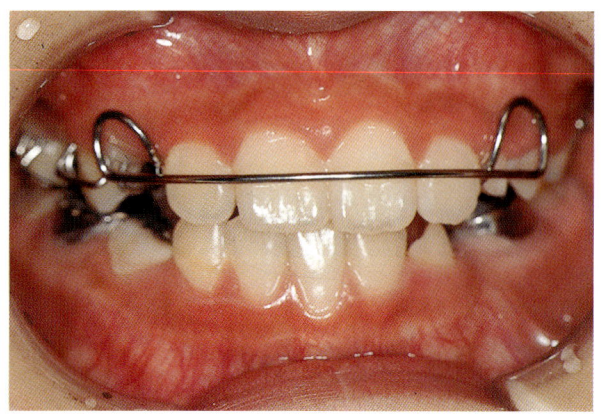

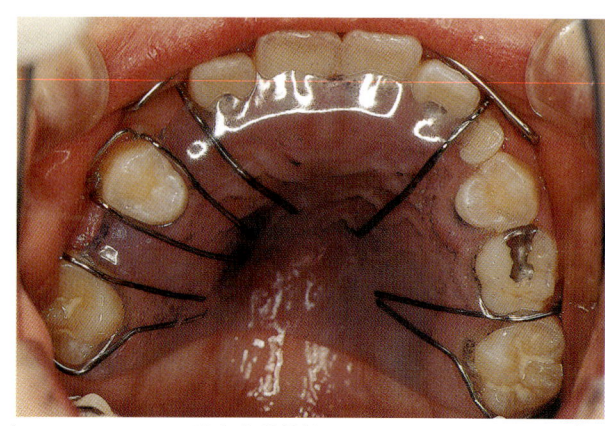

図3-383a、b クローズドタイプの唇側線を応用したホーレータイプのリテーナーの口腔内装着状態。　　a│b

第三章　矯正装置の製作法

2．ラップ アラウンド リテーナー(Wrap around Retainer)

ベッグタイプリテーナー(Begg type Retainer)、サーカムファレンシャルリテーナー(Circumferential Retainer)とも呼ばれる。

1）装置の適応
①多数歯の動的矯正治療後に用いることが多い。
②主として永久歯列期に用いる。
③対合関係が緊密な症例に適用される。

2）装置の構成
①唇側線（外周線）：歯列の唇頬側に接し、全周を取り囲む矯正用線（φ0.8mm 線の使用が多いが、症例によっては0.7mm ないし0.9mm を用いる）にて製作される。
②床：レジンにて製作される。

3）装置の特徴
上下顎いずれにも用いられる。すべての歯において、唇頬側は矯正用線、舌側は床で保持されるため、歯列弓全体にわたって保定を行なうことができる。しかし、矯正用線の後方は、最後方臼歯に設定することを原則とするため周長が長くなり、使用中の変形の可能性も高くなり、保定観察時に術者による微調整が求められることがある。使用にあたっては、ホーレーの保定装置同様、患者の協力が重要である。

4）装置の製作法（図3-384～414）
a．上顎の製作法

図3-384　マルチブラケット装置による動的矯正治療が終了した口腔内。
図3-385　硬質石膏を用いて製作された作業模型。保定装置製作のための作業模型の印象採得はブラケット・バンド・チューブが付いたまま行なわれることが多い。

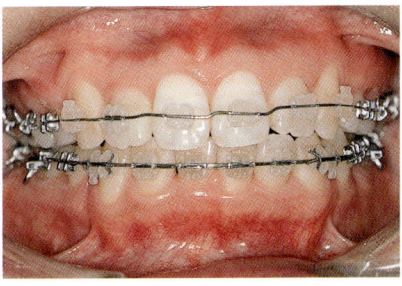

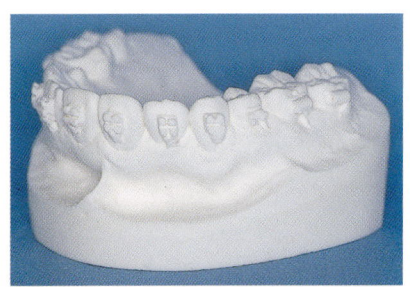

図3-386　模型上に再現されたブラケット・バンド・チューブなどを、デザインナイフなどを用いて削除する。このとき、削りすぎて歯の形態を損なうことのないように注意する。
図3-387　調整の終了した作業模型。

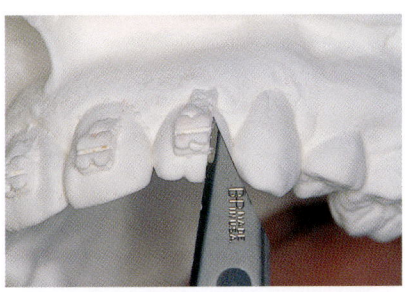

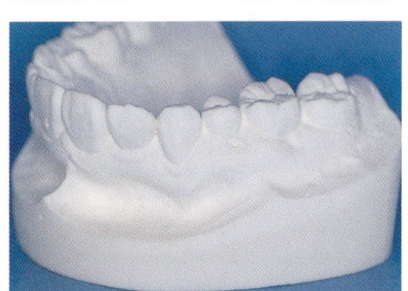

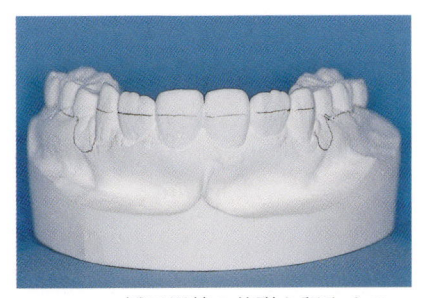

図3-388　矯正用線の外形を記入する。前歯部では左右犬歯中央隆線遠心側までの間を、上下的には隣接面接触点（または歯冠中央）の高さとする。

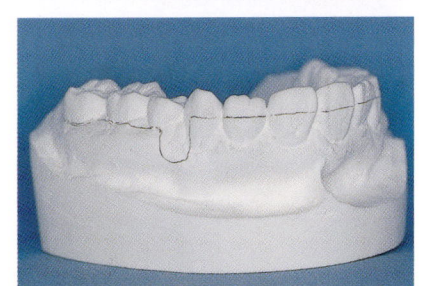

図3-389　犬歯中央隆線遠心から歯頚部側に向かい、犬歯歯頚部から5mm前後歯肉側に向かうループを描き、第一小臼歯（抜歯症例では第二小臼歯）の歯頚部に戻る。臼歯部は歯頚部（または歯冠中央部）を走行する。

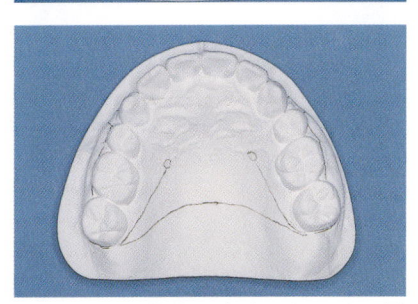

図3-390　最後方臼歯遠心部を取り囲み、床内にて維持部を作る。

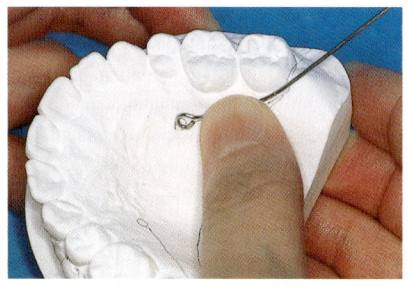

図3-391 屈曲はどこから行なってもよいが、筆者らはどちらか一端の維持部から行なっている。

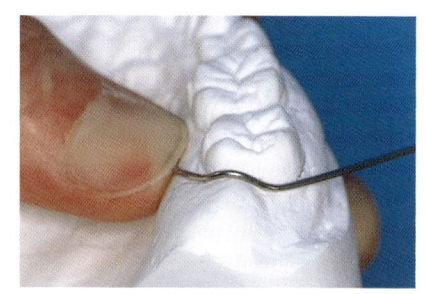

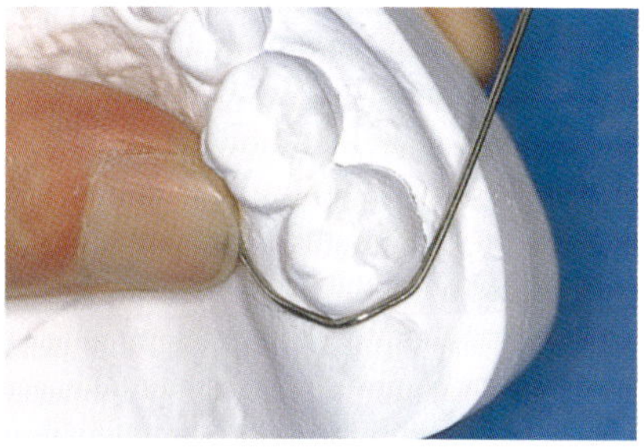

図3-392a、b 最後方臼歯部は、単純鉤と同様に歯面の形態および歯肉にしっかり沿わせるように屈曲する。

a | b

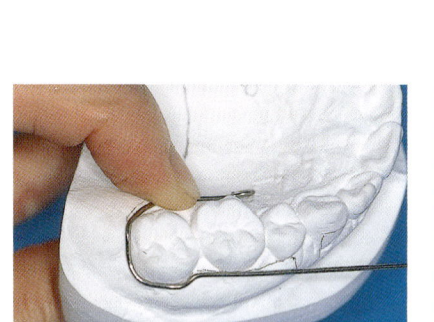

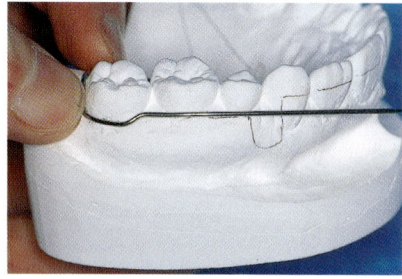

393 | 394

図3-393 最後方臼歯近心は舌側へ向かってステップを付けるように屈曲する。

図3-394 臼歯部は各歯に1点で接触するように屈曲する。

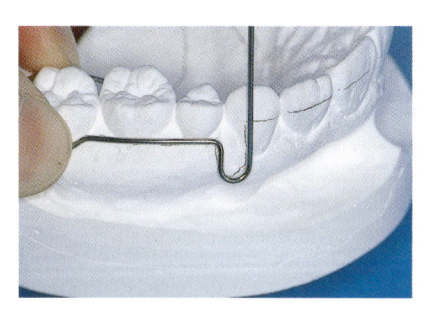

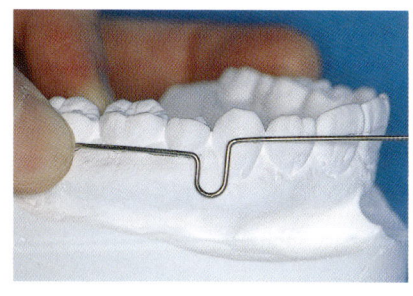

395 | 396

図3-395 小臼歯部から犬歯部にかけてループを屈曲する。ループは粘膜面相当部からわずかに浮かせて屈曲する。

図3-396 犬歯遠心部から切歯に向かい屈曲する。

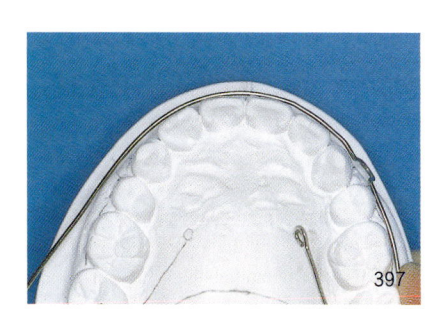

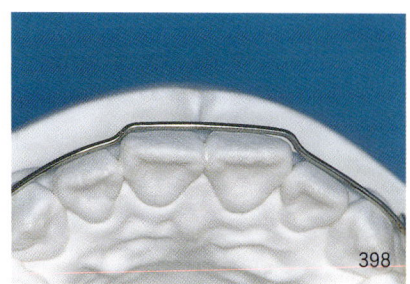

図3-397 切歯部では各歯に1点で接するように屈曲を行なう。

図3-398 前歯部は各歯の移動を防止するために、唇側面では広い面積で接するように中切歯から側切歯の間にステップ（ラテラルインセット）や側切歯から犬歯の間にステップ（ケーナインオフセット）を付けて屈曲する場合もある。

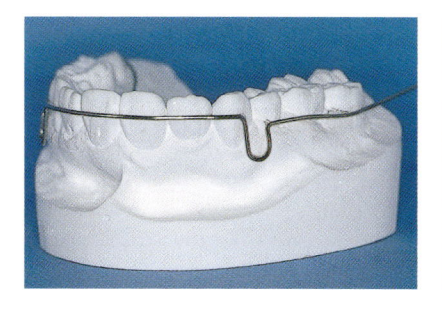

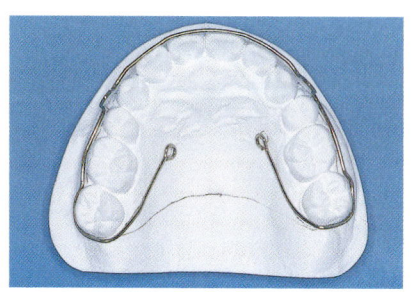

a | b

図3-399a、b 屈曲を終えた状態。

120

第三章　矯正装置の製作法

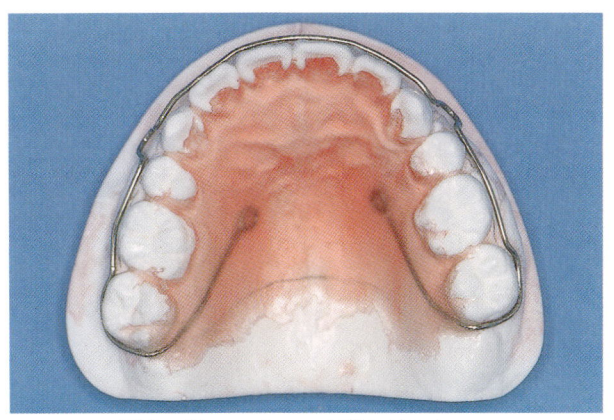

図 3‐400　通法に従いレジンの成形を行なう。

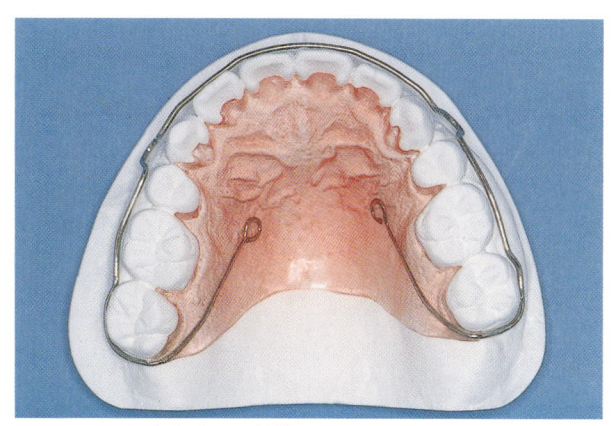

図 3‐401　研磨完成した状態。

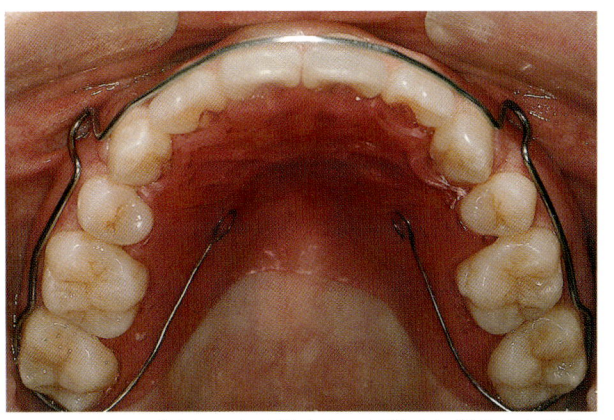

図 3‐402a、b　ブラケットを除去し、口腔内に装着した状態。

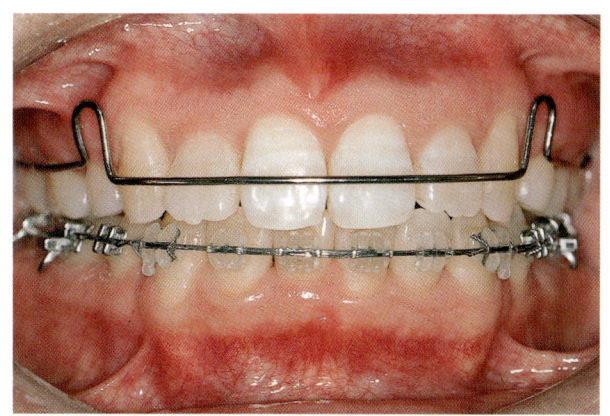

a|b

単純鉤を併用した例

図 3‐403　矯正用線の屈曲には最後方臼歯に単純鉤を設置し、唇頬側面と接触するように屈曲した矯正用線（アーチワイヤー[外周線]）とろう付する方法もある。通法に従って屈曲した単純鉤とアーチワイヤー（外周線）を最後方臼歯遠心面で上下的に重ね合わせる。

図 3‐404　電気溶接器（Spot welder）を用いて単純鉤とアーチワイヤー（外周線）を仮着する。

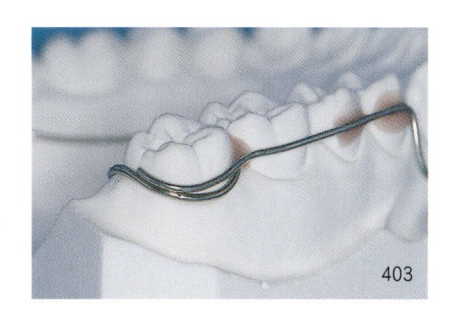

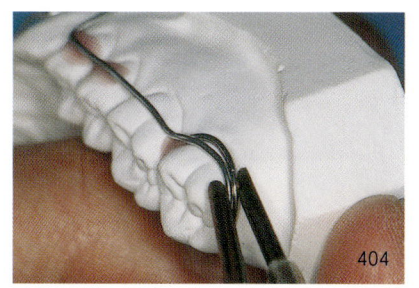

405|406

図 3‐405　単純鉤とアーチワイヤー（外周線）のろう付を行なう。

図 3‐406　ろう付後、模型上で変形のないことを確認する。

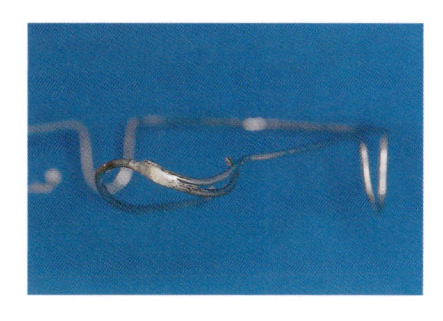

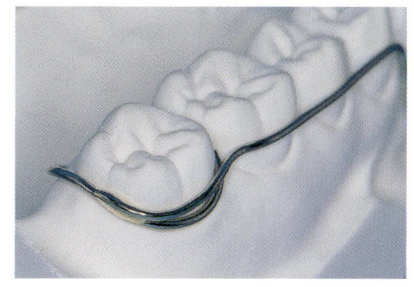

121

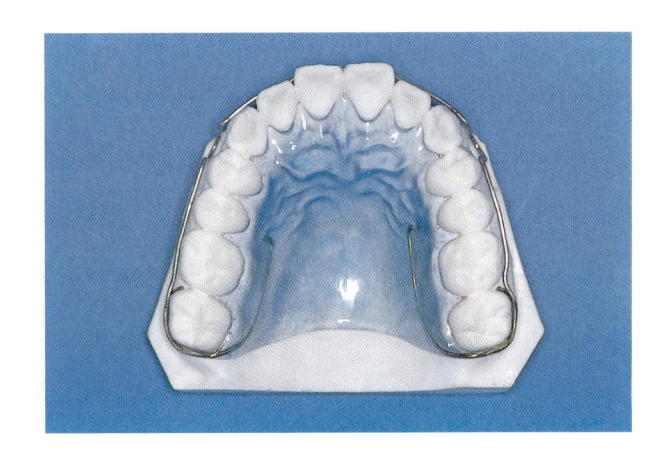

図3-407　通法どおりレジン成形・研磨を行ない完成させる。

b．下顎の製作法

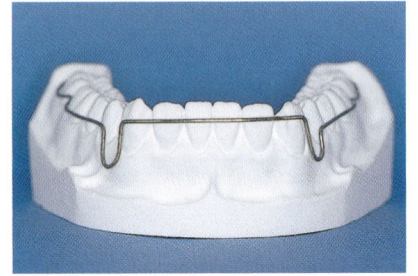

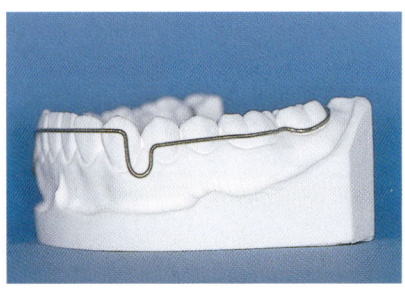

図3-408a〜c　下顎に用いる場合も上顎と同様に矯正用線の屈曲を行なう。　　　a|b|c

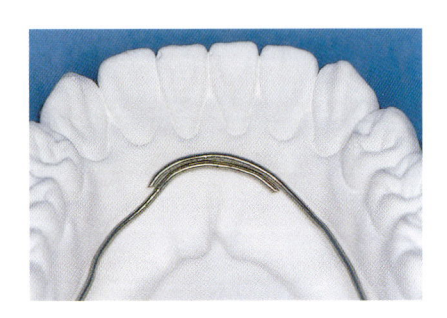

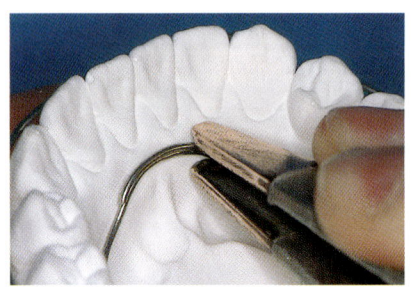

409|410
図3-409　補強のために舌側で矯正用線を上下的に重ねる(オーバーラップさせる)。
図3-410　舌側は矯正用線を重ねてレジン内に埋入してもよいが、ろう付したほうが変形防止にも役に立つ。電気溶接器(Spot welder)を用いて仮着する。

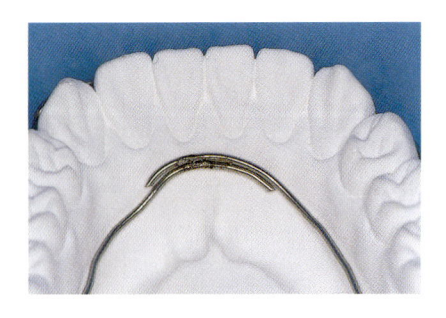

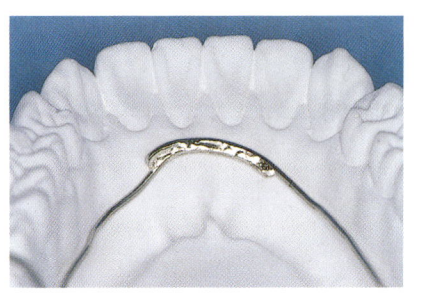

411|412
図3-411　仮着した状態。
図3-412　ろう付をした状態。

第三章　矯正装置の製作法

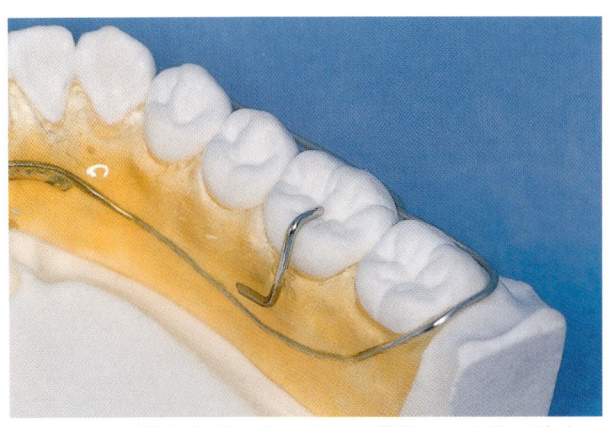

図3-413　下顎は上顎と異なり、口蓋部による沈下防止が不可能なため、オクルーザルレストなどを付加して沈下の防止を行なうこともある。

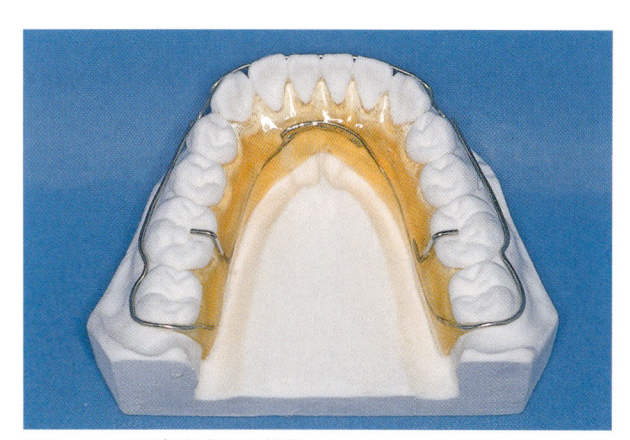

図3-414　研磨完成した状態。

3．スプリングリテーナー(Spring Retainer)

　スプリングリテーナーは1975年、Barrer HGによって考案された装置である。
　名称どおりリテーナーとして使用することもあるが、下顎切歯の軽度の叢生や捻転などの治療を目的として用いることも多く、動的矯正装置に分類されることもある。

1）装置の適応
　下顎の両側切歯間の軽度の叢生や捻転に適用される。

2）装置の構成
　両側切歯間の唇舌側に設定される帯状のレジン部と、両犬歯間を唇舌的に取り囲む矯正用線からなる。

3）装置の特徴
　可撤式であり、比較的小型の装置である。製作にはセットアップモデルの製作を必要とする場合が多い。装置は口腔内装着時における矯正用線の復元力を矯正力として利用している。

4）装置の製作法（図3-415～437）
　製作の際、上下顎模型を準備するのがよい。装置は下顎に使用されるが、矯正用線の対合歯との接触を避けることから、対合歯との対咬関係を十分に注意する必要がある。また、装置が小型のため、舌の行動型などの影響を排除することからも、装置の維持安定にとっては矯正用線の屈曲がキーポイントになる。

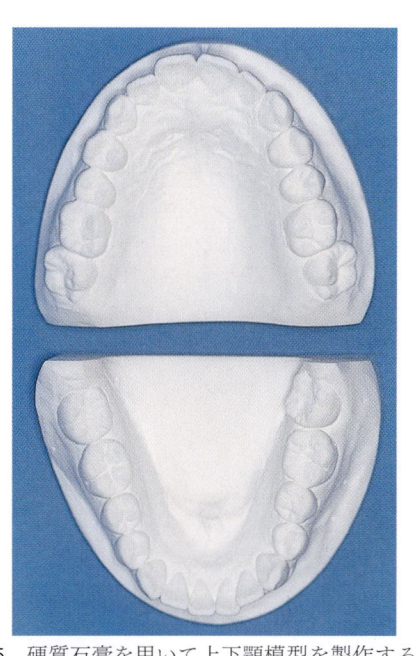

図3-415　硬質石膏を用いて上下顎模型を製作する。

123

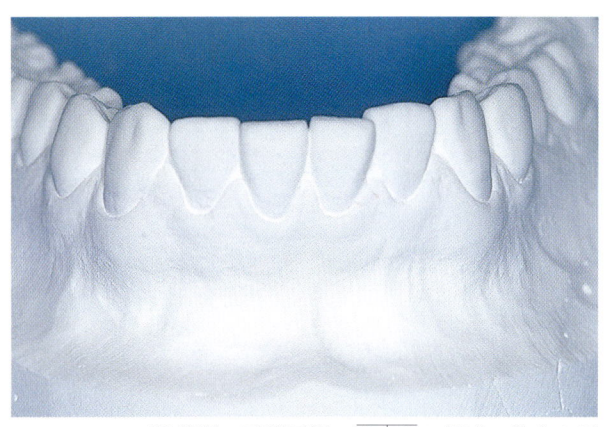

図3-416a　下顎模型の唇側面観。$\overline{2\mid 2}$に軽度の叢生が認められる。

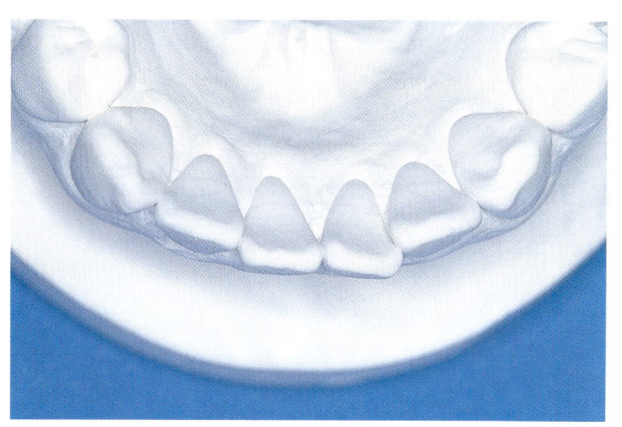

図3-416b　下顎模型の咬合面観。$\overline{2\mid}$に捻転が認められる。

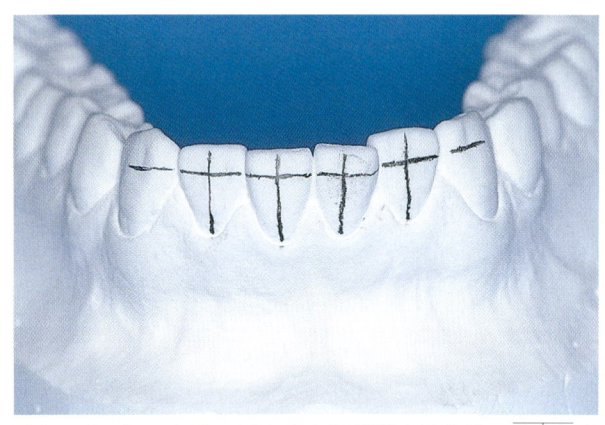

図3-417　セットアップモデルを製作するため、$\overline{2\mid 2}$の唇面に歯軸を記入する。また再排列時における歯の高さの目安のために、$\overline{3\mid 3}$の唇面に横線を記入する。この線が後に矯正用線の外形線となるように歯冠中央部付近とするとよい。

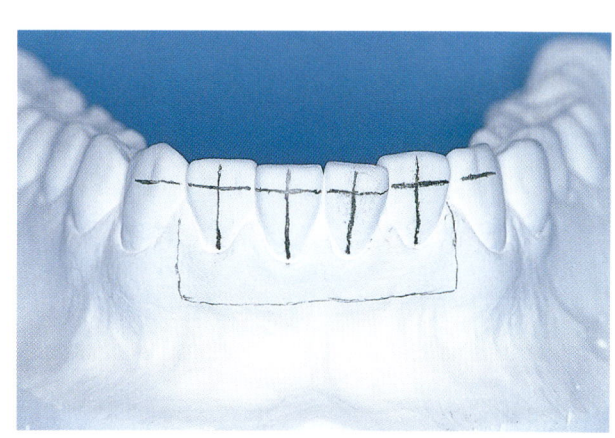

図3-418　セットアップモデル製作のために、$\overline{2\mid 2}$をブロックとして切り出すための分割線（歯頸部から4〜5mm程度）を記入する。

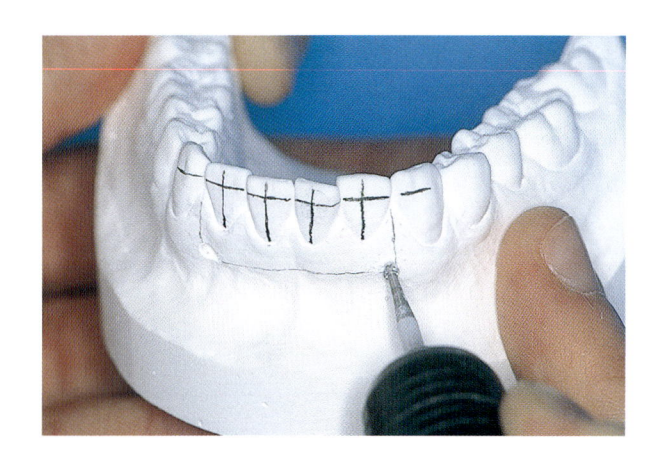

図3-419　分割線の両端に自在刃付き糸鋸を挿入するための穴を、ラウンドバーで開ける。

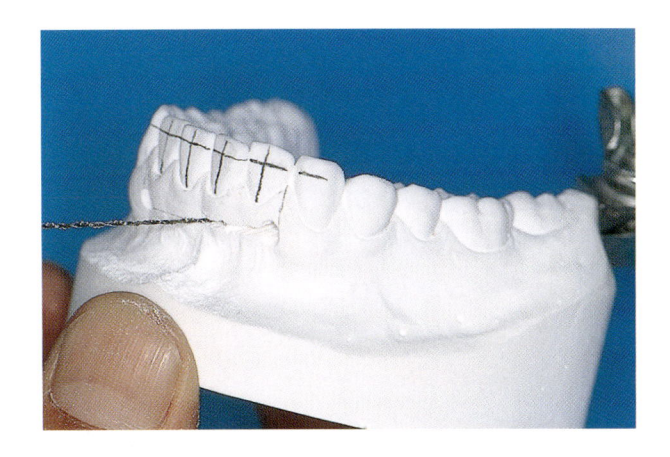

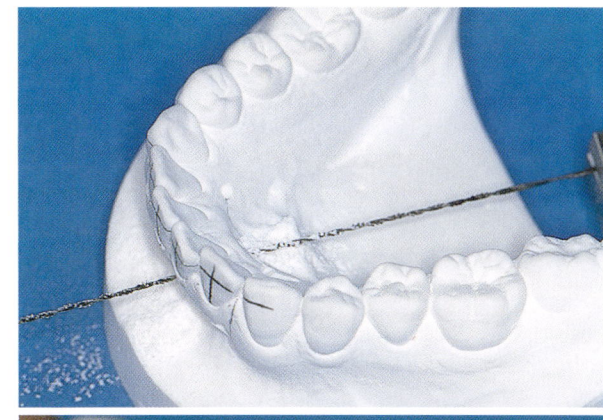

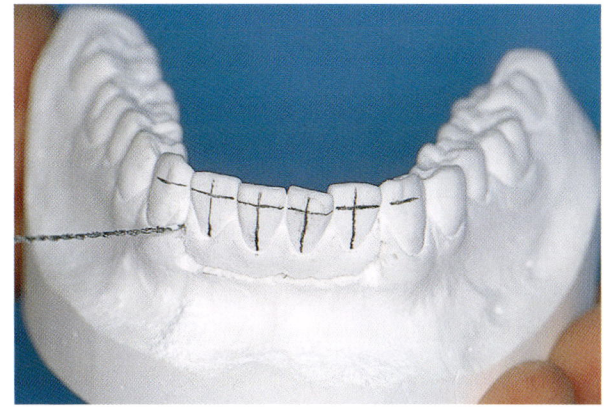

第三章　矯正装置の製作法

図3-420a〜c　糸鋸を用いて $\overline{2\hspace{-2pt}+\hspace{-2pt}2}$ を分割する。

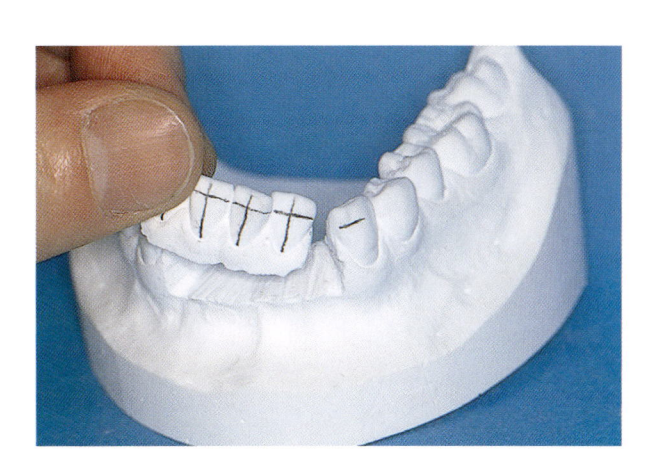

図3-421　$\overline{2\hspace{-2pt}+\hspace{-2pt}2}$ をモノブロックで歯列模型から取り出す。

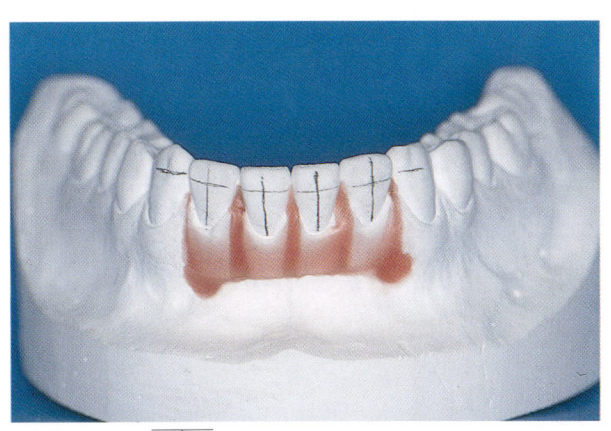

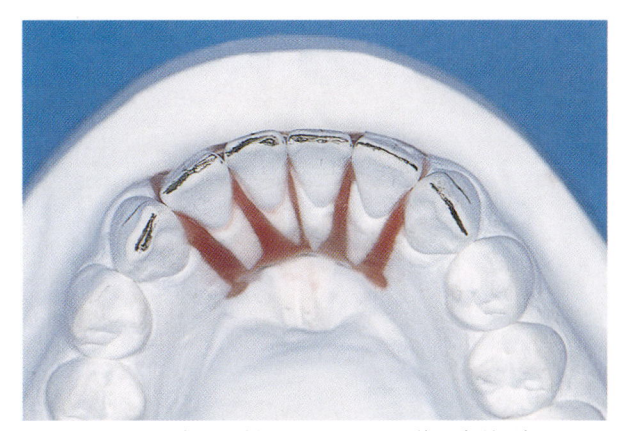

図3-422a、b　$\overline{2\hspace{-2pt}+\hspace{-2pt}2}$ を歯根相当部から歯冠部方向に向けて糸鋸を用いて切り込み、歯の分割を行なう。その後、歯科医師によって動的矯正治療後の予測がなされたセットアップモデルを製作する。

125

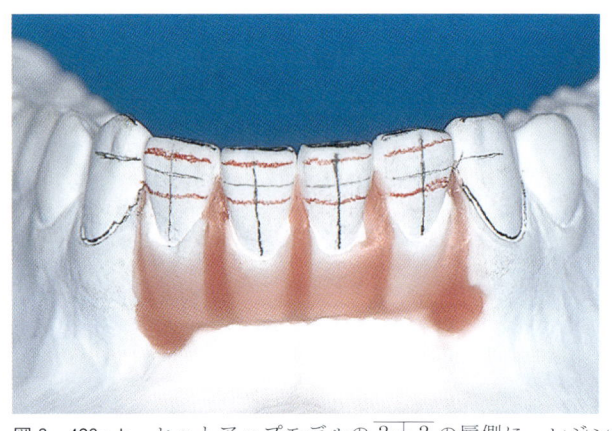

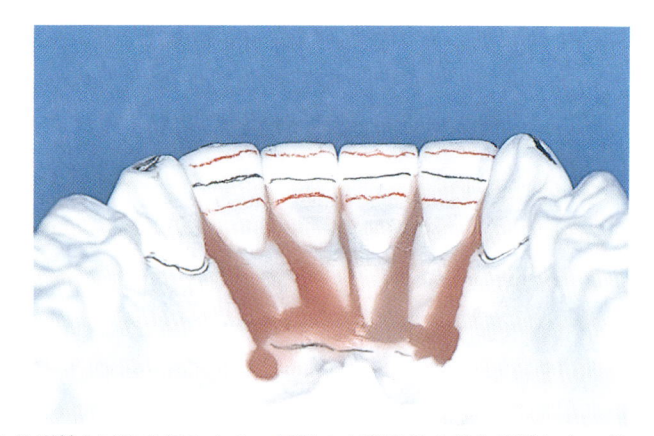

図3-423a、b　セットアップモデルの $\overline{2|2}$ の唇側に、レジン部の外形線(赤線)を記入する。唇側の上部は対合歯と接触しない位置とする。唇側下部は歯肉に接触しないようにする。舌側上部は異物感のない範囲でできるだけ切縁寄りとする。舌側下部は唇側と同様に歯肉に接しないようにする。

a｜b

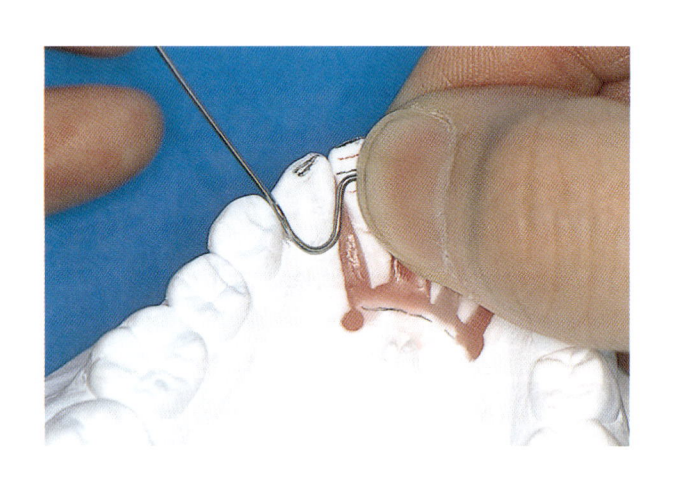

図3-424　矯正用線はφ0.5〜0.7mmを用いる。屈曲は舌側から行ない、犬歯の舌側歯頸部に適合させ、犬歯と第一小臼歯の上部鼓形空隙に向かう。

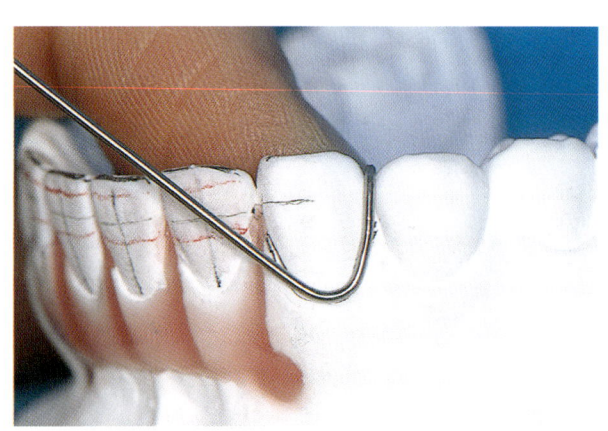

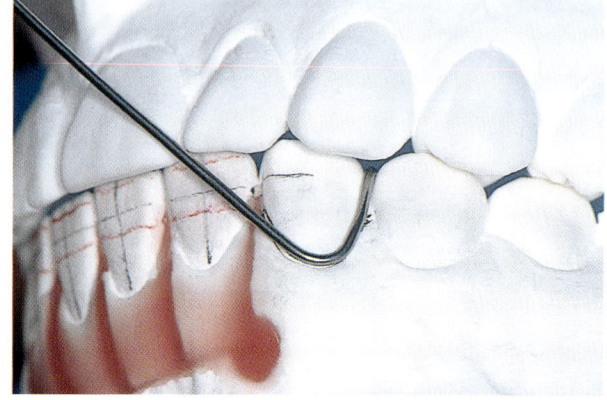

図3-425a、b　犬歯遠心部では対合歯と接触しないよう注意して屈曲する。

a｜b

第三章　矯正装置の製作法

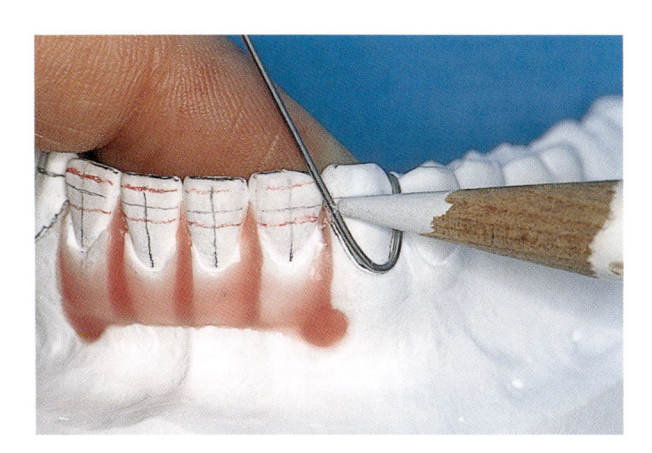

図3-426　犬歯近心部から切歯唇側部へ、屈曲を行なう部分をマークする。

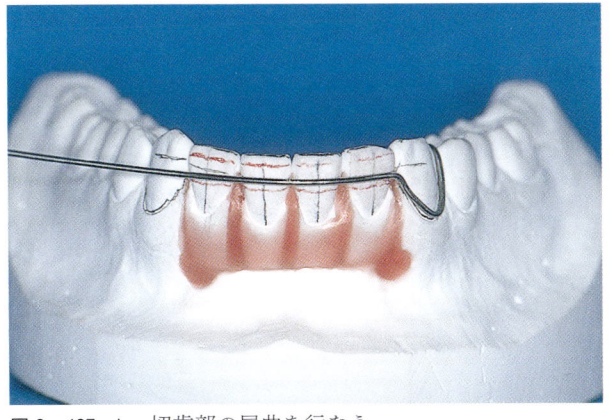

図3-427a、b　切歯部の屈曲を行なう。

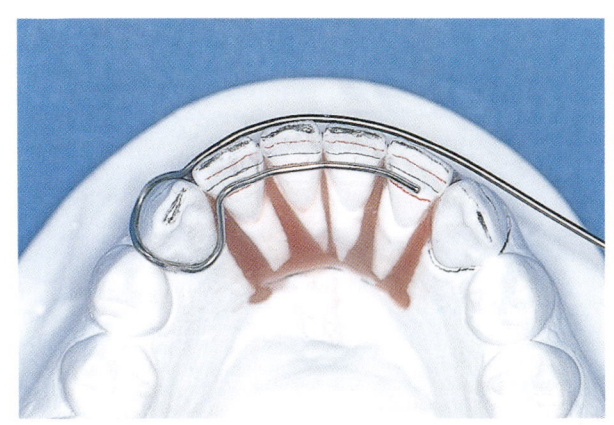

a｜b

図3-428a～c　反対側の犬歯部の屈曲を行ない、舌側でオーバーラップさせて屈曲を終える。

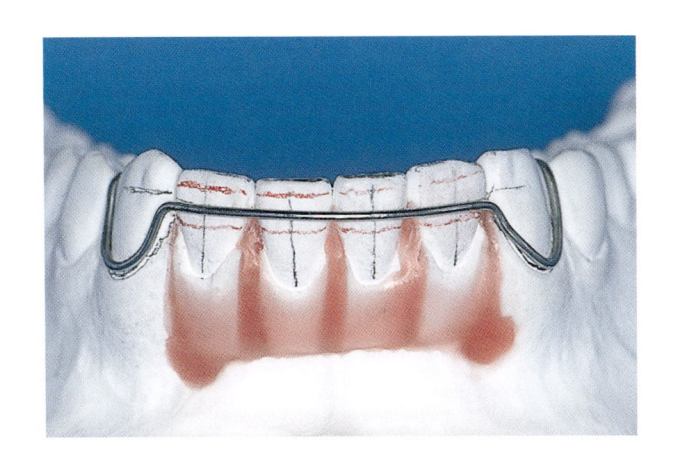

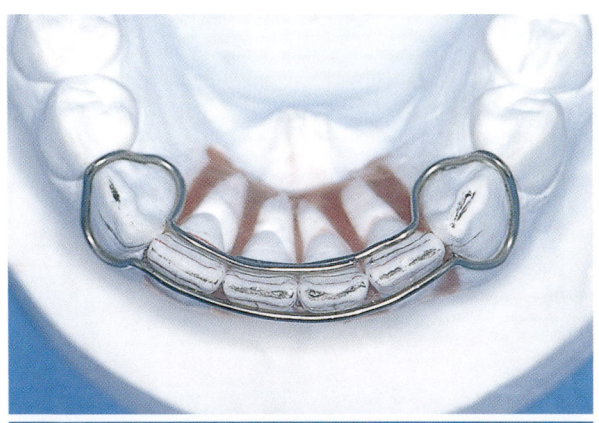

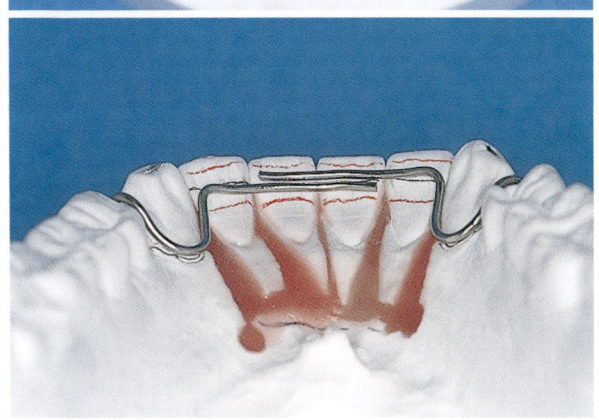

a｜b
　c

127

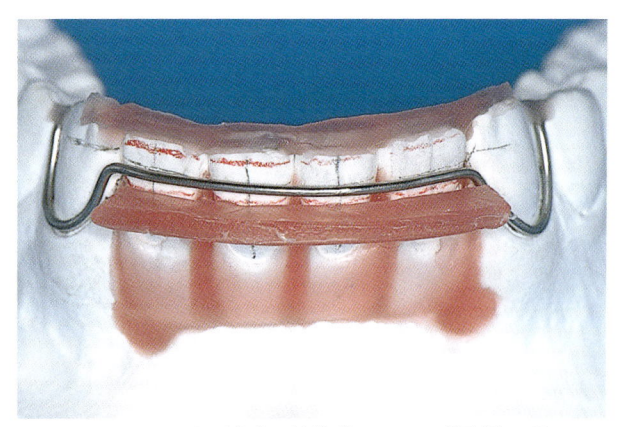

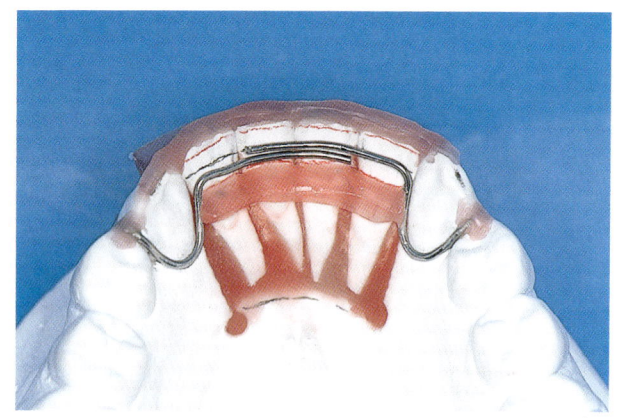

図3-429a、b　レジン築盛の前準備として、外形線に沿わせてワックスでボクシングする。　a|b

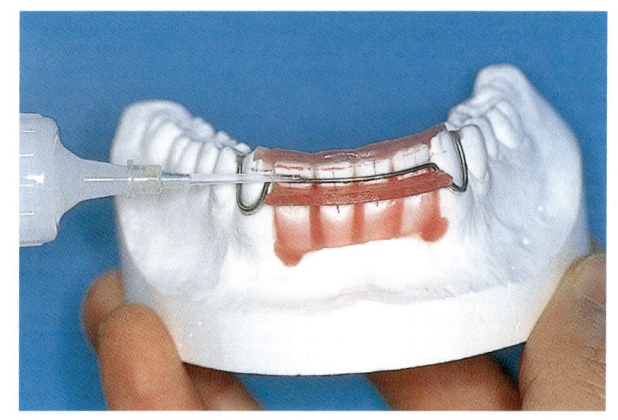

図3-430　矯正用線と歯面との間に、振り掛け法によってレジンを添加する。

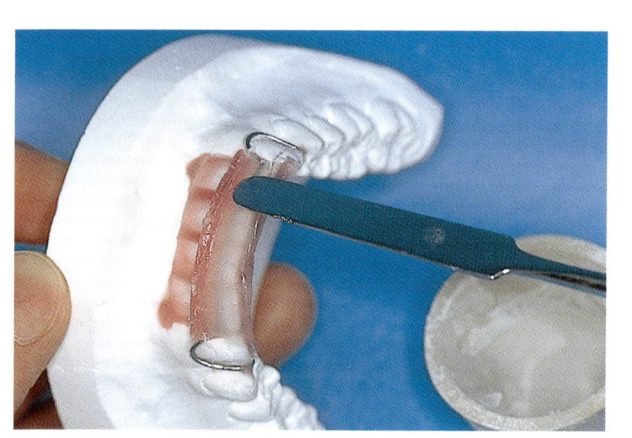

図3-431　レジン部の成形は唇舌側同時に行なうため、振り掛け法ではレジンが漏出してしまうので、スプレッド法等を用いて行なう。

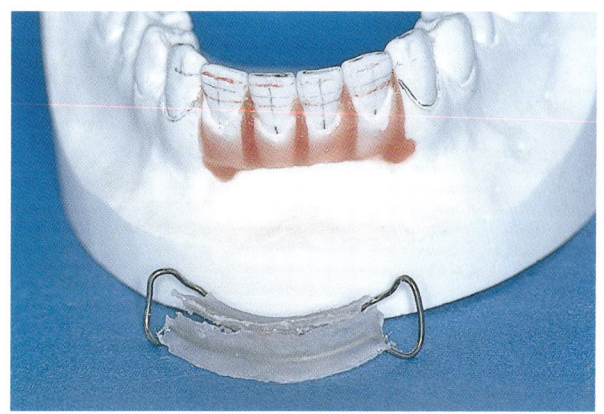

図3-432　レジン硬化後、模型から装置を取り出す。

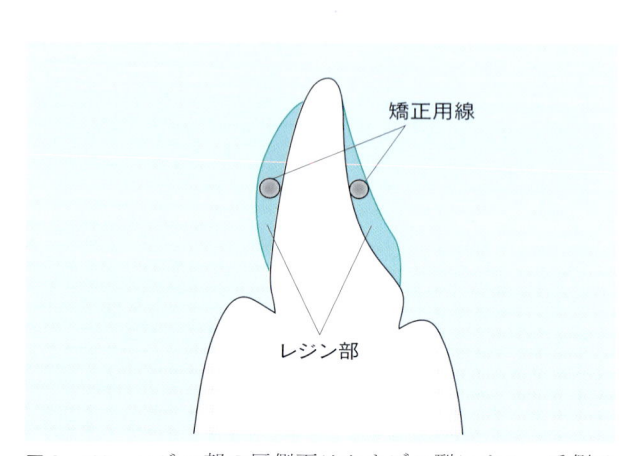

図3-433　レジン部の唇側面はかまぼこ型にする。舌側は舌面形態に沿わせた形状とする。

第三章　矯正装置の製作法

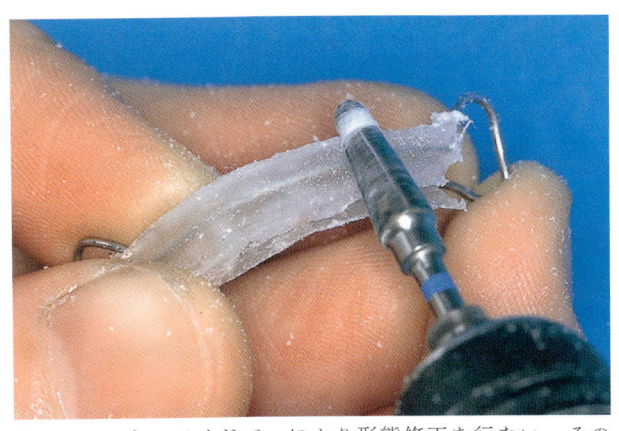

図3-434　カーバイドバーにより形態修正を行ない、その後、通法に従いレジン部の研磨を行なう。

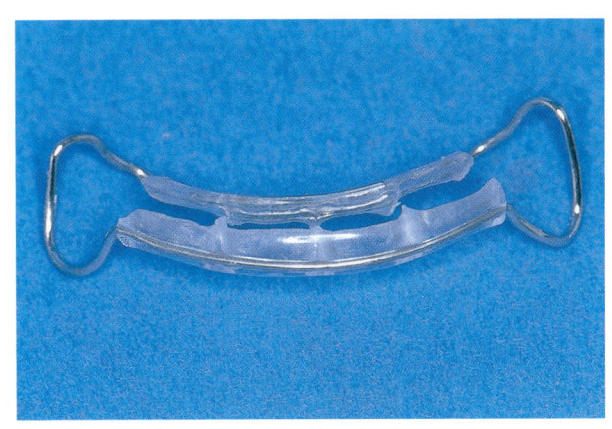

図3-435　完成したスプリングリテーナー。

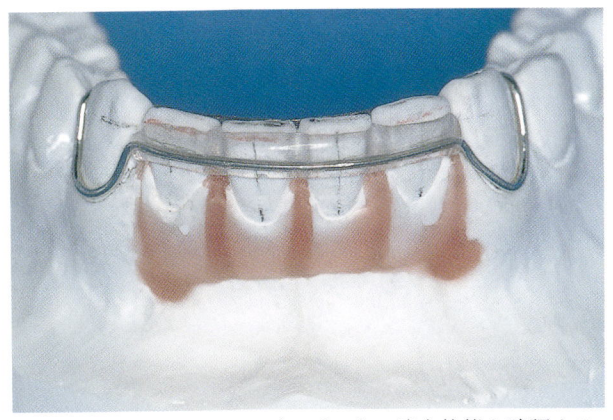

図3-436a、b　セットアップモデル上で適合状態を確認する。

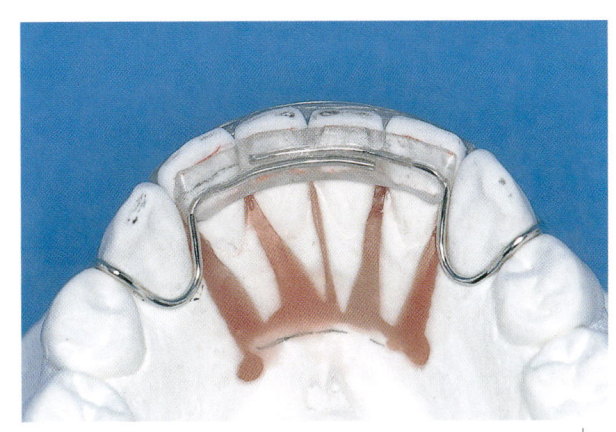

a｜b

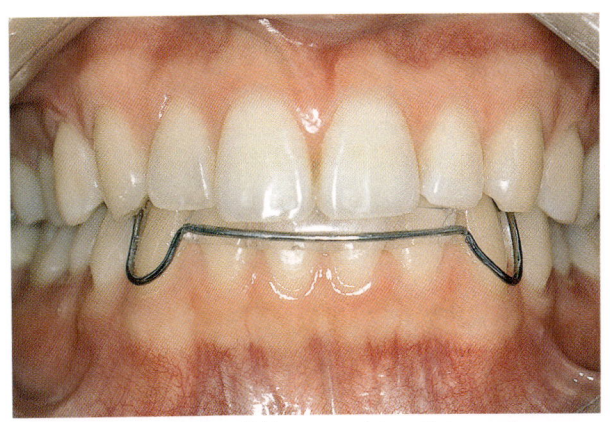

図3-437a、b　口腔内に装着したスプリングリテーナー。

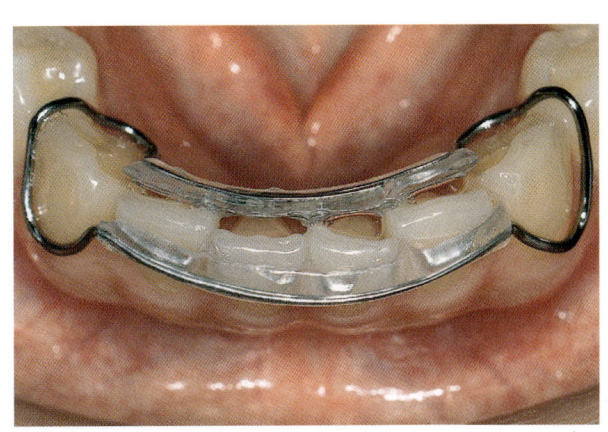

a｜b

129

4．インビジブルリテーナー(Invisible Retainer)

インビジブルリテーナーは、最近広く利用されるようになった保定装置であり、用いられる材料もきわめて多種多様になってきている。また、複数の材料を用いる場合もあり、製作方法も加圧する方法や吸引する方法がある。

ここではプラスチック製のシートを圧接する方法について紹介する。

1）装置の適応

マルチブラケット装置をはじめ、あらゆる動的矯正装置による動的矯正治療が終了した症例の保定に用いられる。

2）装置の構成

プラスチックをはじめ種々の材料で製作された歯列全体を覆うコア状の装置で、審美性に対して強い要求のある患者に用いられる。

3）装置の特徴

名の通り透明な装置であるため、審美性がよい。製作には加圧成型器や吸引成型器を必要とするが、製作が容易である。反面、使用する材料によって破折しやすかったり、長期使用によって不適合になってくることがある。

4）装置の製作法（図3-438～445）

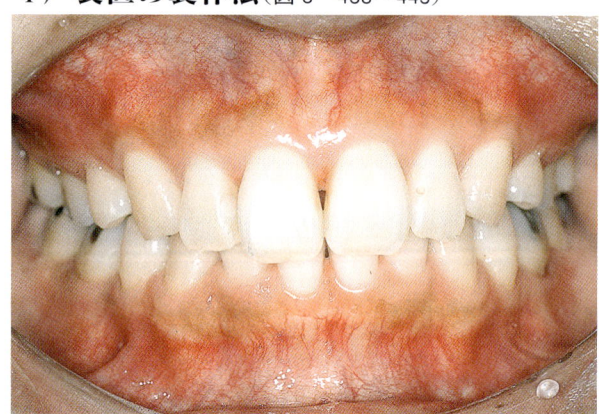

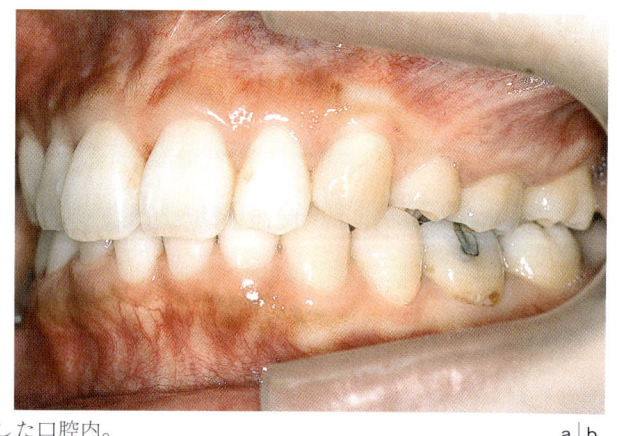

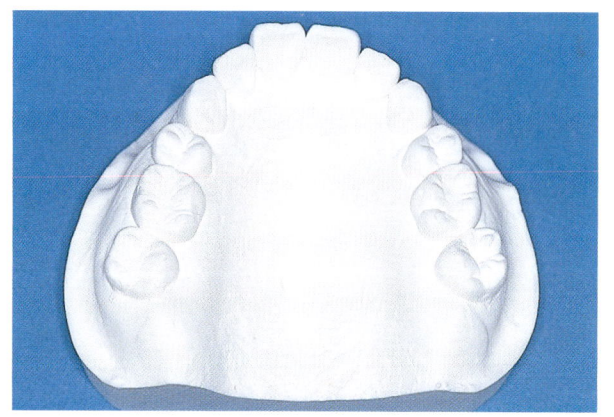

図3-438a、b　マルチブラケット装置を用いて動的矯正治療の終了した口腔内。　　　a｜b

図3-439　硬質石膏を用いて作業模型を製作する。後の操作のために基底面は平滑にしておく。

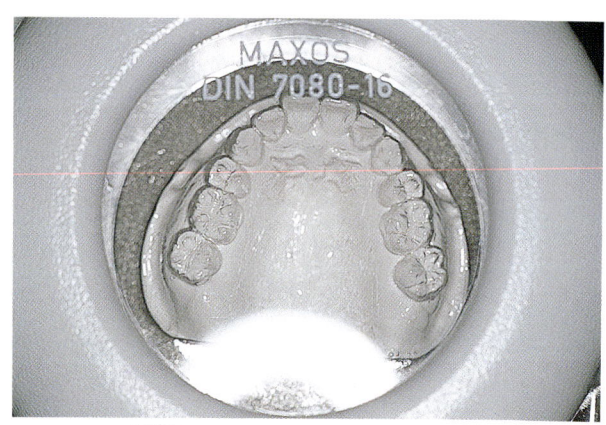

図3-440　成型用シート（今回はプラスチックシート＃11040，輸入元：オーラルケアを用いた）と作業模型を加温圧接成型器（35ページの図2-31参照）にセットし、シートをメーカー指定時間加熱後、圧接する。

第三章　矯正装置の製作法

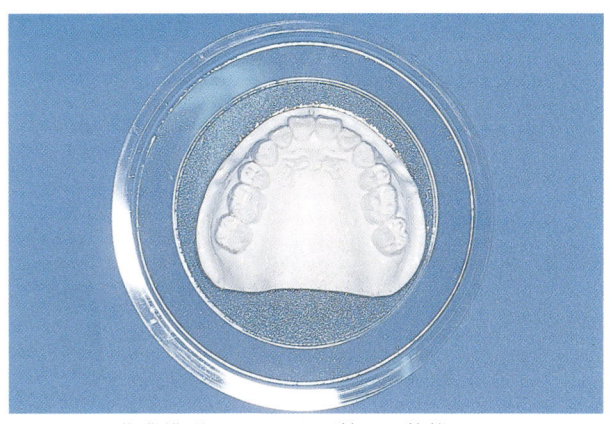

図3-441　作業模型にシートを圧接した状態。

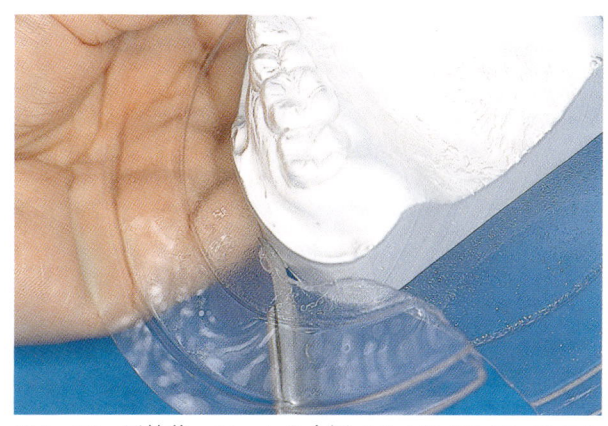

図3-442　圧接後、シートを金冠バサミなどを用いておおまかに切除し、作業模型から装置を撤去する。

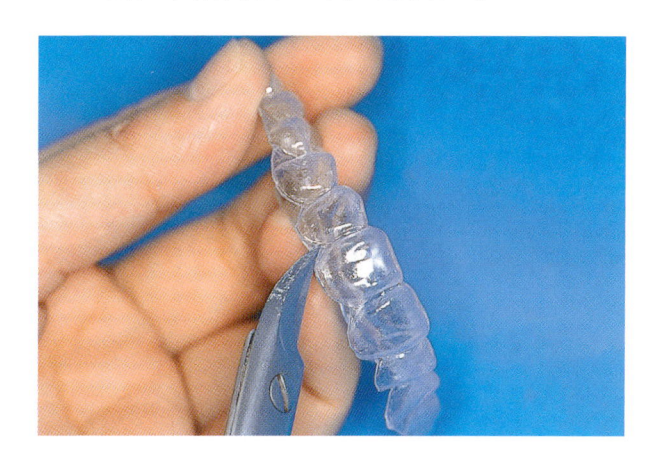

図3-443　外形に沿ってハサミで切除する。装置の外形は種々あるが、筆者らは前歯部唇側は歯頚部、臼歯部頬側は歯頚部最凹部を直線で結んだ状態に、舌側は歯頚部から2〜3mm延長した状態としている。

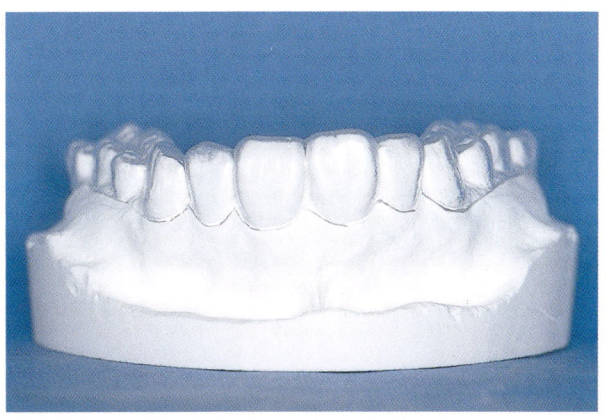

図3-444a、b　完成したインビジブルリテーナー。　　a|b

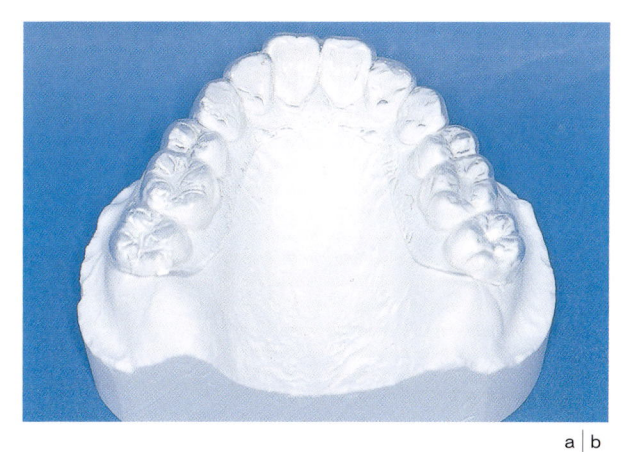

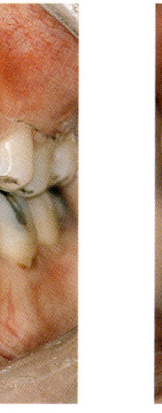

図3-445a、b　口腔内に装着した状態。　　a|b

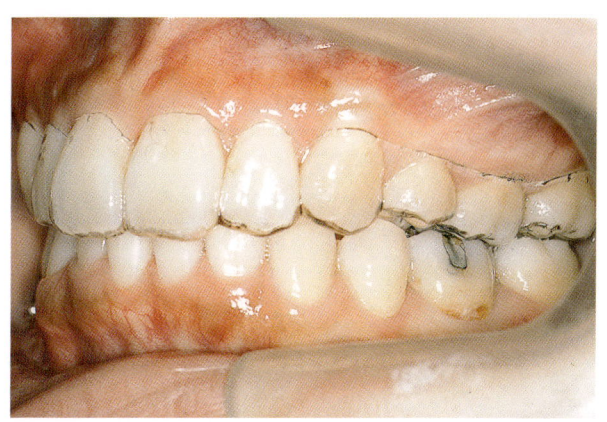

参考文献

1. 榎恵, 他監修. 歯科矯正学. 東京：医歯薬出版, 1979.
2. 飯塚哲夫, 横井欣弘. 矯正歯科技工学. 東京：医歯薬出版, 1995.
3. 桑原洋助, 他. 歯科矯正. 東京：医歯薬出版, 1984.
4. 木下善之助, 出口敏雄, 松本光生編. 歯科矯正学. 東京：クインテッセンス出版, 1985.
5. 鈴木祥井, 他. 最新歯科医学知識の整理矯正歯科. 東京：医歯薬出版, 1990.
6. 日本歯科大学附属歯科専門学校歯科技工士科. 歯科矯正学実習書. 東京：日本歯科大学附属歯科専門学校, 2001.
7. 増田豊, 野坂糧史. デンタルテクノロジーシリーズ 舌側弧線装置の製作法. 東京：医歯薬出版, 1978.
8. 坪井恭一, 他. 講座歯科技工アトラス. 東京：医歯薬出版, 1985：279-301.
9. 菊地進, 尾﨑順男. 歯科技工士教本 小児歯科技工学. 東京：医歯薬出版, 1995.
10. 坂井正彦, 川名千鶴子. デンタルテクノロジーシリーズ 保隙装置の製作法. 東京：医歯薬出版, 1979.
11. Adams CP(菊池進訳). アダムス可撤式矯正装置の製作法. 東京：医歯薬出版, 1981：24-26, 40-44.
12. 岸本正. 床矯正装置. 東京：日本医事新報社, 1979：27-36.
13. Snawder KD(檜垣旺夫監訳). 臨床小児歯科ハンドブック. 東京：書林, 1981：288-290.
14. 尾﨑順男, 内藤明, 荻原和彦, 他. 床矯正装置の再評価(第7回). 第Ⅱ部 床矯正装置の構成と製作法. QDT 1994；19(7)：95-104.
15. 渡辺昌滋, 伊藤謙三, 草川澄行. 筆積み法用常温重合レジンの選択について. 歯科技工 1977；5(3)：29-38.
16. 矢野由人, 坪井恭一. 常温重合レジンの新しい成形法(スプレッド法). 歯界展望 1976；47(5)：739-744.
17. Witt, Gehrke, Shaye, Ogihara(荻原和彦監訳). 可撤式矯正装置入門. 東京：クインテッセンス出版, 1990.
18. 尾﨑順男, 内藤明, 荻原和彦, 他. 床矯正装置の再評価(第8回). QDT 1994；19(8)：55-62.
19. 尾﨑順男, 内藤明, 荻原和彦, 他. 床矯正装置の再評価(第9回). QDT 1994；19(9)：81-88.
20. Graber TM, Neumann B(中後忠男, 他訳). グレーバー＆ノイマン 可撤式矯正装置の臨床. 東京：医歯薬出版, 1984.
21. 鈴木正泰, 他. アクチバトールの製作法. 講座歯科技工アトラス(11). 東京：医歯薬出版, 1986：299-313.
22. Witt, Gehrke, Shaye, Ogihara(荻原和彦監訳). 可撤式矯正装置入門. 東京：クインテッセンス出版, 1990.
23. 横井欣弘. 最近多用される矯正装置とその製作法─矯正装置に求められる要件─. 歯科技工 1998；26(6)：679-683.
24. 横井欣弘. バイオネーターの製作法. 歯科技工 1998；26(6)：686-691.
25. 横井欣弘. Bimler adaptor(Gebissformer). 歯科技工 1998；26(6)：679-683.
26. 菊地進, 坂井正彦. Elastische Offene Aktivator 弾性開放型アクチバトールの製作法. 歯界展望 1972；40(7)：111-120.
27. 坂井正彦. 咬合誘導の実際. 東京：日本歯科出版, 1985.
28. 草薙恵介. ラピッドエクスパンションの製作法. 歯科技工 1998；26(6)：698-700.
29. 百瀬之男. クワドヘリックスの製作法. 歯科技工 1998；26(6)：689-691.
30. 百瀬之男, 他. クワドヘリックスの製作. In：竹花庄治, 他. 編. 講座歯科技工アトラス(11). 東京：医歯薬出版, 1986：315-328.
31. 鈴木勝男, 他. インダイレクトボンディングテクニック. 講座歯科技工アトラス4. 東京：医歯薬出版, 1983：317-334.
32. 白須賀直樹, 他. インダイレクトボンディングテクニック. デンタルダイヤモンド 1994；19(10)：144-151.
33. 白須賀直樹, 小野瀬正浩. 矯正治療とインダイレクトボンディング─理想的な噛み合わせを得るために─. 歯界展望 1995；86(2)：361-376.
34. 保田好隆, 髙田健治, 白須賀直樹. インダイレクトボンディング法─誰でもできるブラケットポジショニングと効率性を求めて─／Part1. QE 2001；20(11)：83-92.
35. 保田好隆, 髙田健治, 白須賀直樹. インダイレクトボンディング法の実際─誰でもできるブラケットポジショニング─. QE 2002；21(1)：187-198.
36. 保田好隆. インダイレクトボンディング法. デンタルエコー 2003；130：34-39.
37. 百瀬之男, 他. ホーレーの保定装置の製作. 講座歯科技工アトラス4. 東京：医歯薬出版, 1982：261-298.
38. 橋浦紀夫, 他. ラップアラウンドリテーナーの製作. 講座歯科技工アトラス9. 東京：医歯薬出版, 1984：305-320.
39. 橋浦紀夫. ラップアラウンドリテーナーの製作法. 歯科技工 1998；26(6)：695-697.
40. 田村隆彦, 他. 床タイプリテーナーの辺縁位置についての検討 第1報 床の大きさ. 日大歯学 2001；75：540-546.
41. 田村隆彦, 他. 床タイプリテーナーの辺縁位置についての検討 第2報 辺縁形状. 日大歯学 2001；75：547-553.
42. 西島邦彦. ラップアラウンドリテーナーの簡便な作製法. 道歯会誌 2000；55：123-128.
43. 池畑豊秋, 橋浦紀夫. Spring Retainer の製作について─矯正技工における歯科医師と歯科技工士の連携─. 歯科技工 1980；8(2)：135-144.
44. 橋浦紀夫, 他. スプリングリテーナーの製作. 講座歯科技工アトラス3. 東京：医歯薬出版, 1982：291-305.
45. 松本満. スプリングリテーナーの維持装置の工夫. QDT 1989；14(8)：113-114.
46. 百瀬之男, 他. ダイナミックポジショナーの製作. 講座歯科技工アトラス9. 東京：医歯薬出版, 1985；321-339.
47. 吉井修. Soft Retainer の概要と臨床応用. 矯正歯科ジャーナル 1992；6：25-42.
48. 吉井修. ソフトリテーナーと成人矯正の保定について. 矯正歯科ジャーナル 1994；3：71-100.

索引

あ
アクチバトール（Aktivator）	87
アダムスのクラスプ	36、63
アダムスのスプリング	68
アダムスのユニバーサルプライヤー	32、63
圧下	8
後戻り	18
アングルの不正咬合の分類法	6
アングルのプライヤー	32
鞍状歯列弓	4

い
一般的診査	10
移転	4
Intermittent force	7
Interrupted force	7
インダイレクトボンディングシステム	106
インビジブルリテーナー（Invisible Retainer）	130

う
Wit 法	13

え
エクスパンションスクリュー	33
ST ロック	36、42
Edge to edge bite	6
エラスティックス	71
エラスティッシェ オフェネ アクチバトール（Elastische Offene Aktivator）	93

お
Open bite	6
オクルーザルX線写真	10
オクルーザルプレート	85
オクルーザルプレーン	83
オルソパントモグラフ	11

か
加圧重合釜	35
開咬	6
回転	8
加温圧接成型器	35
過蓋咬合	6
下顎前突	5
加強固定	53
顎外固定	9
顎外装置	40
顎間固定	9
顎間装置	40
顎間誘導線	88
拡大ネジ	33、70
顎態模型	15
顎内固定	9
顎内装置	40
仮想正常咬合	3
可撤式矯正装置	40
加熱重合レジン	73
間歇的な力	7
顔面規格写真	10
顔面の診査	10

き
器械的矯正装置	40
器械的矯正力	7
器械保定	18
機能正常咬合	3
機能的矯正装置	40
機能的矯正力	7
急速拡大装置	98
狭窄歯列弓	4
矯正装置の条件	40
矯正装置の分類	40
矯正用口腔模型	15
矯正用ゴム	71
矯正用ピンセット	35
矯正用レジン	34
切下げ	35

く
空隙歯列弓	4

クオドヘリクス（Quad Helix）	100		上顎唇側誘導線	90
Crowding	4		上顎前突	5
クラウド	4		床型可撤式矯正装置	58
Cross bite	6		上下顎前突	6
			指様弾線	47
			床翼部	87
け			Single spring	47
K-ロック	36		唇側線	70、116
K-ロックシステム	50		唇側装置	40
傾斜	3			
傾斜移動	8		**す**	
			スプリングリテーナー（Spring Retainer）	123
こ			スプレッド法	74
高位	4		Spot welder	35
口腔内診査	10			
咬合挙上板	83		**せ**	
咬合斜面板	85		正常咬合	3
交叉咬合	6		正中離開	4
構成咬合位	87		静的矯正治療	18
構成咬合器	36、88		積層法	73
咬面部	87		セクショナルスクリュー	82
個性正常咬合	3		舌側弧線装置	41
固定	9		舌側装置	40
固定源	9		切端咬合	6
固定式拡大装置	98		セットアップモデル	18、26、112、123
固定式矯正装置	40		舌癖除去装置	58
Continuous spring	47		セファログラム	11
Continuous force	7		線ろう	37
混和法	73			
			そ	
さ			叢生	4
サーカムファレンシャルリテーナー				
（Circumferential Retainer）	119		**た**	
			Double spring	47
し			単式弾線	47
自然保定	18		単純鉤	59
持続的な力	7		断続的な力	7
歯体移動	8			
シュワルツのアローヘッドクラスプ	60		**て**	
シュワルツのアローヘッドクラスプ屈曲用プライヤー	32		低位	4
常温重合レジン	73			

135

Deep overbite	6
抵抗源	9
挺出	8
転位	3
電気溶接器	35
典型正常咬合	3
デンタルX線写真	10

と

透写図	13
動的矯正治療	18
頭部X線規格写真	11
トライアングルクラスプ	60
トルク	8

な

ナンスのホールディングアーチ	53

ね

捻転	4

は

バードビークプライヤー	32
バイオネーター(Bionator)	91
バイヘリクス(Bi Helix)	104
パノラマX線写真	11
パラタルボタン	54

ふ

V字型歯列弓	4
Finger spring	47
複式弾線	47
不正咬合	3
筆積み法	73
フラックス	37
振り掛け法	73

へ

平行模型	15、19
ベッグタイプリテーナー(Begg type Retainer)	119

ほ

ボールクラスプ	36、59
Hawley's type Retainer	116
ホーレーの保定装置	116
保隙装置	52
補助弾線	47

ま

Multibracket appliance	106
マルチブラケット装置	106

み

ミニトーチ	35

も

モールド法	74

や

ヤングのプライヤー	32

ゆ

誘導線	87
誘導面	87

よ

翼状捻転	4
予測模型	18

ら

ラップ アラウンド リテーナー(Wrap around Retainer)	119
Rapid expansion	98

り

Lingual arch appliance	41

れ

暦齢正常咬合	3
連続弾線	47

〈著者略歴〉

●尾﨑順男

1954年　東京生まれ
1977年　日本歯科大学附属歯科専門学校卒業
1977年　日本歯科大学附属歯科専門学校助手
1980年　法政大学卒業
1982年　日本歯科大学附属歯科専門学校講師
2005年　日本歯科大学東京短期大学講師

●宇都宮宏充

1992年　日本歯科大学附属歯科専門学校歯科技工士科卒業
1994年　日本歯科大学附属歯科専門学校歯科技工士専攻科卒業
1994年　日本歯科大学附属歯科専門学校歯科技工士科助手

●茂原宏美

1974年　東京生まれ
1996年　共立女子短期大学卒業
2000年　日本歯科大学附属歯科専門学校歯科技工士科卒業
2002年　日本歯科大学附属歯科専門学校歯科技工士専攻科修了
2002年　日本歯科大学附属歯科専門学校歯科技工士科助手

●後藤尚昭

1980年　日本歯科大学歯学部卒業
1980年　日本歯科大学歯学部矯正学教室助手
1993年　日本歯科大学附属歯科専門学校歯科技工士科併任講師
1993年　日本歯科大学附属歯科専門学校歯科技工士専攻科併任講師
1999年　日本歯科大学歯学部矯正学教室講師
2001年　日本歯科大学歯学部附属病院小児・矯正歯科医長
2003年　日本歯科大学歯学部附属病院小児・矯正歯科助教授

クインテッセンス出版の書籍・雑誌は、歯学書専用通販サイト『歯学書.COM』にてご購入いただけます。

PCからのアクセスは…
歯学書 検索

携帯電話からのアクセスは…
QRコードからモバイルサイトへ

歯科技工士のための 実践 矯正装置製作法

2007年4月10日　第1版第1刷発行
2011年11月21日　第1版第2刷発行

著　　者　尾﨑　順男／宇都宮　宏充／茂原　宏美／後藤　尚昭

発 行 人　佐々木　一高

発 行 所　クインテッセンス出版株式会社
　　　　　東京都文京区本郷3丁目2番6号　〒113-0033
　　　　　クイントハウスビル　電話(03)5842-2270(代表)
　　　　　　　　　　　　　　　　(03)5842-2272(営業部)
　　　　　　　　　　　　　　　　(03)5842-2277(編集部)
　　　　　web page address　http://www.quint-j.co.jp/

印刷・製本　サン美術印刷株式会社

©2007　クインテッセンス出版株式会社　　　　禁無断転載・複写
Printed in Japan　　　　　　　　　　落丁本・乱丁本はお取り替えします
　　　　　　　　　　　　　　　ISBN978-4-87417-943-7　C3047

定価はカバーに表示してあります